Allergic Our Irritated
Bodies in a Changing World

[美] 特雷莎·麦克费尔 (Theresa MacPhail) /著

秦琪凯/译

过敏的
真相

中信出版集团 | 北京

图书在版编目（CIP）数据

过敏的真相/（美）特雷莎·麦克费尔著；秦琪凯
译．-- 北京：中信出版社，2024.4
书名原文：Allergic: Our Irritated Bodies in a
Changing World
ISBN 978-7-5217-6394-2

I.①过… II.①特… ②秦… III.①变态反应病－
诊疗 IV.① R593.1

中国国家版本馆 CIP 数据核字（2024）第 045022 号

过敏的真相
著者： ［美］特雷莎·麦克费尔
译者： 秦琪凯
出版发行：中信出版集团股份有限公司
　　　　　（北京市朝阳区东三环北路 27 号嘉铭中心　邮编　100020）
承印者： 三河市中晟雅豪印务有限公司

开本：787mm×1092mm　1/16　　印张：19.25　　　字数：288 千字
版次：2024 年 4 月第 1 版　　　　印次：2024 年 4 月第 1 次印刷
京权图字：01-2023-6200　　　　　书号：ISBN 978-7-5217-6394-2
　　　　　　　　　　　　　　　　定价：69.00 元

目　录

III　　序　刺激我们的一切

第一部分
我们如何认识过敏？

003　第 1 章
过敏是什么（不是什么）？

019　第 2 章
过敏是如何诊断的（不是如何诊断的）？

039　第 3 章
过敏真的越来越普遍了吗？

第二部分
我们为什么会过敏？

055　第 4 章
一种"正常"的免疫应答？

083　第 5 章
失调的自然

111　第 6 章
是现代生活方式造成的吗?

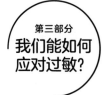

第三部分
我们能如何
应对过敏?

153　第 7 章
过去、现在和未来的过敏治疗

187　第 8 章
过敏治疗这门大生意

207　第 9 章
什么使治疗有效?

231　第 10 章
一个社会问题

249　后记　重新审视躁动世界中的脆弱之躯
255　致谢
259　注释
291　译后记

序

刺激我们的一切

    1996 年 8 月 25 日，我的父亲正驾车在新罕布什尔州的一个小镇的主道上兜风，那辆体面的厢式四门轿车是他在工作日打销售电话的地方。他和交往多年的女友帕特里夏正前往沙滩，准备享受一天的海滨时光。上午 11 点 20 分，随着太阳高照，气温也慢慢上升。车窗被摇下来，这一看就是我父亲的做派。他是一个在车里不喜欢开空调的万宝路特醇的狂热烟民，除非天气热得冒泡儿，从来不开空调。毕竟我们是新英格兰人，除了极端恶劣的天气，没什么挺不过去的。

    金属车门被照得暖暖的，父亲把前臂搭在车窗上，指间夹着一支点燃的香烟，手伸出窗外。收音机里正播放波士顿红袜棒球队的赛况。父亲对棒球永远爱不够。他会收听几乎每一场比赛，但凡错过一场，都会去听赛后分析和下场预测。当年的我作为一个更喜欢读狄更斯作品和对杜兰杜兰乐队着迷的青少年，会觉得他对体育的热情，尤其是他对体育广播的痴迷令人恼火。那时候，我通常会坐在后座试图集中精力读书，把头藏在厚厚的平装书后面翻白眼。有时候，我会故意支持对方球队，纯粹就是为了激怒他，直到他威胁我要靠边停车并让自己唯一的孩子走路回家。

    1996 年，我已经 24 岁了。8 月的那个周日，我没跟父亲一起在车上。后来，我从三处不同的来源得知了事情的大致轮廓：州警告诉作为近亲的我，他已身亡；一位当地丧葬仪式承办人，我向其致电询问我父亲的遗体去向时，他记得他的同事们讨论过父亲身体的异常状况；帕特里夏，25 年后在为我父亲守灵的时候她和我有了第一次谈话。诚然，父亲的习惯动作早已深入我心，我可以毫不费力地想象出事情可能发生的样子。闭上眼睛，我仿佛可以看到他坐在车里，一个盛满热咖啡的泡沫塑料杯被他塞在杯架里，而他的手则随意地搭在方向盘上。

从小到大，我和父亲的关系一直很紧张。我的父母在我两个月大的时候就离婚了，在我的童年里，我见到父亲的次数屈指可数。1986 年，母亲因车祸去世，14 岁的我便从印第安纳州的乡下老家搬到新罕布什尔州的郊区跟他和帕特里夏一起生活。从那之后，我们之间的关系更加紧张了。每当我试着向新认识的人或朋友解释我的家庭状况时，我都会委婉地用"疏离"一词描述自己和父亲的关系。我有一个父亲，我爱他；我只是对他无话可说。

那天父亲开车的时候，一只单独行动的蜜蜂正在例行采集花粉。它的飞行轨迹与我父亲敞开的车窗交汇了。这只蜜蜂显然不知所措，并在恐慌之中蜇了一下我父亲耳旁颈侧的皮肤。我父亲虽然感到意外，但仍然冷静地继续开车。

接下来发生的事情是无法用肉眼看见的。事情转到微观层面，转入我父亲的体内。生物学接管了之后的过程。

蜜蜂的刺将其毒液（一种由水、组胺、信息素、酶和各种氨基酸或蛋白质组成的混合物）注射到我父亲颈部表皮之下的脂肪组织里。颈部血管密布，是血液循环的重要部位，毒液因此得到了迅速扩散到我父亲的全身的特别机会。我父亲的一些免疫细胞（肥大细胞和嗜碱性粒细胞）迅速检测到了毒液的某些成分。

肥大细胞和嗜碱性粒细胞等白细胞从我们的骨髓中产生，并在人体内循环。这些细胞通过吞噬病毒、细菌和癌细胞等外来或有害物质，帮助我们抵抗感染或疾病。肥大细胞存在于我们皮下、呼吸道和肠黏膜下的结缔组织，以及淋巴结、神经和血管周围的组织中。嗜碱性粒细胞则存在于我们的血液中。总的来说，肥大细胞和嗜碱性粒细胞在人体内几乎无处不在。它们的工作，简而言之，就是启动我们的免疫应答并放大其严重程度。我们可以把它们想象成免疫系统的"指挥员"，通过释放各种蛋白质和化学物质来调节免疫应答。

蜂毒并不是一种对人体友好的天然物质，就算在正常情况下对没有过敏反应的人来说也算不上友好。蜂毒本身就是出血性的，意味着它有能力破坏我们的血细胞。尽管如此，但蜜蜂和黄蜂的毒液除了在被蜇部位附近引起疼痛和局部肿胀，对大多数人来说是相对无害的。每个人的免疫细胞都会对毒液产生反应，但我父亲对它的反应严重过度，毒液将他的免疫系统送入致命又剧烈的严重过敏反应之中。世界卫生组织在医学上将严重过敏反应定义为"一种严重的、危及生命的系统性超敏反应，其特征是发作迅速，存在可能危及生命的呼吸道、呼吸或循环问题"。通俗地说，这意味着我父亲对蜜蜂的毒液有潜在的过敏，一种他不幸低估其严重性直到为时已晚的超敏反应。

就在几周前，我的父亲曾在沃尔玛停车场里被另一只蜜蜂蜇过。回到家后，他告诉帕特里夏自己有些不舒服，还吃了一些苯海拉明（一种知名的抗组胺药，通常被推荐用于应对较轻微的过敏反应）。不久之后，他感觉好多了，但帕特里夏怀疑他对蜜蜂过敏，一直念叨着让他去看医生。我的父亲是出了名的不善于照顾自己的身体，并不想去看医生（他烟不离手，喝了太多波本威士忌，对上等肋排也是来者不拒）。

然而，过敏反应会因为重复暴露于过敏原而增强。我的父亲第一次被蜇伤时，他身上可能只有一个小蜇印。但第二次或第三次被蜇，他身体的免疫细胞就会记住并更迅速、更强烈地应对这些有害物质，从而造成更严重的过敏反应。我父亲的身体，在他毫无察觉的情况下，已经准备好背叛他了。

一旦某种抗原（一种对任何会像蜂毒这样引发免疫应答的物质的专业称谓）遇到并激活你体内的肥大细胞和嗜碱性粒细胞，严重过敏反应就开始了。我的父亲在车里被蜇几秒钟后，当他的肥大细胞和嗜碱性粒细胞直接接触到毒液里的蛋白质并开始释放组胺时，严重过敏反应就被启动了。组胺是人体产生的一种有机化合物，也是正常免疫应答的关键物质。当细胞受到损伤或承受压力时，组胺就被释放出来。它会导致血管扩张，让血管壁变得更加通透，从而使抗击感染的白细胞更容易地从血管中钻出并进入受影响的区域。同时，组胺也是一种信号，能够促进附近的其他细胞释放更多组胺。我们可以把组胺看作人体的化学警报系统：它一旦响起，就会提醒整个免疫系统开始行动。你对体内的这个报警系统感觉如何？组胺作用于器官上的受体，会引起炎症、充血、瘙痒、荨麻疹和肿胀。

对我的父亲来说，接下来发生的一切都被不幸地快进了，就因为他依然直挺挺地坐在车内，而这种姿势一定程度上阻碍了静脉血回流到心脏。由于过敏而激增的组胺在他的体内循环，导致我父亲的静脉舒张过快，进一步降低了血压和回流心脏的血液量，这个过程最终可以导致心搏骤停——就我父亲的情况而言，确实如此。过量的组胺还将体液从他的血管系统（全身的血管网络）转移到了其他组织，导致我父亲包括脖子在内的身体部位开始肿胀。为了保护下呼吸道免受吸入刺激物的伤害，组胺还会让分泌液变稠增多，同时导致肺部周围的平滑肌组织收缩。在过敏事件中，呼吸道会在几分钟内开始收缩。父亲感觉到这一切将要发生在他身上后，便把车停到路边，换帕特里夏开车。

帕特里夏陷入了惊慌，兼之距离最近的医院有数英里①远，她决定开车到当地一家药店寻求更紧急的帮助。此时此刻，我的父亲坐在副驾驶位上，开始喘粗气，脸色也变得更加难看。

几分钟后，帕特里夏把车开到一家小药店门前，丢下车便跑去求助。可是，那天值班的药剂师解释说，因为没有医生开具的处方，他不能给我父亲注射一剂可能挽救生命的肾上腺素。肾上腺素是肾上腺在压力情况下分泌的一种天然激素，它通过收缩血管和阻止组胺释放，促进血液流动，从而终止严重过敏反应。它还可以与肺部平滑肌上的受体结合，帮助肌肉舒张，让呼吸恢复正常。紧急注射的肾上腺素剂量比人体在短时间内产生的量要大得多。但是，药

---

① 1英里≈1.6千米。——编者注

剂师并没有给我父亲用药，而是呼叫了医护人员。

当救护车终于到达时，紧急医疗技术员给我父亲插管。此时，我的父亲由于颈部组织肿胀，加上肺部收缩，已无法呼吸。救护车上没有肾上腺素，而药剂师继续固执地拒绝让急救人员拿到我父亲此刻迫切需要的药物，实在令人遗憾。尽管如今在我们看来他的决定非常残忍，但那时药剂师的双手在法律上确实是被束缚的。20 世纪 90 年代，即使是在紧急情况下，药剂师也不被允许擅自给予肾上腺素。宝贵的时间一分一秒地过去，父亲的身体进入了休克状态，这是所谓的炎症级联反应的最后阶段。

我的父亲被抬上救护车时，帕特里夏守候在他身旁，跟他说如果还能听见的话就眨眨眼。他轻轻地闭眼、睁眼。帕特里夏则紧紧地握住他的双手，依然害怕但又抱以希望。她爬回我父亲的车，在开去急诊室的路上，听着救护车的鸣笛，渐行渐远。

在前往医院的路上，尽管急救人员拼尽全力，我父亲的心脏还是停止了跳动。

詹姆斯·麦克费尔——一个波士顿队的忠实球迷、电脑芯片销售员、老兵、酷似杰基·格利森的人、派对的气氛担当、好儿子、喜剧脱口秀发烧友、音乐爱好者，以及我的父亲——就这样永远地离开了。

＊　＊　＊

为这本书做研究时，我已经 47 岁了，和我父亲去世时的年龄一样。当我和全美各地的专家谈论过敏之谜时，我发现自己经常想起父亲不寻常的死亡。对蜜蜂蜇伤的致命性过敏反应仍然非常罕见。每年，大约 3% 的成年人会因昆虫（蜜蜂、黄蜂或大黄蜂）叮咬而产生危及生命的反应，但大多数人都能活下来。[1] 在我父亲去世后的 20 年里，平均每年只有 62 名美国人（占总人口的 0.000 000 02%）死于昆虫叮咬。[2] 我父亲的死是一个例外，是一场不幸的事故，对他所有的朋友和家人来说，都是改变一生的事件。

　　但我对过敏了解得越多，我就越想知道，为什么是他？是他的基因组成（也是我自己的部分基因组成）首先导致免疫系统反应过度吗，还是因为他在波士顿的成长环境或他的生活方式？从理论上讲，我父亲在多次被蜇后可能对蜂毒更加敏感——要么是在童年时期，要么是在两次服兵役期间。或者，他可能只是非常不幸地在不到一个月的时间里因第二次接触到毒液而死亡。当我写这本书的时候（我已经完成了我的研究，并且年龄比他去世时大三岁），我知道没有办法确切地搞清楚究竟是什么导致我父亲的过敏，因为过敏本身就很复杂。

　　从生物学的角度，我可以准确地解释我的父亲在生命的最后时刻发生了什么。从很多方面来讲，这个故事背后的生物学原理都是最容易理解和讲述的部分：我父亲的免疫系统应答过于有效。在希腊语中，*anaphylaxis*（严重过敏反应）的字面意思是"反向防御"。我父亲那原本为了保护自己的、功能完全正常却过于敏感的免疫系统，把一种天然的、相对无害的物质误认为直接威胁。增强的免疫应答一旦开始，就难以停止。对患有严重过敏症的人来说，拥有如此强大、活跃的免疫系统的矛盾之处在于，它除了能保护你免受细菌和寄生虫的侵害，还能杀死你。这正是我父亲的遭遇。

　　而我一直难以释怀的或者说我无法想象的，就是我父亲无助地看着自己的身体失去控制时的想法和感受。在最初的几秒钟里，当他感到喉咙开始肿胀、关闭，肺部肌肉收缩，呼吸被阻断时，他一定害怕极了。当他的心跳在胸腔里开始变缓时，他一定恐惧极了。当免疫系统超负荷运转，逐步且迅速地死亡时，会是什么感觉？他会明白发生在自己身上的事吗？在生命的最后，当他的心脏停止跳动的时候，他有时间再一次想起我、我的祖母，或者他的女友吗？他知道我们会有多想他吗？

＊　＊　＊

　　虽然听起来很奇怪，但我最初并非因为父亲的遭遇才开始研究过敏这个主题。随着时间的推移，我已经习惯了他的离世，对这件事的思考也越来越少。多年来，我只有坐在户外野餐桌旁或在花园散步时听到熟悉的嗡嗡声，才会想起父亲的临终场景。哪怕只是看见蜜蜂，我也会心怦怦直跳，甚至吓得一动不动。但是在与胡蜂、马蜂或蜜蜂的"偶遇"之外，我并没有想太多关于过敏的问题。直到我自己被诊断出患有过敏症。

2015 年，我还是一名忙碌的新晋助理教授，一边排满了教学任务，一边尝试着写一本关于流感的书。讽刺的是，我一直在生病，十分严重。不到一年的时间里，我 4 次被诊断出呼吸道感染，我的医生认为我的鼻腔"管道"一定出了什么问题，建议我去看耳鼻喉科医生。耳鼻喉科医生听取了我的主诉，检查了我的病历，并用内窥镜检查了我的鼻腔和喉咙。

"你受到了严重的刺激，"他一边说着，一边盯着我的鼻腔深处，"比单纯的感染要严重得多。我认为你过敏了，这才是你真正的问题。"

这对我来说完全是一个新闻。我从来没有过度打喷嚏或流鼻涕；我的眼睛不曾红肿，皮肤也没有发痒、发红或刺痛，肠胃更没有不适。我曾一度认为，我没有过敏症。然而这位专家，一个有多年临床经验的医生，告诉我其实我是生活在美国的数百万过敏症患者中的一员。而正是这些过敏症使我不堪重负的免疫系统更加难以对抗日常生活中遇到的季节性病毒和细菌——真正的微观敌人。我的免疫系统错把无害的物质认成有害的物质，还工作得如此勤奋，导致我在这个过程中生病了。

毕竟，我是我父亲的女儿（我们有着相似的超级敏感的免疫系统），尽管我仍然不知道我是否对蜜蜂过敏（但稍后会详细说明）。在接下来的几个月里，我慢慢地接受了过敏带来的困惑与挫折，并开始接纳自己是一名过敏症患者。我从事实中得到了一些冰冷的安慰，因为至少我不是一个人。让我没想到的是，但凡我透露了自己的意外确诊，人们就会开始和我谈论他们自己的过敏问题，如食物、皮肤或呼吸道过敏。突然间，我觉得似乎我认识的每个人都有某种过敏症状；他们只是没有公开讨论过这些问题。那时，我才意识到过敏的问题比我想象的要严重得多。

坚果过敏、花粉热①、哮喘、湿疹等，要么你自身有令人沮丧的过敏或与过敏相关的症状，要么你身边有人存在这种情况。最新的有关过敏的统计数据发人深省。在过去 10 年里，被诊断为轻度、中度或重度过敏的成人和儿童的数量正在逐年稳步增加。目前，全世界有数十亿人患有某种形式的过敏性疾病，估计占全球总人口的 30%~40%，其中数百万人患有严重到足以危及他们健康的过敏性疾病。但过敏对你而言并不一定是致命的。有轻度、中度和严重（非致命的）过敏性免疫应答的人花费了大量的时间、金钱和精力，并将注意力集中在自己的症状上。过敏可能是一种负担，哪怕它们不会危及生命。但是，因为过敏通常不会令人死亡，我们的社会倾向于不把它当回事。我们拿某人的麸质不耐受症状或花粉热开玩笑时，并没有考虑过患有这些疾病的人的实际感受。过敏症患者的生活质量通常低于不过敏的人，他们的焦虑和压力水平更高，更容易感到疲劳，注意力和精力也会下降。

也许你已经知道过敏是什么感觉了，因为你可能本身就对什么东西过敏。更好的情况是，你已经淡化了自己的过敏症，因为你已经习惯了它。换句话说，你已经不再期待摆脱过敏症时感觉有多"棒"，而是在你生命中的大多数日子里都能感觉"良好"。但是，即使过敏症患者已经找到了应对自身状况的方法，他有时也很难忽视过敏带来的影响。一个吸入花粉的糟糕日子、一块发红发痒的皮肤、一场聚会，都有可能带来麻烦。过敏的人知道暂时摆脱过敏的背后藏着什么样的真相——我们的身体不断地与构成我们周围空间和物体的数十亿个看不见的颗粒、微生物、化学物质和蛋白质发生着碰撞。我们的免疫细胞会迅速做出决定——要么接受，要么排斥我们所遇到的东西。在我们的一生中，每天都会经历无数次这样的抉择。从本质上讲，我们的免疫系统决定什么可以成为我们的一部分（食物），什么能与我们共生（一些细菌、病毒和寄生虫），我们能容忍或忽视什么，又无法视而不见什么。

显然，人体免疫系统对我们每天接触到的大量天然和人造的过敏原（也

---

① 花粉热是花粉过敏导致的季节过敏性鼻炎，也称花粉症。——编者注

称变应原、致敏原）变得越来越敏感。可问题是，致力于了解过敏反应中涉及的生物过程的免疫学家却无法完全弄懂导致这种情况发生的原因。不断恶化的食物、皮肤、昆虫、药物和呼吸道过敏仍然是 21 世纪最紧迫的医学谜团之一。为什么我们的身体这么容易被扰乱得躁动不安？

* * *

在自己被确诊之后，我开始去寻找更多关于过敏的信息。我想要找到一系列问题的答案。这些问题始于非常私人的细节，逐渐演变成一组历史、经济、社会、政治和哲学的宏大探讨。

- 过敏存在多久了？这是一个古老的问题还是相对较新的问题？
- 过敏会越来越严重吗？如果是这样，可能是什么原因造成的呢？
- 过敏是由遗传、环境还是人为因素导致的？
- 我们能对此做些什么？我们能"治愈"过敏吗？

经过几周的探究，我找不到任何令人满意的、容易理解的答案。这些问题变成了 21 世纪关于诊断过敏的一场私人科学之旅。本书便是对这段旅程的记录，也是一场对过敏现象的全方位剖析，涵盖了从 1819 年对过敏的第一次现代医学描述，到最近用于治疗过敏的生物制剂和用于预防过敏的免疫疗法的内容。

你将要读到的是，我尽力描绘出的在 21 世纪里有关过敏的完整故事：什么是过敏，为什么我们会过敏，为什么过敏在全球范围内越来越严重，以及在一个快速变化的世界中，过敏对人类的命运可能意味着什么。本书将最新的科学研究、过敏的历史，以及医患应对过敏的个人叙述交织在一起，探索我们与环境的复杂联系。

首先，我们将厘清有关过敏的不断变化的定义。随着对免疫学（对所有物种免疫系统功能的研究）相关科学知识的深入理解，我们对什么是"过敏"或过敏性免疫应答的理解也在不断加深。我们会发现，过敏并不是那么容易分类、诊断和统计的。我们现有的最好的统计来自保险索赔、调查和住院情况的估计数据。但无论我们怎么计算，过敏人群的绝对数量每年都在增长，仿佛没有终点。

一旦了解过敏的基本知识，我们就将探索有关其成因的各种理论。这些理论有旧（例如，古埃及国王美尼斯被认为死于蜜蜂或胡蜂的叮咬）有新，取决于如何定义过敏。历史上第一次对过敏反应的临床描述来自 200 多年前的一则花粉热病例分析。有证据表明，呼吸道过敏至少到工业革命开始才普遍存在。过敏率自此稳步上升的原因十分复杂，各方对此争论不休。如果你想要一个简单的答案，这本书对此无能为力。但读完本书，你将了解到最有可能的原因组合是什么。

最后，我们会回顾过敏的治疗方法，并展望过敏药物的未来。在过去的两个世纪里，对过敏的治疗方法并没有发生太大的变化，但即将出现的一类新的生物药可能会给我们带来一线希望，让我们更好、更持久地缓解最严重的症状。与此同时，我们有关过敏反应的新的科学认识可能会带来更好的法规和社会政策。文末，我们将了解过去和现在是什么在刺激我们，又为什么刺激我们，这可能会帮助我们在未来共同构建出更好的环境——一个我们都能更轻松地呼吸的环境。

*　　*　　*

谨以此书献给我的父亲。他是一个热诚的读者和终身学习者。虽然他没有读完大学一年级，但他是一个天生的自学成才之人。直到他去世的那一天，他都享受于发现这个世界的新鲜事物。这样看来，我也确实是他的女儿。我不仅继承了他的过敏体质，还继承了他的好奇心和对真相的不懈追求——不管真相原来是多么复杂和隐晦。如果他能读到这本书，我觉得他会被书中讲述的过

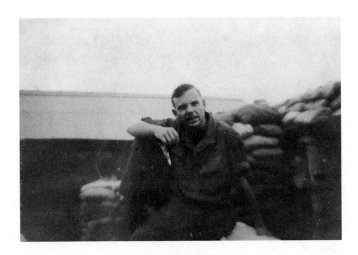

服兵役的父亲

资料来源：本图由作者提供。

敏故事所逗乐、启发和吸引。我亲爱的读者，无论你自己是否过敏，或者你所爱的人是否过敏，我希望等你读完本书，你不仅能够对过敏有更深刻的理解，还可以就我们不可思议的免疫系统及其与我们共同所处环境的复杂关系提出一些新的问题。谢谢你和我一同探索这段旅程，让我们启程吧。

第一部分
我们如何
认识过敏?

第二部分
我们为什么
会过敏?

第三部分
我们能如何
应对过敏?

- 过敏究竟是什么?
- 过敏是如何诊断的?
- 有多少人正在遭受过敏的困扰?
- 过敏真的越来越普遍了吗?

为了更好地了解 21 世纪的过敏，我们的第一步是调查目前所有的过敏症状。在接下来的三章中，我们将通过分析最新的统计数据，并听取部分过敏症患者对花粉热、过敏性哮喘、过敏性皮炎或湿疹、食物过敏、药物过敏或昆虫过敏的感受，更深入地了解当今的过敏问题。实际情况可能更加复杂，因为诊断过敏或正式地将其与不耐受或敏感区分开来并非易事。我们的免疫系统功能是复杂的，过敏处于一系列可能的免疫应答谱系之中，而这个连续谱系包括全面性过敏反应、轻度或中度的刺激和完全耐受。为了更好地理解什么是过敏，什么不是过敏，我们将探索免疫系统的历史，了解过敏是如何与免疫系统相适应的。

第
1
章

过敏是什么（不是什么）?

在开始为这本书进行研究之前，我并不知道过敏的问题到底有多普遍。事实上，大约40%的人群已经患有某种形式的过敏症。[1]据专家估计，到了2030年，这一数字将增加到50%。但在我们深入研究这些数字可能意味着什么，以及为什么过敏症患者的数量预计会在未来几十年上升之前，我们需要回答一个更简单、更基本的问题：过敏到底是什么?

当我第一次与科学家和过敏症专家交谈时，我以为我知道什么是过敏。如果有人考我，我会自信地说，过敏是一个人对吃过、摸过或吸入的东西的负面身体反应。如果被追问更多的细节，我可能会说出很久以前我从生物学入门课程中学到的东西——人体免疫系统类似于防御系统，它会对外来物质做出反应，如病毒、细菌和寄生虫，并帮助保护我们免受感染。但在过敏人群中，同样的免疫系统会被环境中的某些东西触发，比如花粉、牛奶或金属珠宝中的镍，而这些东西对不过敏的人是无害的。我会把打喷嚏、流鼻涕或鼻塞、咳嗽、皮疹、发红、荨麻疹、肿胀和呼吸困难列为可能的过敏症状。

每当我请不是科学家或生物医学专家的普通人来解释什么是过敏时，他们的回答与我自己一开始给出的定义很类似。正如一位不过敏的年轻人向我描述的那样，所有年龄和背景的人都倾向于认为过敏和过敏原是"与进入你身体系统的东西之间的某种不平衡"。"它只是不能很好地与你体内的东西相匹配，并导致你的身体试图摆脱它。"另一名男士将过敏描述为当身体不知道如何处理花粉或某种特定食物时的"自我毁灭"。在一次让我印象深刻的采访中，一名在墨西哥奇瓦瓦（靠近美国得克萨斯州边境）长大的患有多种过敏症的男性表示，他的身体处于持续的防御模式——但他认为这利大于弊。他认为自己有很好的防御能力，并形容自己的身体比不过敏的人更"小心"和警觉。这些对过敏性免疫应答的描述的确可以应付日常对话，但也有例外情况。

即便是患有过敏症的人也并不总是明白过敏的确切含义，他们可能并不能将其与具有类似症状的非过敏状况区分开来。

以"克丽茜"[2]为例，她是本书采访的首批过敏症患者之一。在我们谈话的时候，克丽茜已经患有多年的呼吸道过敏症状、荨麻疹、偶尔的眼睛肿胀和频繁的胃病。她被诊断为花粉热或者说季节过敏性鼻炎，她在症状改变或恶化时，偶尔会去耳鼻喉专科医生那里接受治疗。如果不小心误食了乳制品或麸质，她还会出现胃肠道症状和皮疹。几年前，克丽茜去看过敏反应专科医生，还测试了对最常见的过敏原的反应。她的皮肤对所有食品致敏原都没有反应，过敏反应专科医生告诉她，她所经历的症状不太可能是由食物过敏引起的。克丽茜的耳鼻喉科医生一再鼓励她重新做检查，但她没有照做；相反，她上网研究自己的症状，并向网友寻求可能的治疗方法。

当被问到过敏的定义时，克丽茜认为这是当身体无法处理某些东西时所发生的事情，尤其是如果身体与某物接触得太频繁或太多时。她解释说，随着时间的推移和反复接触，身体不再能够处理这些东西，从而产生了像她这样的症状。她不相信她的皮肤接受食品致敏原测试的结果，坚称自己对食物过敏；由于小麦和牛奶是大多数食物的成分，她认为她的身体经过几十年的时间已经学会了排斥它们。

我想以克丽茜的故事（她对过敏的误解，以及明显的困惑和沮丧）作为这一章的开始，来说明我们对过敏的典型理解中哪些是正确的，哪些是错误的。就拿克丽茜的呼吸道过敏为例，她认为她的身体对反复接触的东西有反应是正确的，又认为她的身体无法处理花粉则是错误的。（我们很快就会看到，其实主要是她的身体无法忍受或忽视它。）尽管克丽茜有着非常真实的症状，但她可能并非真正患有食物过敏症，因为她对牛奶或麸质没有任何过敏反应，她的皮肤点刺试验的结果也证明了这一点。换言之，免疫系统可能对她摄入的食物没有反应。然而，她的免疫系统的确对花粉有反应，这导致她患有花粉热。那么，令克丽茜真正困惑的是，不耐受和（对空气中的过敏原）过敏反应之间的区别在哪里。在这个案例中，克丽茜对某些食物的不耐受，可能是由肠易激综合征或缺乏有助于分解乳制品中乳糖的乳糖酶引起的。谁能怪她呢？尽管我是一名对免疫学有一定了解的医学人类学家，我也很难区分二者。

　　我对过敏的科学文献涉足越深，与过敏症专家和免疫学家的对话越多，我对过敏的定义就越模糊。让我最初感到惊讶和沮丧的是，我对免疫系统的复杂功能了解得越多，就越难定义过敏。事实证明，我们通常所说的"过敏"实际上是各种情况的"大杂烩"。它们的共同点是：它们都涉及对一种无害物质（过敏原）的超敏反应，而这种物质在非过敏人群中通常不会产生任何免疫应答。不同的过敏症状取决于过敏原进入人体的方式（通过皮肤、气道或肠道）、个体基因以及过敏原可能引发的许多不同的"过敏通路"。

　　那么，什么是过敏呢？这是一种（有害的）免疫介导对（无害的）抗原的超敏反应，而这里的抗原是指任何能激活免疫应答的毒素或外来物质。这是过敏的科学定义，但对大多数人来说可能有些晦涩。为了充分理解什么是过敏，我们必须了解这个术语的定义在过去一个世纪里是如何变化的。其实，过敏的概念只有一个多世纪的历史，它起始于科学家对哺乳动物免疫系统功能的早期研究。

　　正如你们很快就会看到的，到头来我学到的是：也许过敏还是用它所引发的生物学过程来定义。

异端概念的演变：过敏简史

在我们潜入过敏错综复杂的历史和免疫系统的知识海洋之前，我首先要强调的是，过敏根本不是一个"实体"，至少不像我们习以为常的存在于这个世界上的其他具体事物，如桌子、病毒或猫。作为替代，我们最好把过敏想象成一个复杂的生物学过程，它涉及我们免疫系统中许多个交织在一起的不同部分。过敏更像是我们的免疫细胞决定采取的行动，而不是我们可能因为这些行动而产生的症状。人们对免疫的认识始于 20 世纪初，从那之后，我们对它的研究得到了发展，也使得对过敏反应的发现成为可能。

无论是过去还是现在，我们对免疫系统的认知，在很大程度上都归功于我们对微生物的了解。到 19 世纪末，著名的科学家（路易斯·巴斯德、约瑟夫·李斯特和罗伯特·科赫等）都忙于进行实验，以证明我们肉眼看不见的生物是导致我们生病、伤口感染和食物腐烂的元凶，如炭疽杆菌、结核分枝杆菌和霍乱弧菌。这种对传染病和微生物作用的新认识通常被称为疾病的"病原微生物理论"，它催生了免疫的现代医学概念，即生物体抵御疾病的能力。

免疫是指免受或防御来自任何特定外来生物体的感染。从 19 世纪末到 20 世纪初，免疫背后的生物学机制是病原微生物理论研究的焦点。到了 20 世纪初，科学家专注于了解在动物个体暴露于像炭疽杆菌这样的致病性微生物后产生免疫力或疾病的基本生物学机制。这些早期免疫学家的终极目标是弄清如何诱导免疫。当时，含有少量变异微生物和抗病毒抗体的疫苗和血清已经在诊所和医院中使用，用于预防或治疗常见疾病，如天花、白喉或破伤风，但它们起作用的过程几乎完全笼罩在神秘之中。

在这些早期疫苗和血清的成功应用的鼓舞下，科学家和医生坚定地认为，有可能产生对所有人类传染性疾病和毒素的免疫力。他们认为，唯一需要做的就是更好地理解动物最初是如何产生免疫力的。全世界为产生免疫力和治疗各种疾病所做的努力，给过敏的意外发现提供了机会。

"allergy"（过敏，又称变态反应）一词是由奥地利维也纳一家儿科诊所的医生克莱门斯·冯·皮尔凯于 20 世纪初首先创造的，它由希腊词根 *allos* 和 *ergon* 组合而成，意为"不同的活动"。皮尔凯和他的同事贝拉·希克注意到一些儿童在接种了由马的血清制成的天花疫苗（当时一种常见的医疗实践）后，对第二剂的反应很糟糕，注射部位会出现皮疹、皮肤瘙痒或炎症，还会引起发烧。两人推测是血清本身的某些东西引起了这些负面的生物学反应，随后开始系统性地观察重复注射天花疫苗的受试者。

最初，皮尔凯使用"过敏"一词来表示因暴露于某种外来物质（在他们的研究里，特指血清）而引起的任何生物状态的改变，无论是好是坏。[3] 对皮尔凯而言，负面的状态或反应也许是指由于注射疫苗而导致的皮疹或发烧；正面的改变或反应则可能是指由于注射疫苗而增强了免疫力。过敏，在其最初的概念框架里，包括免疫力和超敏反应两方面的意思。这是一个中性词，只是用来表示某种东西引起了患者生物学状态的变化。

1906 年皮尔凯创造"过敏"一词时，免疫本身还是一个相当新的、极其有限的概念，仅用于指人体对疾病的自然防御。[4] 作为一个概念，"immunity"（免疫）一词起源于政治而非医学领域，最初用来指免于法律惩罚或义务。[5] 早期的科学家借用了这个词，并改变了它的意思——但只是稍微改变了一下。在医学领域，免疫是指对传染病的自然豁免，是一种完全免受疾病甚至死亡"惩罚"的情况。这在当时的确是一种通俗易懂的定义，即体内任何负责授予豁免权的生物学过程，"免疫系统"本身就是以这种豁免形式命名的。那时候，人们认为免疫系统的功能就是防御，而且是唯一的防御。早期的临床医生，如皮尔凯和希克，观察到他们的病人对本应产生免疫力的物质产生了负面反应，并认为他们所目睹的一定是人体对这种物质的防御系统性发展的某个阶段。他们将注射部位的皮疹、发烧和瘙痒视为疫苗或血清起作用的证据，而正是这些东西让病人的防御机制开始启动。

如果正如皮尔凯和希克逐渐意识到的那样，免疫系统可能出错，会怎么样呢？如果我们的免疫系统既能保护我们，也能让我们生病呢？如果导致我们生病的不仅仅是细菌或毒素，还有免疫系统本身呢？

　　这种想法是革命性的，甚至是异端，至少在一开始的时候，它遭到了唾弃。早期在免疫学领域工作的科学家很难接受一个人的免疫系统可能会对自身造成伤害。抗体[6]的产生——免疫系统产生专门的细胞来抵抗有害生物入侵的能力，被认为是完全有益的。负责抵抗细菌的免疫系统可能正是人体对血清和花粉等产生过敏反应的根本原因，对这一原因的认识与几十年的研究成果背道而驰。皮尔凯的过敏学说直接挑战了免疫学这一新领域的基本原则，因此，这种假说在很大程度上遭到了摒弃。直到后来，科学家花了10多年的时间才意识到，这种学说基本正确，在医学上也是有用的。

　　随着越来越多的临床和实验室证据的积累，科学家慢慢开始意识到，皮尔凯对过敏反应的描述比预想中要普遍得多。与此同时，医生开始认识到，所谓的过敏反应也可以更容易地解释许多慢性疾病——周期性哮喘、季节性花粉热、反复发作的荨麻疹，他们在诊所里经常看到这些疾病。经年累月，这个概念被更广泛地采用，因为努力治疗其他疑难杂症的医生开始将"过敏"视为一种诊断结论，这至少可以部分解释患者的症状。随着时间的推移，"过敏"的定义转变为几乎单指这些更麻烦和有害的免疫系统反应，即所谓的对无害物质的过度反应。[7]

　　到20世纪20年代中后期，过敏这一新兴领域作为免疫学的一个分支，变得专业化。[8]作为一个术语，它经常与"敏感"、"超敏"和"易躁"等词替换使用，以表示对某些"无害"物质的过度免疫反应。当时，最著名的过敏症专家之一沃伦·T. 沃恩把过敏定义为"神经系统某一部分的极度易躁或不稳定"。[9]作为一名医生和狂热的科研人员，沃恩困惑于他的病人对过敏原的特殊反应。他没有找到任何可以理解的模式，也无法解释为什么在控制所有其他变量的情况下，两个人对完全相同的过敏原的反应会如此不同。更令人困惑的是，同一名患者可能会在不同场合或同一天的不同时间对相同的刺激做出截然不同的反应。似乎过敏反应不遵循任何生物学规律，至少沃恩无法轻易地找到任何线索。

　　到1930年，沃恩推测哺乳动物免疫系统的总体目的是维持有机体与其环境之间的某种"平衡"。因此，过敏者的症状仅仅是这个人与生物世界其他部分之间暂时或长期失衡的迹象。沃恩认为，过敏反应是从细胞层面开始的，而不是从体液或整个身体层面开始的，这在后来被证明是正确的。一个过敏之人的细胞遇到外来物质或经历外源性（外部）冲击时会过度反应，导致自己的生物系统暂时或长期失去平衡。过敏症专科医生的目标是帮助他们的病人回到"平衡的过敏状态"，然后保持这种状态。至少根据沃恩的说法，"正常"和"过敏"状态之间的微妙平衡，可能会被病人生活中的任何压力源打破——严重的呼吸道感染、体温的突然变化、激素的变化或者病人焦虑水平的整体上升。

其他早期的过敏症专家也以类似的方式定义了这种痛苦，并为他们的病人假设了许多相同的病因。在英国，乔治·W. 布雷医生将过敏定义为对无害的"各种外来物质或物理因素过度敏感的一种状态"[10]。对布雷来说，严重过敏反应和过敏都被认为是"防御过程中的意外事件"。威廉·S. 托马斯医生将过敏定义为一种"改变的反应"[11]，并对反复感染细菌或病毒后过敏与免疫力发展之间的关系提出了疑问（这本身是对皮尔凯最初提出的免疫力与超敏反应相关论点的微弱呼应）。[12] 20 世纪 30 年代托马斯在写作之时，过敏研究人员已经注意到哮喘通常是由肺部的细菌感染引起的，并开始推测患者先前的呼吸系统疾病与过敏症的发展之间存在联系。G. H. 奥丽尔医生在一份针对医疗从业者的出版物中指出，免疫系统功能只有三种可能的状态：正常（既不过敏也不免疫，中性）、敏感（过敏）和免疫。[13] 20 世纪 30 年代末，"过敏"一词已经从一个相对中性的含义，即由外界刺激引起的任何生物学变化，变成了一个完全负面的描述，指代任何外界物质进入人体后产生的一系列有限的身体反应。作为一个医学术语，到 20 世纪 40 年代，"过敏"一词已经明确地转变为"免疫的阴暗面"[14]。

20 世纪 50 年代末，著名的免疫学家弗兰克·麦克法兰·伯内特发现，某些疾病，如红斑狼疮和类风湿性关节炎，最终是人体免疫系统无法分辨"好"细胞和"坏"细胞，或"自身"和"非自身"所导致的结果。这支持了将过敏称为"免疫的阴暗面"的说法。在伯内特意识到免疫系统的主要功能不是防御身体免受入侵者的感染，而是识别自身的细胞之后，自身免疫（身体对自身的攻击）便成了免疫学研究的中心。在与周围环境中的物质接触后，免疫系统可以选择容忍外来的"非自身"物质（就像它对大多数作为食物摄入的蛋白质所做的那样），也可以选择攻击（就像它对许多病毒和细菌所做的那样）。自身免疫病患者的免疫系统犯了一个根本性的错误——混淆了自身细胞和外来细胞，并对它们过度敏感或反应过度。从本质上讲，免疫系统触发了对自身组织的反应。

伯内特关于自身免疫的见解为 20 世纪大部分时间里对免疫功能的进一步科学研究奠定了基础，因为免疫学领域越来越关注于理解免疫耐受的发展，而不是防御。今天，过敏和自身免疫在很大程度上被视为同一主题的变体，而不是完全不同的问题。两者都强调，我们对疾病的免疫力以及我们对天然和人造物质的耐受性背后的生物机制是会出错的。在 21 世纪，皮尔凯最初提出的观点（免疫系统既能保护我们，也能伤害我们）不再是异端邪说，而是一种被普遍接受的对我们整体免疫功能及其失调的理解。

最近的免疫学研究再次发生了转变，这一次从伯内特的自身/非自身范式转向了另一个模型，该模型反映了我们目前对人类自身细胞如何与肠道、鼻腔和皮肤上数万亿的非人类细胞、颗粒和化学物质相互作用的理解。我们的身体如何决定要忍受什么，或要对抗什么？换句话说，我们的免疫细胞需要确定我们的身体何时会受到环境中某些东西的伤害，何时不会受到伤害。然而，它们是如何做到这一点的，仍然是一个谜。美国国立卫生研究院（NIH）顶级食物过敏研究人员和临床医生帕梅拉·格雷里奥博士解释说："说实话，我们仍然不了解免疫耐受背后的机制，也不知道为什么我们能耐受某些东西，而不能耐受其他东西。"康奈尔大学免疫学家埃弗里·奥古斯特博士告诉我，关于我们的免疫细胞的终极功能可能是什么，争论仍然很激烈。虽然免疫细胞显然提供了抗感染的保护，但奥古斯特更愿意把它们看作我们身体的"监护人"，它们不断地感知我们遇到的一切，并对哪些东西应该、哪些东西不应该成为我们身体的一部分或与我们共存做出数百万个微小决定。关于免疫系统，我们似乎唯一可以确定的是，随着它在 21 世纪变得越来越躁动，它也越来越不能忍受一些环境中对我们"有益"的东西。

如今是如何定义过敏的？

正如我们所看到的，准确定义什么是过敏从一开始就是一个问题。1931年，著名的过敏症专家亚瑟·科卡博士认为，将"过敏"用作一个医学术语并不是特别有用，因为临床医生和其他非专业人士倾向于用它来表示任何东西。[15]它已经成为一种"安慰奖"一样的诊断，当所有其他诊断和治疗都失败时，被用来安抚病人。

与我交谈过的过敏症专家和科学家经常附和科卡的哀叹：他们告诉我，他们面临的最棘手也最持久的问题之一，就是大家对过敏究竟是什么普遍存在误解。在与我的谈话中，他们反复指出，公众经常不加区分地使用这个词来描述他们可能经历的几乎所有不舒服的症状。如果人们经常消化不良或饭后感到疼痛，他们可能会将其归因于对他们吃过的东西（如乳制品）的过敏反应——尽管他们从来没有去看过敏症专科医生来证实或反驳他们的怀疑。

在过去的 100 年里，过敏已经成为一个普及且得到广泛使用的医学概念，但它并不总是得到适当或有效的应用。过敏症专家和免疫学家希望每个人都明白，过敏与敏感、不耐受或自身免疫病不同，它们的主要区别在被激活的生物过程或免疫机制上。

免疫系统快速入门

关于人体免疫系统，你应该知道的第一件事是，实际上它由两个不同的系统组成。先天性免疫系统从出生起就功能完备，是抵御病原体等外来入侵者的第一道蛮力防线。因为无论遇到什么外来物，它都以相同方式做出反应，所以它有时也被称为"非特异性"免疫系统。你的皮肤和黏膜（换言之，你的体表和内衬①），都是先天性免疫系统的一部分。如果有东西逾越了这些屏障，先天性免疫系统就会激活炎症来抵御这些微观的入侵者。肥大细胞和嗜碱性粒细胞（我们已经看到它们在严重过敏反应中起作用）参与了这个过程。一种被称为吞噬细胞的特殊"清道夫"免疫细胞可以吞噬细菌并杀死它们，而自然杀伤细胞可以利用毒素摧毁任何已经被病毒感染的细胞。通常，先天性免疫系统的不同组成部分足以抵御感染。

如果先天性免疫系统无法应对威胁，适应性免疫系统就会启动。在本书中，我们最关注的就是适应性免疫系统，因为它是我们产生超敏反应（包括自身免疫和过敏）的原因。作为第二道防线，适应性免疫系统具有"特异性"，因为它能够记住它遇到的特定事物，并在随后的接触中做出相应的反应。T淋巴细胞（简称T细胞）是我们骨髓中产生的一种白细胞，它的表面具有检测功能，可以附着在进入我们体内的病原细胞等外来入侵者身上。在与特定的外来入侵者接触后，其中一些T细胞可以成为"记忆T细胞"。下次遇到类似的生物体时，它们可以更快地激活适应性免疫系统。B淋巴细胞（简称B细胞）是骨髓中产生的另一种白细胞，可以被T细胞激活。B细胞可以迅速产生大量抗体，并将其释放到血液中，以帮助抵抗外来细胞。抗体是在血液中循环的Y型蛋白质，其主要功能是中和病毒和细菌等外来物质。抗体能附着在外来微生物上，从而阻止它们附着或穿透我们自身的细胞"围墙"。同时，抗体也可以附着在其他免疫细胞上并激活它们，帮助和促进整体免疫系统的反应。抗体具有特异性，而且与产生它们的B细胞类型和触发该过程的T细胞类型密切相关，所以它们可谓"现成的"，可以用来防御进入身体的特定类型外来物质（身体在先前的遭遇中"记住"的物质）。

我们的身体产生5种不同类型的抗体：IgM、IgD、IgG、IgA和IgE。我们会在后文再次提到IgG和IgE，而IgE将是本书大部分内容的焦点。虽然不

---

① 这里的内衬可以简单理解为呼吸道和消化道等上皮组织。——译者注

是所有的 I 型超敏反应（也被称为过敏性免疫应答）都由 IgE 介导，但大多数过敏反应通常涉及 IgE 的激活。相比之下，II 型和 III 型超敏免疫应答，包括格雷夫斯病①这样的免疫状况和包括红斑狼疮、类风湿性关节炎在内的自身免疫病，都是由 IgG 抗体介导的。不管是好是坏，IgE 抗体反应都已经成为过敏性免疫应答的主要指标，与过敏紧密联系。IgE 对环境中过敏原敏感的遗传倾向被称为特应性。所以，特应性不同于过敏（这个稍后会很重要），虽然你没有 IgE 抗体反应也可能会过敏，但没有 IgE，你就不会有特应性反应。

IgE 和特应性之间的联系是一个重要发现，引领了过敏反应及其治疗研究的重大创新。然而，在分析过敏、特应性和不耐受或敏感之间的差异时，它也会引起混淆（我们将在第 2 章看到）。由于 IgE 作为过敏反应标志具有居于核心的重要性，我想在这里暂停一下，快速地回顾一下抗体本身的发现之路。

IgE 的发现

早在 1906 年，当克莱门斯·冯·皮尔凯创造"过敏"这个词时，他便假设是过敏原激活了病人体内的抗体反应（事实证明这是正确的）。1919 年，马克西米利安·拉米雷斯医生报告说，他的一个病人接受了一个有过敏症的献血者的输血后，对马的皮屑产生了过敏。[16] 这证明了皮尔凯的猜测，即血液中的某种物质可以转移过敏敏感性，很可能是一种新的抗体。到了 20 世纪 20 年代，在德国工作的卡尔·普劳斯尼茨医生对黑麦草过敏，他试图将自己对花粉的天然过敏反应转移给他的助手海因茨·屈斯特纳。他的助手对煮熟的鱼过敏，他也想把助手的过敏反应转移到自己身上。

此时，皮肤点刺试验可以阐明受试者对不同过敏原的敏感性（详见第 2 章），但这些反应背后的生物学机制仍然是一个谜。将屈斯特纳的血清移植到自己的手臂上后，普劳斯尼茨在随后的皮肤点刺试验中对鱼类过敏原产生了疹块反应。尽管多次尝试使用从对黑麦花粉有更严重过敏反应的患者身上提取的

---

① 格雷夫斯病又称毒性弥漫性甲状腺肿，是一种伴甲状腺激素分泌增多的器官特异性自身免疫病。——译者注

不同血清，屈斯特纳却从未对花粉产生过阳性的皮肤反应。然而，普劳斯尼茨对鱼类蛋白的阳性皮肤反应已经证明，过敏敏感性可以通过血清输注的方式转移。这对搭档的研究揭示了普劳斯尼茨-屈斯特纳反应，也就是用于过敏致敏研究的P-K试验，并被研究人员广泛使用了几十年。尽管P-K试验对超敏反应的免疫学研究很有用，但其背后的生物学机制模糊不清。经过几十年的科学研究，免疫学家认为很可能是某些类型的抗体在P-K试验中引起了敏感性，但大多数已知的抗体都被确认不是罪魁祸首。

现在，发现IgE的时机已经成熟了。

20世纪60年代末，两位日本研究人员决定研究花粉过敏症患者血清中的P-K反应。当时，免疫学家怀疑在P-K试验中皮肤的反应可能与抗体IgA的作用有关。但经过几次实验后，石坂公成博士和石坂照子博士确定，他们所看到的生物活性不可能是由任何当时已知的抗体（IgM、IgA、IgG或IgD）引起的。石坂夫妇的工作揭示了一种新的抗体，他们将其命名为IgE，它能与肥大细胞和嗜碱性粒细胞结合，帮助驱动过敏反应。随后，石坂夫妇对IgE功能进行了细致的科学研究，最终证明，大多数对于无害的抗原或过敏原的敏感性或过度免疫应答都与IgE有关。

抗原是指任何能引发免疫应答的物质，过敏原则是指一类能引发IgE抗体反应的抗原。在这种反应中，身体的免疫细胞触发了所谓的 I 型过敏"通路"（这就解释了为什么研究人员把过敏称为 I 型变态反应）。体内被称为辅助性T细胞2（Th2）的$CD4^+$ T细胞，会传递信号给B细胞，令其产生IgE抗体。这些免疫细胞都属于白细胞。在哺乳动物体内发现的5种抗体中，IgE是唯一一种已知能频繁与过敏原结合并引发免疫应答的抗体。不像其他抗体存在于血液、淋巴、唾液和鼻液中，IgE抗体存在于我们的组织中，与肥大细胞（免疫系统的一些第一反应者）的表面紧密结合。IgE抗体主要负责与肠道蠕虫等寄生虫结合，但在过敏反应中，它们会触发你的肥大细胞和嗜碱性粒细胞（其他第一反应者）去释放组胺和其他化合物，然后引起炎症和所有过敏相关的典型症状。特应性的或有过敏倾向的人往往不仅有更高水平的IgE，而且肥大细胞上的IgE受体更多，这可能是他们对环境中的事物更敏感并倾向于对多种过敏原产生过敏反应的部分原因。然而，一个非特应性的人，或者说一个没有敏感性生物倾向的人（我们将在第 4 章更仔细地研究这种差异）如果反复接触蜂毒或青霉素，仍然会产生过敏反应。

发现IgE在过敏中的作用为更多的科学研究铺平了道路，尤其是在身体可能会陷入过度活跃的免疫应答的特定机制或"免疫通路"方面。如今，科学家和临床医生区分了IgE介导的过敏（如过敏性鼻炎、食物过敏、特应性湿疹）和非IgE介导的过敏（如药物过敏、血清病）。但从本质和所有实际目的出发，21 世纪的"过敏"一词已经意味着由IgE抗体驱动的任何负面免疫应答。暴露于抗原后产生的IgE，已经成为衡量和确认 I 型超敏反应或"过敏"的标准。

仅仅依靠 IgE 来定义会有问题吗？

如果患者体内一开始的IgE抗体水平就低，那么单独依靠是否存在IgE抗体来快速对过敏进行分类会出现问题。这种方法也可能排除其他过敏性疾病，如嗜酸细胞性食管炎（EoE）和非过敏性湿疹，因为它们被认为是非IgE介导的。事实上，血清病或者说克莱门斯·冯·皮尔凯在儿童医院中观察到并用来创造"过敏"一词的反应，属于非IgE介导的过敏性疾病的范畴。患有哮喘或特应性皮炎，但暴露于过敏原后不能产生IgE的人，也可以被归类为" I 型过敏性疾病"患者，因为他们涉及相同的核心生理反应，但如果我们用IgE当作过敏反应的石蕊试验[①]，他们所患的就不是最严格意义上的"过敏"。

值得注意的是，我为这本书采访的一些专家非常乐意将湿疹或哮喘称为过敏；其他人则坚决反对。一些人认为哮喘发作或湿疹暴发的诱因比反应本身更重要。例如，如果某人在剧烈运动中发作哮喘，那么将此人与空气中草类花粉等过敏原引发哮喘发作的人混为一谈是不准确的。那些认为在各种情况下驱动身体反应的潜在生物机制相同的人，更容易认可哮喘和湿疹是过敏性疾病，

---

① 一种常见的用于检测物质酸碱性的试验，引申为检测某物或某事的标准。——译者注

他们觉得生物学通路比触发因素更重要。从很多方面来说，目前关于什么属于过敏、什么不属于过敏的争论是 20 世纪初关于这个词本身含义的争论的延续。很多人对什么是过敏，以及我们如何定义过敏感到困惑。

今天的过敏症专家就如何区分这些情况和"过敏"一词的确切含义存在分歧。我采访的许多医生都表达了对更精确的定义或新术语的渴望。

休·A. 桑普森博士是世界知名的过敏症专家，在该领域拥有 40 多年的经验。他说，过敏反应对每个人来说都是独一无二的，随着时间的推移，表现也会不同。在幼儿中，过敏反应通常会影响皮肤和肠道。对某种食物产生反应的婴儿会出现皮疹或呕吐的情况。随着年龄的增长，靶器官可能会发生变化，可能会开始出现哮喘发作或气喘等过敏反应。"过敏是指一种常见的潜在免疫机制，"桑普森解释说，"只是每次免疫应答都可以针对不同的器官。"

儿科医生、著名教授、辛辛那提儿童医院哮喘研究中心主任"尼鲁"（古尔吉特·库拉纳·赫尔希博士）将过敏性疾病定义为"全身性或系统性紊乱"。有些人的过敏反应会集中在一个部位，比如呼吸道；其他人会在多个部位表现出来，比如一个人不仅患有哮喘，还患有湿疹和食物过敏。但无论哪种情况都是一种系统性疾病。炎症是所有过敏性疾病的核心问题，这是将所有症状统一在一个总称下的共性。正如库拉纳·赫尔希所见，难题在于理解为什么这种反应在一些患者身上是局灶性的，而在其他患者身上则是全身性的。

美国国立卫生研究院过敏、哮喘和气道生物学分部主任阿尔基斯·托吉亚斯博士将过敏描述为一种综合征，或一组根源相同且通常同时发生的症状。从他的角度来看，哮喘、花粉热、湿疹和食物过敏并不是单独存在的问题。

托吉亚斯向我解释说："实际上，我们处理的是一种从身体不同部位表现出来的综合征。"他认为，在过去的几十年里，医学的高度专业化导致了人们对什么是过敏、什么不是过敏感到困惑。肺科医生主要关注肺部问题，所以他们会诊断哮喘。但他们不一定会注意或关心病人是否也有湿疹或食物过敏——尽管他们通常也关注特应性的人。托吉亚斯抱怨，尽管事实上这些症状是同一种综合征的不同表现，但我们最终还是把它们当作互不相关的症状来处理。换句话说，不是每个患有过敏性疾病的人都会被过敏症专科医生诊断或治疗，他们也不会认为自己身上不同的过敏症状源于同一种潜在的免疫功能障碍。

　　美国国家犹太健康中心的著名过敏症专家和免疫学家唐纳德·梁博士认为，术语是造成混淆的很大一部分原因。通常，过敏性疾病的分类更依赖症状，而非生物学本质——用"气喘"指代哮喘，用"瘙痒"指代特应性皮炎。他认为"特应性"比"过敏"更合适，因为特应性的字面意思是"不正常"①。一个人的皮肤、肠道或鼻腔细胞对过敏原的反应是"不正常的"——它们是对环境中常见的、无害的刺激的过度反应。最终，他对过敏的定义完全关乎免疫系统的潜在反应，而不仅仅是症状或过敏测试的结果。

让过敏的定义（稍微）简单点儿

　　那么，对于像克丽茜这样不信任食物过敏测试阴性结果的人；或者，亲爱的读者，你这样可能有过敏症状但从未看过过敏症专科医生的人；或者我的父亲，他这样具有非IgE介导却致命反应的人；还有我，有呼吸道过敏的临床症状，但在皮肤或血液测试中没有IgE反应证据的人（我们将在第 2 章进一步研究这个谜团），这一切将这些人置于何种境地呢？换句话说，非专业人士应该如何理解过敏？

　　本书的其余部分将使用 Ⅰ 型超敏反应的定义作为起点。简单起见，我将使用一个基本标准来确定什么是过敏，什么不是过敏。如果你身体的免疫系统对暴露于抗原或过敏原有反应，那么你有过敏症。通常，这意味着你也有IgE反应，但这种情况并不确定。更重要的是，你的免疫系统对一种原本无害的物质产生了过度活跃的应答。如果你有类似食物过敏的症状，但它们是由免疫系

①　特应性（atopy）一词源自希腊语，原意为不寻常、异常。——译者注

统以外的某些身体系统、状况或机制引起的，那么你有不耐受症（很明显，这不是过敏）。如果你对皮肤点刺试验产生了局部的疹块反应（我们将在第 2 章中进一步探讨），但在暴露于该过敏原时没有出现过敏症状，那么你是敏感，而不是过敏。

我们已经概述了所有必要的科学内容，希望这些段落能让过敏的定义更容易理解。但如果你仍然认为这有点儿令人困惑和费解，不要担心——它的确如此。事实上，即使是临床医生，一开始就准确识别过敏症状也并非易事。下一章的主题便是这种诊断上的困境。

第
2
章

过敏是如何诊断的（不是如何诊断的）?

典型的非典型诊断

"在某种程度上，你几乎像一个侦探。"普维·帕里克博士说。我们坐在她的办公室里讨论在 21 世纪当过敏症专科医生是什么感觉。这里很安静，刚过出诊时间，候诊室异常黑暗，空无一人。帕里克从事过敏症治疗已有 10 多年，是纽约大学格罗斯曼医学院儿科的临床助理教授。她专门从事哮喘护理，并对儿童哮喘进行研究，但她在中城的诊室会接收不同类型的过敏症患者。帕里克向我强调，如果我是在夏天而非隆冬到访，这个时间的候诊室会挤满因严重季节性呼吸道症状而寻求帮助的病人。现在是一月份，所以我们有时间进行更深入的讨论。

帕里克承认，她真的很喜欢帮助人们弄清楚自己的过敏症；这是她最初选择这个专业的原因。当一名正在接受心内直视术的男性患者在手术台上休克时，她刚刚从医学院毕业，成为一名新手主治医生。没人知道患者休克的原因，直到帕里克意识到这位患者可能对某种东西过敏。她凭直觉做了一些测试，结果显示，这位患者对手术前使用的消毒液严重过敏。这位患者从未有过过敏反应，也不知道自己对什么东西过敏。因为帕里克的这一发现，这名男子的手术团队更换了消毒剂，并成功地为他进行了手术。这是帕里克第一次感受到解决疑难病例，并帮助病人得到其迫切需要的治疗的成就感。她立刻着迷了。

从帕里克的热情不难看出，她热爱自己的职业。但她警告说，这也可能是一项具有挑战性的工作——比许多非专业人士猜测的要困难得多。过敏是一个医学亚专科，它对临床医生经验和直觉的依赖不亚于对现代诊断工具和患者生物医学史的依赖。这就是为什么帕里克把她的日常工作比作侦探。诊断过敏从来不是一件容易的事。在某种程度上，这就像解开一个医学之谜。症状较轻或"隐性"过敏的人通常只感觉状态不是那么好，并且知道有些事情不太对，而会出现这种状况的根本原因则是过敏症专家必须帮助他们弄清楚的。

就像托尔斯泰笔下的不幸家庭一样，每个过敏症患者都各有各的不幸。没有两则过敏病例是相同的，正式的过敏诊断可能需要耗费几个小时、几天、几周、几个月，甚至几年。这是因为过敏在生物学上是复杂的，测试结果可能并不确定，而且过敏最常见的症状与其他疾病十分相似。

帕里克告诉我："帮助病人做出诊断是令人非常有成就感的事。"这时，她把注意力转向了我，不仅把我看作一个研究这一领域的学者，而且把我看作一个需要她的技能的人。她对于我没有去看过敏症专科医生十分不解，因为我出现了过敏症状，而且我的父亲死于蜜蜂叮咬。她带着友好的微笑盯着我说："我真的认为你应该预约我就诊，我认为你应该接受检测，我们应该解决这个问题。"

像许多过敏症患者一样，我一直在犹豫是否要去看过敏症专科医生。由于我的症状一般都很轻微，而且很容易用非处方的抗组胺药控制，所以我在寻求更专业的治疗上很容易拖延。但我知道帕里克是对的，所以我最终接受了她的建议。

* * *

当我再次来到她的办公室时，已经过去了整整一年的时间，我的鼻窦真的很不舒服。按照预约时的指示，我已经一个星期没有服用抗组胺药了。在简短的咨询之后，帕里克把她的护士叫到检查室，给我做了一个标准的皮肤点刺试验，以测试我对特定过敏原的反应，并做了一个快速呼吸测试，以检查我是否在过敏之外还患有轻微的哮喘。

护士与我的年龄相仿，大约 40 岁，身材高大，待人友好，穿着五颜六色的工作服。她陪我走到一条短走廊的尽头；那里放着一台肺活量计，这是一种特殊的仪器，可以测量肺部产生的气压。当我用力向一个连接着管子的塑料嘴吹气时，我看见面前的电脑屏幕上显示出每一次呼气的测量图表。3 次测量后，护士告诉我，指标完全在正常范围内：根本没有哮喘。我跟随她回到了检查室，几分钟后换上了一件简易检查服，上面印着红色的龙虾、蓝色的河豚和黄色的章鱼。帕里克的病人中有很大一部分是儿童，色彩鲜艳的检查服可以很好地分散注意力——即使对我这样的成年人来说，也是如此。

护士拿着 3 个蓝色的小塑料托盘回到房间。托盘里装着白色塑料涂抹器，看起来像 8 条腿的昆虫。每条腿的末端都有一个尖头，在上臂或背部轻轻按压它，它就能轻微地划破皮肤，并在第一层真皮层下释放出微量的过敏原提取物。过敏症专家更喜欢在手臂上做测试，这样病人就可以自己看到反应，因为看到自己的皮肤反应通常是病人了解他们自身状况的第一步。总的来说，我接受了对 50 多种不同过敏原的反应检测，包括树木和草的花粉，以及鸡蛋和小麦等常见的食物过敏原。该测试还包括正常皮肤不应该对其产生反应的阴性对照（生理盐水）和应该对其产生反应的阳性对照（组胺），以确保试验正常和结果准确。护士在我的手臂上标上了相应的数字，这样帕里克就能很容易地看到结果，她小心地把涂抹器按在我的前臂和上臂，轻轻地前后摇动。我感到涂抹器的塑料头陷进去了。随后，护士离开了房间，留下我在接下来的 20 分钟里盯着自己的皮肤，这是皮肤细胞对每种过敏原做出反应需要的平均时间。[1]

我立刻感觉到组胺这一阳性对照开始起作用了。小划痕下的皮肤开始发痒——起初是轻微的，然后就无法控制了。我好不容易才忍住不去挠它。我盯着自己的手臂，看到组胺所在的地方出现了一个隆起的粉红色皮疹，就像被蚊子咬了一口。敏感的人的皮肤会立即对过敏原产生反应，在注射部位产生炎症反应，这就是过敏症专家所说的"皮疹和潮红反应"。从患者肥大细胞中释放的组胺是这种反应背后的主要驱动力。通常，如果出现大于 3 毫米的皮疹且红斑直径大于 10 毫米，就可以认为患者敏感性呈阳性。然而，如果阳性对照产生小于 3 毫米的皮疹和红斑，这一大小则可能成为评估其他皮疹的依据。任何大小的皮疹都被认为是过敏致敏的证据，尽管较小的皮疹可能不代表真正的过敏。[2] 我观察了其他编号处的反应，但我看到的只是过敏原提取物滴在我苍白皮肤上的干燥痕迹。过了规定的时间，帕里克敲了敲门往里看。她仔细检查了我的双臂，"嗯"了一声，然后告诉我，我的皮肤对任何过敏原都没有反应。

"这并不一定意味着你对这些东西不过敏，"她解释说，"这只意味着我们必须深入挖掘，请原谅我的双关语。"

通常，皮肤点刺试验失败后会进行皮内试验。皮内试验使用传统的注射器将少量的过敏原提取物输送到皮肤深处。帕里克的护士拿着一个金属托盘回来了，里面装满了 20 支不同的注射器。她用酒精棉片擦拭了我的上臂，擦去笔迹和任何残留的提取物，然后轻轻地捏着我的皮肤进行注射。针一根接一根地扎进我的皮肤。护士操作完成后，我的皮肤看起来很糟糕。在针刺处，形成了一些小的血滴和凸起的肿块。然后，我又等了 20 分钟。这一次，当我盯着自己的手臂时，我想起亲戚中有一位严重过敏的阿姨。我想知道我的免疫应答情况在多大程度上会像亲人或者不像亲人。但是，除了针扎的伤口和注射组胺的皮肤瘙痒，什么都没有发生。

在规定的时间过后，帕里克回到房间，仔细地检查我的手臂，然后坐了下来。"首先，"她说，"我想强调我相信你。我认为你有过敏的临床症状。"她停了一会儿，用明亮的大眼睛直视着我。她说："问题是你的皮肤是 100% 无反应的。这种事情常有。"

帕里克解释说，在一小部分有明显呼吸道过敏症状的患者身上，皮肤细胞比鼻窦细胞对过敏原的耐受性强得多。换句话说，我可能确实存在合理的、令人信服的季节性发作的花粉热或常年呼吸道过敏，但它永远不会在任何皮肤测试中显示出来。皮肤上的细胞和构成黏膜的细胞接触到同一种过敏原的反应，可能截然不同。但因为她很细心周到，我又有不错的医疗保险，而且她喜欢解开一个好谜团，帕里克决定给我做一次血清学过敏原检测。在血清学过敏原检测中，患者的血清将会与过敏原混合，然后医生将检查产生的抗体反应。正如你在第 1 章中所记得的，IgE 与特应性有关，是过敏反应的预测指标；如果它在接触过敏原后被激活，那么病人会被认为对过敏原敏感（让情况变得复杂的是，标准诊断工具只能测试敏感性，不能总是准确地预测病人是否已经或将会发生过敏）。

帕里克填了一张检查表格后，我离开了她的办公室，沿着街道走到附近的实验室。等了将近一个小时后，我被抽了三小瓶血。技术人员告诉我整个过程大约需要一个星期。

我回家等待结果，但后来一场全球性的流行病来了。那是 2020 年 2 月下旬，纽约市即将开始封锁，试图减缓新冠病毒的传播。几个月后，我才拿到抗体测试结果，但那时的随访是线上的。那年 5 月，当帕里克和我再次通话时，正值一个特别糟糕的春日花粉季，而我正应对着全面的花粉热症状。我的眼睛又痒又烫，有时还会自发地流泪，好像我在哭。尽管我每天都要服用抗过敏药，但我的鼻子仿佛永远被堵住了。我急切地想知道，哪些树木或草可能是造成这些不适的原因。

"你很特别！"帕里克在通话一开始就宣布，好像她在告诉我，我赢得了一个令人垂涎的奖品，"根据这些结果，你的血液没有任何反应。你完全没有反应。事实上，你的 IgE 抗体水平很低。如果我只看这些测试结果，我会说你对任何东西都不过敏。"

在那短暂而沉默的一刻，我觉得有点儿疯狂。如果我做的每项测试（皮肤点刺试验、皮内测试、血液抗体测试）的结果都是 100% 阴性，那么我真的有过敏吗？还是说我的眼睛发痒和鼻子不通一直以来都是我的想象？耳鼻喉科医生多年前诊断出的、我每年春夏秋三季都会经历的明显的鼻腔刺激，到底是什么引起的呢？

"我相信你有临床症状，"帕里克说，她好像读懂了我的心思，"我绝对认为你过敏了。只是对一些病人来说，他们的过敏不是由IgE介导的，而且没有简单的检测方法。你的身体正在对某些东西做出反应，这很明显，但它不是通过IgE通路做出反应的。你得的是局部过敏性鼻炎，这就是我的诊断。"

基本上，这意味着我的鼻腔和眼睛黏膜上的免疫细胞在接触过敏原时会产生反应。对我来说，过敏反应是有针对性的或"局部的"，而不是系统性的或"全身性的"。我的皮肤细胞和它们的抗体可能不会对春天空气中流动的花粉做出反应，但我的鼻腔和眼睛内部的细胞会对此做出反应。遗憾的是，这也意味着没有办法知道是哪种特定的过敏原引起了我的症状。严格来说，我们还可以尝试另一种方法，但它需要将50种过敏原中的每一种都一个接一个地、微量地直接放在我的眼睛或鼻腔黏膜上，然后等待身体做出反应。不出所料，帕里克和我都不愿意这么做。

帕里克用尽了所有可用的方法，仍然无法破解这则病例：触发我过敏的因素仍是一个谜。她给我开了每日所用的抗组胺鼻喷剂和眼药水，并建议我停止服用口服抗组胺药，因为它们有副作用，而我的过敏是局部的。如果我的过敏不是全身性的问题，就没有必要冒抗过敏药物在我全身循环的副作用风险。她建议，针对症状的源头进行治疗要好得多。

在这个长达几个月的、非常私人的，但并不罕见的、复杂的过敏诊断故事（其间充斥着多次阴性过敏试验结果，以及基于患者自述和临床观察的病史）结束时，我要问你的问题是：我是否确诊了呼吸道过敏？

这个问题的答案取决于两件事：首先是我们如何定义什么是过敏，以及我们如何将它与类似的症状和医学状况区分开来。因为我的IgE水平很低，没有系统性免疫系统反应的证据，但我的鼻子、眼睛和喉咙里的免疫细胞的确被激活了，那么根据我在第1章给出的定义，我患有过敏或者说I型超敏反应，但我不是特应性过敏。其次是我们可以接受用来证实免疫应答过度活跃的不同类型的证据。如果我们只参照临床上IgE皮肤和血液测试的结果，就没有科学的"证据"证明我是过敏的。然而，如果我们做了进一步的试验，并在接触花粉后出现炎症和刺激这样的明显证据，就可以证实我的局部过敏反应。

我自己的故事很好地（也许是太好地）说明了，21 世纪的过敏诊断是一个令人困惑的谜团。从 1865 年发明的皮肤划痕过敏测试，到最近开发的针对特定 IgE 抗体的荧光免疫分析试验，如果没有真正观察到症状，诊断或在医学上确认过敏反应从来都没那么容易。反应越温和或者越不明显，就越难以发现、诊断或"证明"过敏。在本章的剩余部分，我们将看一看解读免疫系统及其对常见过敏原的反应背后的基础科学。正如我们将看到的，诊断过敏，不仅依赖于免疫学，也同样依赖于熟练的技巧和治疗经验。

短暂又漫长的过敏检测历史

一个多世纪以来，过敏的诊断方法基本上没有变化。如今，过敏症专家使用的诊断和检测方法（以我自己的经验来说），对于任何在 2000 年、1970 年或 1930 年工作的临床医生来说都是熟悉的。花粉热的诊断甚至可以追溯到 1865 年，那时英国医生查尔斯·哈里森·布莱克利首创了皮肤点刺试验。自现代系统的过敏研究开始（大约是 1923 年，第一个过敏症专业协会成立），标准的诊断程序是：第一步，进行对患者病史的全面检查，包括症状、发作时间、职业和家庭环境，以及症状出现的频率和持续时间；第二步，体检，建议排除任何有类似症状的其他疾病，并确定任何可能影响患者过敏的复杂因素，如糖尿病等其他疾病；第三步，诊断测试，根据时期和可用技术的不同而变化，但总是包含常见的皮肤点刺试验。

到了 20 世纪 30 年代，过敏症专家沃伦·T. 沃恩博士主张，为了给患者带来更大的好处，每位全科医生都应该对患者进行过敏检测。沃恩知道，许多有持续症状的患者，或者患有不容易用其他诊断来解释的疾病的患者，可能会因为专业的治疗和护理得到帮助。沃恩建议病人在描述症状时要完全诚实。否则，他警告说，患者不仅容易被错误地诊断，而且容易接受错误的治疗和护理。沃恩和其他顶级过敏症专家强烈反对自我诊断，敦促有症状的人去找训练有素的专家做检测。[3]

沃恩在他 1931 年出版的《过敏》一书中对呼吸和皮肤过敏测试的建议是全面的，代表了他那个时代的标准程序和诊断工具。[4] 在了解了病人的病史并进行了身体检查之后，沃恩将开始进行划痕试验。直到 20 世纪 70 年代，当过敏原提取物可以被大规模生产时，过敏症专家才会自己制作过敏原提取物，用于皮肤点刺试验和免疫疗法。通常，使用的过敏原是当地最常见的花粉。如果划痕试验失败，沃恩建议接下来进行皮内测试。人们也可以进行皮下试验（在皮肤表层以下进行更深的穿刺）或眼部反应（将少量花粉粉末放入下眼睑，然后在两三分钟后冲洗出来）。如果这些测试产生了不确定的结果，沃恩建议过敏症专科医生进行鼻内测试，即将花粉吹到患者的一侧鼻腔来测试反应。（如果我选择探究是什么特定的过敏原引发了我自己的症状，帕里克可能会进行类似后两者的检测。）接下来，患者可以接受斑贴试验，将花粉贴在皮肤上，12~24 个小时后观察皮肤的局部变化。沃恩建议说，斑贴试验最适合皮肤过敏的人，因为他们的皮肤通常太敏感，可能会对注射产生严重反应。20 世纪三四十年代的过敏症专科医生也可能使用第 1 章中简要讨论过的 P–K 试验进行"被动转移"试验。随后，不过敏的人将进行敏感性测试；如果他们有反应，原患者就被证实过敏。P–K 试验最常用于婴儿和有严重皮疹而无法进行斑贴试验的人。[5] 如果所有检测都失败了，沃恩建议过敏症专科医生进行细菌学研究。在从患者身体的各个部位（牙齿、鼻窦、肠道）收集细菌后，过敏症专科医生会培养细菌样本，然后将其作为提取物来测试病人的过敏反应。同样的方法也可以用于支气管"分泌物"或痰液，收集、过滤、消毒，然后用来给患者接种以对抗过敏。尽管这些测试很全面，但仍然可能不会产生任何过敏的证据。

威廉·S. 托马斯是 20 世纪 20 年代初至 30 年代末在纽约市工作的过敏症专家，在他的私人笔记本中，写满了他称为"皮试谬误"的例子。[6] 他指出："从临床上讲，凯勒夫人无疑对羊毛和烟草敏感，但她的皮肤对这些东西的反应是阴性的。"还有："马雷西先生对豚草有明显的皮肤反应，但他没有花粉热或其他过敏症状。"可怜的拉什莫尔夫人深受豚草之苦，她从注射豚草类花粉提取物中受益，但在皮肤测试中，她的豚草检测结果总是呈阴性。在 1933 年出版的一部关于过敏的著作中，塞缪尔·费恩伯格医生建议，人们永远不应该把标准皮肤测试的结果作为过敏的确定依据。[7] 在他看来，皮肤测试结果为阴性没有任何意义；一个病人的测试结果可能呈阴性，但他仍然是过敏的（我自己的测试结果表明确实是这样）。1931 年，亚瑟·科卡博士警告说，许多因素都可能影响皮肤试验的结果：异常的皮肤状况、温度的高低、过敏原的浓度、反应的时间、敏感的皮肤、进行试验的身体部位、注射的深度，以及试验之间的间隔。[8] 显然，很多事情都可能出错。

对于食物过敏，诊断测试更难进行。在 20 世纪 30 年代，大多数全科医生仍然认为食物过敏在很大程度上是"想象出来的"[9]。相反，早期的研究人员认为，食物过敏比人们想象的要普遍得多，并认为它可能是其他各种不太为人所知的医学疾病的潜在原因。[10] 阿尔伯特·罗博士在 1931 年出版的关于食物过敏的书中指出，人们对食物过敏的了解很少，诊断也很不充分，因此它更难确诊。在皮肤测试中，病人对食品致敏原基本上没有反应，而且食物过敏通常比其他过敏症状要温和。（值得注意的是，摄入食物引起的过敏反应病例在那时还没有正式记录。人们怀疑它们存在，但尚未得到证实。食物过敏比其他过敏状况"温和"的说法已经不准确了。）罗建议说，与症状固定发生在呼吸道的"吸入型"过敏不同，食物过敏可以在身体的任何地方产生症状。[11]（这在某种程度上是准确的，食物过敏会引起皮肤反应和气道收缩。）这使得依靠症状来诊断病人变得更加困难，因为食物过敏的症状与许多其他疾病的症状相似。

然而，食物过敏的诊断只能通过患者的报告和直接观察负面反应来"证明"。早期食物过敏症患者被要求严格执行排除饮食法，并仔细跟踪记录他们的每日食物摄入量，从而查明其过敏的原因。沃恩建议他的患者做详细的食物日记——一份 24 个小时内的完整饮食清单。一旦出现了至少 10~12 次不适，患者就被要求把他们的每日饮食清单带回给沃恩，供他分析。大多数患者会连续 4 周记录饮食日记，记录他们所有的症状，此外还有"一般日记"用于记录所有的事件和情绪。他们的过敏症专科医师会利用所有这些信息来诊断他们的食物过敏，或者排除它。

尽管粗糙，这些 20 世纪中期的诊断工具和测试几十年来基本没有变化。更现代化的皮肤点刺试验仍然是标准，尽管它在诊断过敏方面效果一般。

21 世纪的诊断：尽我们所能

在这本书的采访中，每当我向相关从业者咨询过敏诊断当下的挑战时，特别是使用 IgE 检测作为过敏性疾病标志物的棘手之处时，很多该领域的专家都告诉我，我真的应该和休·桑普森博士谈谈这些。桑普森是西奈山伊坎医学院库尔特·赫施霍恩儿科教授，也是纽约市埃利奥特和罗斯林·贾菲食物过敏研究所的名誉主任，他是美国最早且目前最具影响力的认真研究食物过敏的人之一。当他在新冠病毒大流行期间和我通电话时，桑普森已经研究、诊断和治疗食物过敏 40 年了。换句话说，他是这方面的行家。

我问他，在过去的 40 年里，过敏研究发生了怎样的变化。"基本上，我刚开始研究那会儿，过敏症专家通过做皮肤测试来诊断过敏，"他说，"当时的问题是……嗯，直到今天也是……你的皮肤测试结果或许呈阳性，你却没有表现出临床症状。所以，在以前，当我们只看皮肤测试结果时，对于大多数食物，只有 30%~40% 的皮肤测试结果呈阳性的人会对这种食物真的产生反应。"

桑普森回想了当他第一次开始实践和研究时，这个领域的整体状况。在 20 世纪 80 年代早期，过敏被认为是一个落后的医学领域。事实上，医科学生几乎没有接受过过敏方面的培训。（现在仍然如此，大多数实习医生只花大约两周的时间研究过敏性疾病。）"人们甚至不认为这是一门科学，"桑普森解释说，"他们真的不认为皮肤测试有什么意义。"

这种信念缺乏背后是有原因的：从普通的皮肤点刺试验中获得准确的结

果，往往是一件困难的事情。首先，皮肤试验必须正确进行，有阳性对照物和阴性对照物。阴性对照物是混合物中使用的稀释剂，正常皮肤应当不对它产生反应；阳性对照物是组胺，正常皮肤会对它产生反应，形成一个皮疹。其次，皮肤试验和皮内试验必须精确地进行。对于呼吸道和食物过敏的皮肤点刺试验，涂抹器穿刺的深度必须足够深，才能将过敏原输送到皮肤的正确位置。如果穿刺太深，导致患者出血，则可能被视为假阳性（尤其是在皮内穿刺太深的情况下）。如果划痕或注射的距离太近，结果就可能很难识别，因为可能不清楚是哪种特定的过敏原引起了反应。如果使用高质量的标准化过敏原提取物，效果会好得多，但这要比看起来困难得多。

皮肤测试准确性的部分问题在于，目前有几家不同的公司生产用于皮肤点刺试验和皮内试验的提取物，而这些提取物在过敏原浓度（每份剂量中含有多少过敏原）和成分（混合过敏原的溶液类型）方面可能存在显著差异。由于缺少对皮肤点刺试验中过敏原的商业制备标准化规定，实际注射的过敏原的量可能会有所不同，因此很难知道有多少过敏原已经渗透皮肤。不够或太多都会影响结果。有时，不同提取物中使用的非活性成分本身会引起反应，导致假阳性。在皮内试验中注射过多过敏原的风险很高，这可能导致假阳性或更严重的反应。（事实上，所有的皮肤过敏测试都必须在临床环境中进行，以防患者对其中一种过敏原产生严重过敏反应。）

最近，美国和欧洲国家对"商业提取物的质量和效力"进行的研究发现，"螨虫、动物皮屑、霉菌和花粉提取物"的差异特别大。[12]澳大利亚詹姆斯·库克大学发现，用于测试鱼类过敏的材料"不可靠"。[13]溶液中含有的鱼类过敏原数量差异很大，这可能导致假阴性。目前，在我们这个星球上数百种可食用的鱼类中，只有 4 种被纳入过敏检测。今天，在大多数皮肤测试中使用的过敏原提取物要么是单一过敏原，要么是类似过敏原的混合物（例如，对"草类"过敏的测试中，所用提取物可能包含来自多种草的过敏原）。这使得准确解释结果变得困难，特别是在提取物中缺少患者所在地理区域常见的某种植被过敏原的情况下。皮肤测试的结果被收集、平均，然后用于标准化过敏原提取物

（这看起来有点儿像循环逻辑，但没关系），并进行流行病学和药理学研究，这就是我们难以获得过敏症患者数量的准确数字的原因之一（详见第 3 章）。

即使每件事都做得很正确，以生产高质量的过敏原提取物，皮肤点刺和皮内试验结果的可靠性也会受到"人员的技能、测试仪器、皮肤颜色和提取物的效力"，以及"检测位置、年龄、身体质量指数（BMI）、药物、过敏原免疫疗法、昼夜节律和季节变化、月经周期、压力和焦虑"的影响。[14] 服用抗组胺药、类固醇、抗抑郁药、镇静剂和其他影响免疫系统功能的药物也会影响皮肤测试结果。正因为如此，过敏症专家通常会要求患者在测试前几天到一周的时间内停止使用这些药物。如果无论如何都要进行皮肤试验，例如出于医疗原因无法中断药物治疗的病人，尽管阳性试验结果仍被认为是阳性，但所有的阴性结果都必须被认为可能是假阴性。

婴儿也很难接受皮肤测试。他们的皮肤直到 3 个月左右才会表现出反应性，即使是在这之后，他们的结果也可能比成年人更难读懂，而且被认为更不确定。这就是为什么 20 世纪早期的医生经常默认使用 P–K 试验来检测婴儿患者的过敏原敏感性。

最后，也许也是最重要的一点是，目前还没有标准化或被普遍接受的系统 [15] 来解释皮肤试验或记录和收集结果。对临床医生来说，有一些通用的建议，但是每个过敏症专科医生都可以自己决定如何最好地解释皮肤点刺和皮内过敏原测试的结果。这就是让一个训练有素的过敏症专科医生，而不是全科医生来管理和解释皮肤测试的原因。更准确地读懂皮肤测试结果，可能需要具备多年的经验。

此外，皮肤试验只能在"正常"或目前无反应的皮肤上进行；否则就几乎无法解读出过敏结果。你可以想象，这使得皮肤过敏症患者很难得到准确的结果。

当我与特应性皮炎（湿疹）顶级专家之一的彼得·利奥医生交谈时，他解释说，常见的皮肤点刺试验通常不适合皮肤过敏的患者。在他的诊所里，皮肤测试非常耗时。利奥将在患者的背部贴上 80~120 张含有各种过敏原的贴纸，并将其放置 48 个小时。

"这有点儿拖后腿，"利奥说，"星期一，你给病人贴上贴纸。星期三，我们就会把它们取下来。然后，星期五病人回来，我们观测最近 96 个小时内皮肤出现的结果。这对病人来说更具侵入性，但它确实给我们提供了重要信息。"

一旦最终的结果读取过程完成，在出现任何阳性反应的基础上，利奥会给他的病人列出各种产品中应避免的东西。有时触发因素隐藏在洗发水、肥皂或其他日常使用的物品中。要确定是哪些过敏原真正引起了过敏反应，可能需要一段时间，因为在患者停止接触这些物质后，他们的皮肤可能需要长达两个月的时间才能"平静"下来。

一个患者被诊断为特应性皮炎而非单纯皮肤试验呈阳性，必须满足三个标准。第一，患者必须有湿疹、皮疹或皮肤发炎，而不仅仅是水疱或肿块。第二，患者必须有瘙痒的症状。第三，皮疹和瘙痒必须是慢性的，或者说反复发作的，偶发不算。特应性皮炎大多在儿童群体中被诊断出来，通常随着他们成年而消失，但在成年患者中也可能变得更糟。[16] 利奥向我解释说，目前的研究可能会导致基于免疫表型分析（一种用于研究每个细胞表达的不同蛋白质的测试）的新型特应性皮炎亚型诊断测试的发展。但就目前而言，斑贴试验是他确定湿疹可能的过敏诱因的唯一方法。

对于呼吸道过敏和食物过敏，当皮肤测试的结果不确定或不一致时，可以选择测试对过敏原的特定IgE抗体反应。当桑普森刚开始他的职业生涯时，过敏症专家也在使用放射变应原吸附试验（RAST）来检查患者血液中对不同过敏原的IgE反应性。该试验是一种放射免疫分析，使用少量放射性抗原与患者的血清混合。如果患者对抗原过敏，那么患者的IgE抗体会与抗原结合；自由漂浮的抗原由伽马计数器测量（自由漂浮的抗原越少，IgE越活跃，因此患者对抗原越敏感）。

今天，RAST基本上已经被新的免疫分析方法所取代，但在通常的说法中，"RAST"一词被用来指代其他血液测试，甚至过敏症专家也这么做。如果你像我一样需要验血，你的过敏症专科医生通常会给你开一个酶联免疫吸附试验

（ELISA）或更流行、更准确的荧光酶免疫分析（FEIA）。在ELISA这种试验中，抗原和带有酶标记的抗体与患者的血清混合，以检测对特定过敏原的抗体反应。ELISA检测快速且价格低廉，但要求过敏症专科医师单独检测单个过敏原或过敏原组。它们也需要人工操作。FEIA这种测试使用与RAST和ELISA相似的方法，只是用于测量抗体对特定抗原反应的抗体标记是荧光酶。FEIA是完全自动化的，不容易出错，可以一次性筛查多种过敏原。标准FEIA（商业名称为ImmunoCAP）的优点是它可以测量过敏原特异性IgE（sIgE），而不是血清总IgE水平。它还可以减少（但不能完全消除）由于意外交叉反应或抗原的基因相似性（例如，来自同一科的不同坚果）而产生假阳性的机会。

　　然而，即使血清测试"有效"并显示sIgE活性阳性，也并不一定意味着患者对特定过敏原过敏，只代表他们对该抗原表现出反应性。桑普森提醒我，依靠血液测试来诊断食物过敏是一个非常糟糕的主意。他指出，当血液测试结果呈阳性的人接受口服食物激发试验时，"阳性测试的比例远远超过了实际出现临床反应的人数"。事实上，食物过敏的皮肤和血液测试的假阳性率均可达到50%~60%。

　　几十年过去了，过敏研究人员最终能够证明，血液测试中sIgE抗体的水平、皮肤测试产生的皮疹的大小，以及一个人在摄入特定食物或接触呼吸道过敏原、皮肤过敏原时产生免疫应答的可能性之间存在很强的相关性。但是，这种新的认识也给患者带来了一些困惑：他们经常将血液中IgE抗体的水平或皮肤测试后的皮疹大小与过敏的严重程度混为一谈。[17]在红迪网和脸谱网等社交媒体网站上，患者经常分享他们皮肤测试的照片，以强调他们的过敏程度。换句话说，他们把只测量敏感性或反应可能性的测试等同于能够准确评估他们在正常生活中接触过敏原时会经历的过敏反应程度。遗憾的是，事实并非如此。

　　"皮肤测试（产生的皮疹）的大小或抗体水平与你将产生的反应的严重程度之间没有很好的相关性。"桑普森向我解释说，"唯一相关的是反应的可能性，而不是反应有多糟糕。"

　　这就是为什么诊断食物过敏的黄金标准（无论是过去还是现在）都是有

安慰剂作对照的双盲口服食物激发试验，通常被称为OFC。

　　尽管OFC是确认食物过敏的最佳方法，但它们是最不可能进行的测试。造成这种情况的原因各不相同，但一些最常见的原因有：OFC的花费高，因为需要在有能力照顾出现过敏反应的患者的医院或其他医疗保健场所进行检测；完成OFC所需的时间长，因为每种过敏原需要单独测试，并且在几天或几周内数量会不断增加；存在风险，因为这些测试可能会引起病人，尤其是小孩的严重反应。[18] OFC让父母特别紧张，也会给孩子带来很大的焦虑。在没有OFC的情况下，大多数食物过敏是通过详细的病史、体检、皮肤点刺试验和sIgE血液检查来诊断的。（不建议使用的检测包括：皮内试验，因为它们可能引起严重反应；血清总IgE测定，仅测定全面性而非特异性过敏反应的存在；IgG测定，因为每个人都会对食物蛋白产生IgG反应；或者任何其他声称可以评估食物过敏的测试。）一般来说，一个有经验的过敏症专科医生可以准确地诊断出大多数食物过敏。[19] 但是，如果没有OFC，就没有办法绝对肯定地确认某人是否患有典型的食物过敏。

　　除了这些挑战，桑普森还指出，对成人进行的测试还不够。大多数过敏研究，特别是与食物有关的，都是在幼儿中进行的（这说得通，因为大多数患者在婴儿期或幼儿期首次出现食物过敏）。这使得将研究结果针对成人进行解释变得更加困难，并可能导致混乱。

　　食物过敏的诊断更加复杂，因为它的主要症状与其他胃肠道疾病或与过敏完全无关的疾病非常类似。还有一些食物相关的疾病完全不是由IgE介导的，如食物蛋白诱导的小肠结肠炎综合征、食物蛋白诱导的直肠结肠炎综合征和嗜酸细胞性食管炎。[20] 小肠结肠炎综合征是一种免疫诱导的小肠炎症，通常由牛奶或谷物引发，可导致呕吐和腹泻。食物蛋白诱导的直肠结肠炎综合征是一种免疫诱导的结肠炎症，通常由牛奶引起，可导致婴儿便血。嗜酸细胞性食管炎是一种炎症，由食道内的嗜酸性粒细胞（一种白细胞）过多引起，并由特定食物引发。（我们将在第4章和第7章详细地介绍这种疾病。）这些罕见的免疫介导疾病（分别影响占总人口的比例约为0.5%、0.12%和0.000 5%的人群）

通常出现在婴儿期或幼儿期，但不是由IgE抗体的作用驱动的。"不幸的是，"桑普森解释说，"这些疾病都没有好的检测方法。"

桑普森告诉我，食物过敏诊断和其他过敏诊断的部分问题在于，我们仍然没有真正了解许多过敏背后的免疫机制。而且，随着过敏率持续上升，这意味着我们也没有足够的诊断工具来应对这个问题的严重性。

皮肤点刺试验就是一个很好的例子。它仍然是最普遍、最容易实现、最便宜的初步过敏诊断测试。但有8%~30%的人皮肤测试结果呈阳性（或出现皮疹），却没有表现出任何过敏症状。[21] 尽管如此，皮肤测试结果仍然是过敏的重要指标，因为研究表明，在对某种过敏原过敏[22]的病人中，有30%~60%的人会发展成过敏症。如果你只能记住一件这一章告诉你的事，那么它应该是：血液和皮肤测试只显示对特定过敏原的敏感性，它们从不确认是否过敏。[23] 可以说，任何皮肤或呼吸道过敏都应该由过敏症医生根据患者的病史和患者在自然环境下接触过敏原时出现的症状来确诊。

过敏症诊断的客观科学充满了主观性。许多过敏症专家依靠他们的直觉，通过多年的临床经验来解读皮肤测试结果并诊断过敏。正如帕里克所说，在21世纪，解读过敏测试结果既是一门科学，也是一门艺术。

好的测试，旧的测试，坏的测试，新的测试

在过去的几年里，我的好朋友戴维一直经受着广泛性腹痛。大约一年前，他被诊断出患有疝气，并接受了两次手术（第一次手术没有成功——这很罕见，但确实会发生）。戴维一直是一个非常健康和快乐的人，但他这漫长的病程，加上年龄快到45岁，给他原本乐观的铠甲打上了一个凹痕。他加倍练习瑜伽，并保证良好的饮食习惯。为此，他去拜访了一位自然疗法医生。为了弄清楚戴维是否对他吃的东西过敏，自然疗法医生想让他做一个IgG抗体血液测试。自然疗法医生推测，过敏可能是导致他持续不适的原因。

戴维极其渴望能好受一点儿，所以他决定去验血。他知道我正在为一本关于过敏的书做研究，就给我发了电子邮件，让我帮忙看看他的检查结果。他说，他的IgG水平在食用几种不同的食物后都很高。他正在考虑把这些食物全部从他的饮食中剔除，但他想先征求我的意见。

多年来，我从过敏症专家那里听说，坦率来讲，IgG抗体测试①完全是胡说八道。IgG是你血液中循环着的抗体的主要组成部分。它在正常的免疫功能和一些自身免疫病中起重要作用（如我们在第 1 章中看到的），但在 Ⅰ 型超敏反应或过敏中不起作用。尽管如此，像我的朋友戴维这样的人还是成群结队地订购了市面上出售的IgG抗体测试，希望找到一堆难解且令人不快的症状的答案。但这些测试实际上并不能告诉病人过敏的原因，所以大多数过敏症专家认为这种新趋势令人担忧。正如桑普森解释的那样："每个人都会对食物产生IgG抗体。"

在我们吃完东西后，我们的胃开始分解和消化我们的食物，在此过程中，一些天然蛋白质会通过肠道屏障进入我们的血液。我们每天摄入的蛋白质中大约有 2% 会以"免疫原形式"进入我们的血液循环。这意味着它们能够触发身体的正常免疫应答并激活我们的抗体。还记得埃弗里·奥古斯特博士曾把免疫细胞描述为决定什么可以成为我们身体的一部分的监护人吗？当IgG检测到我们血液中的食物蛋白时，它就扮演了监护人的角色。

"因此，如果你吃鸡蛋、喝牛奶，你就会对鸡蛋和牛奶产生IgG抗体，"桑普森说，"但从来没有证据表明发病机制（疾病的发展）与这些抗体有关。"

换句话说，IgG不会引起食物过敏或 Ⅰ 型超敏反应。对IgG抗体血液测试结果的误解导致许多人从饮食中剔除了基础且有营养的食物。然后，当他们再次进行血液测试时，结果显示他们的IgG水平下降了。这被认为是一个信号，表明他们避开某些食物的努力得到了回报，他们确实对这些食物"过敏"。事实上，没有证据表明IgG会对身体产生任何负面的影响。不过，至少从生理学

---

① 提醒：前文所提及的为IgE抗体测试，与此处的IgG抗体测试不同。——译者注

的角度来看，如果你不吃某样东西，你的身体就会停止产生针对它的IgG反应。这也意味着，如果你以后再吃这些蛋白质，可能会意外地启动你的抗体，并让身体把这些蛋白质视为一个问题。越来越多的证据表明，IgG抗体实际上可能在过敏反应过程中起保护作用，因为接受食物过敏免疫疗法的患者在这个过程中的IgG抗体往往会显著增多。当他们的身体学会耐受少量令他们过敏的蛋白质时，IgG水平就会上升。桑普森认为，这是IgG抗体可能在正常、健康的免疫功能中发挥作用的确凿证据。

桑普森说："如果你喝牛奶，体内却没有针对牛奶的IgG抗体，那么我要开始担心你的免疫系统了。"他同意同行的观点，即IgG抗体测试不仅在诊断过敏方面基本上毫无价值，而且也许应该禁止公众使用，除非有人能证明其诊断的有效性。当我问他，尽管完全没有证据表明IgG抗体会导致过敏，为什么还有那么多人相信这些结果时，他停顿了一下，然后告诉我，他认为这些测试有相当大的安慰剂效应，因为进行这些测试的成本太高了。根据测试的过敏原数量，成本可能高达数百美元。"在你花了那么多钱以后，"桑普森若有所思地说，"你就有可能感觉变好了。"如果一个人预计他们在摄入自认为引起症状的食物后会感觉更糟，他们实际的感觉会更加糟糕。这就是反安慰剂效应——与安慰剂效应相反的负面效应。

当我写信给我的朋友戴维，告诉他过去几年我采访过的所有过敏症专家的共识是IgG测试无用，甚至是危险的。他回信告诉我，他相信自己接受的自然疗法，自从开始避免摄入麸质和乳制品以后，他感觉好多了。虽然我一直试图说服他，但他一直坚信自己的直觉。这令我感到很沮丧，但桑普森很理解，对戴维的反应一点儿也不感到惊讶。桑普森以前见过很多次这种情况。

"当我开始研究食物过敏时，"桑普森告诉我，"我把所有的时间花在说服人们相信某种食物会导致他们的症状。现在，我把所有的时间都花在说服人们相信某种食物不会引起他们的症状。每个人都在做这些测试——这些疯狂的测试。问题是每个人一天吃五六次食物，你总能把一些东西和你吃饭的时间联系起来。所以，在这种情况下，病史可能非常具有误导性。"

尽管如此，桑普森承认，当他几十年前第一次听说口腔过敏综合征时，他不认为这一病症是真的。口腔过敏综合征不像全面的食物过敏那么严重，它与季节性花粉过敏有关。每当口腔过敏的人吃了某种水果或蔬菜时，他们的免疫系统就会识别出这种水果或蔬菜的分子结构与使他们过敏的花粉相似，他们的口腔就会感到刺痛或瘙痒。对桑普森来说，这似乎是一种不可能的反应，但事实证明这是一种真实的现象。因此，IgG 在某些过敏性疾病中可能起着很小的作用，虽然这是极不可能的，但并非完全不可能。桑普森不止一次非常高兴地在研究中证明自己是错误的，他告诉我，关于过敏性免疫应答，我们还有很多不了解的地方。可能有一些我们还不知道的条件和触发因素（正如我们将在第 6 章讨论相对较新的"肉类过敏"时所介绍的）。但桑普森发现，在过去的20 年里，对过敏的关注和资助都在增多，这令人深受鼓舞。他希望正在进行的研究最终能根除所有的过敏，但他认为这不会很快发生。在他的有生之年和我的有生之年，这可能都不会发生。他说，我们现在能做的是找到降低免疫应答强度的方法，而不是完全阻止它。要做到这一点，我们需要继续努力开发更好的诊断工具来检测过敏。

焦躁的患者和医生

如果到目前为止，你对用于判断过敏的诊断工具没有什么信心，那么有这种想法的不止你一个。过敏症专家经常对现有的工具感到和你一样的沮丧，他们希望开发出更好、更精确的方法来检测过敏反应。美国西北大学儿科医生和流行病学家鲁奇·古普塔博士向我指出，我们目前的过敏诊断测试非常擅长预测你是否没有过敏，但在预测你是否过敏方面的表现非常糟糕。

"阴性预测值非常高，但阳性预测值非常低，"古普塔说，"这几乎就像投掷硬币来获得积极的预测价值。所以，如果你的测试结果呈阳性，那么你几乎有 50% 的概率有这种食物过敏，50% 的概率没有这种食物过敏。"

我知道，这起不到什么作用。

理想情况下，未来的测试将包括不严重依赖 IgE 作为真正过敏反应标志物的方法，因为 IgE 反应并不总是表明过敏的存在，而且有许多非 IgE 介导的过敏不能通过现有的方法进行测试。

过敏诊断测试的部分问题在于，它们与科学研究本身的两个基本问题有关。第一，科学技术是有限的——我们能看到什么，能研究什么。第二，所有的科学知识都依赖于对平均值的理解。

"当我们检测血液时，"美国国立卫生研究院的阿尔基斯·托吉亚斯博士解释说，"血液中有数十亿个细胞，很多时候我们都在观察这些细胞对某种物质的平均反应，或者特定分子的平均表达水平。这个平均值留下了很多需要学习的东西。例如，在同一个体中可能有许多细胞的水平非常低，而我们看的是平均值，因此很可能忽略了某些细胞其实有两个细胞亚群。"

换句话说，有些细胞可能对特定的过敏原有反应，但有些细胞对它们没有反应。血液测试结果是所有这些细胞的平均反应，但掩盖了一些细胞可能非常活跃而另一些细胞根本没有反应的事实。实际上这意味着，即使你的一些细胞对过敏原有积极反应，你的血液测试也可能显示阴性结果，反之亦然。

从好的方面来看，托吉亚斯还提醒我，美国国立卫生研究院和世界各地的研究人员正在努力开发新的分子工具来帮助诊断过敏。尽管如此，但它们可能会更昂贵，使用也会受到限制，对无法获得足够医疗保健或没有资源自掏腰包的人来说尤为如此。在可预见的未来，我们仍然依赖于上述几种主流过敏诊断的测试。

但是，正如我们在第 1 章看到的，如果过敏本身是一个模糊的术语，过敏诊断也很复杂，那么我们该如何评估全球性过敏问题的严重程度呢？

过敏真的越来越普遍了吗？

不确定的数字

过敏从来都不是表面看起来的那样。它们难以确定，很难诊断，更难衡量。

准确计量过敏状况的发生率很重要。在医学研究中，从资助分配到新药开发，数字驱动着一切。为了开始理解这个问题可能有多严重，以及为什么过敏可能是 21 世纪的主要慢性疾病，我们必须一头扎进统计数据的海洋。以下是从一些最新数据中挑选出来的内容，它们凸显了当今过敏是多么普遍和广泛。截至撰写本书时：

• 全球估计有 2.35 亿人患有哮喘。

• 在全球范围内，2.4 亿~5.5 亿人可能患有食物过敏。

• 药物过敏可能影响到全球 10% 的人口和 20% 的住院患者。

• 世界上 10%~30% 的人口患有花粉热。

• 20%~30% 的印度人至少患有一种过敏性疾病。

- 33%的印度人受到呼吸道过敏的影响。
- 1.5亿欧洲人被某种形式的慢性过敏困扰着。
- 50%的乌干达人患有过敏症。
- 7.7%的中国儿童受到食物过敏的影响。

从某种程度上说，这些数字令人难以置信，但我们每天都能看到这样的数字。我们中的大多数人已经习惯了在新闻提要中看到表格、图表、调查结果和百分比，事实和数字每时每刻都在吸引着我们的注意力，淹没我们，麻痹我们，令我们感到不堪其扰。我们生活在一个大数据、全球科学和Excel电子表格的时代，曾有人说过："如果只有一个人死于饥饿，那是一场悲剧；如果数百万人死于饥饿，那只是统计数字。"如果我们把这个逻辑运用到现代医疗的领域，也许我们就可以更清楚地理解为什么我们没有对这些惊人的比例给予足够的重视：如果只有一个孩子死于花生过敏或严重过敏性哮喘发作，那是一场悲剧；如果有数百万人患有食物过敏或哮喘而没有死亡，那就只是统计数字了。虽然像这样的大量数据也许能够告诉我们全球过敏问题有多严重，但它们并不能告诉我们所有人们需要知道的事情。

我们很难想象构成所有数据的要素正是过敏症患者日复一日共同面对的挣扎。个人的故事，比如我父亲的、我的，也许还有你的，往往会被遗忘。重要的细节和背景信息——数十亿过敏症患者的生活经历，都从数据集中消失了。

以维罗妮卡为例，她是一个30岁出头的活泼女人，她的呼吸过敏症状非常严重，严重到她会害怕看见春天到来的迹象。随着气温变暖，绿芽从地下冒出来，白天逐渐变长，树木发芽——如果维罗妮卡没有尽早开始服用治疗过敏的处方药，所有这些变化都会给她带来灾难。由于变幻莫测的气候变化，她每年越来越像在做一场猜谜游戏：春天什么时候会到来？维罗妮卡试图在春天来临前的三四个星期预约她的主治医生。然而，即使她把每件事都安排得恰到好处，她的过敏情况也仍然不可预测。如果这是一个特别严重的花粉年——花粉浓度明显更高或者花粉季比平时更长，即使维罗妮卡服用了抗组胺的处方药，她也会受到影响。

　　一天下午，我们舒舒服服地坐在她的办公室里，她向我解释说："步行去上班时，我必须确保自己戴上紧贴式太阳镜。眼睛是我的触发点。如果忘记戴眼镜，我看起来就会像哭过或者通宵参加了派对。不管怎么说，这个样子都不适合上班。"

　　每天，维罗妮卡回家后都会淋浴，洗掉头发上的花粉，花粉浓度可能特别高的日子里她会避免户外活动，而且每年有三四个月她会感到身体疲惫。当我问她的丈夫、朋友和家人是否理解时，她点点头说："我们全家都有过敏症，所以他们都懂。每个人都在服用氯雷他定片或盐酸非索非那定片或盐酸左西替利嗪片之类的药物，所有人都在吃药。"她说，最近每个人的过敏症似乎都越来越严重了。只要她的抗过敏药一直有效就没事。但她担心的是，当最好的处方药都不再有效时，她会怎么样。

＊　＊　＊

　　当我第一次开始查看统计数据时，我感到不知所措和困惑。官方数据究竟是基于什么统计的，为什么它们经常变化，或许这反映了可能性的范围之大？显然，所有的统计数据都是估计得出的。它们是根据较小的、具有代表性的样本量计算出来的。但我想了解更多细节——谁在做抽样调查以及如何做抽样调查，所以我联系了美国疾病控制与预防中心（CDC），试图找到一些答案。美国疾病控制与预防中心会跟踪调查哮喘和食物过敏的发病率，因为这是两种最致命的过敏性疾病，最有可能导致美国人的死亡。然而，在与工作人员打了几轮电话和发了几封电子邮件后，我没有得到任何答案。在做了更多的跑腿工作以及对过敏研究人员进行更多的采访之后，我意识到，要确切地知道有多少人被过敏所困扰，是一件极其困难的事情。对于这一每个人都想知道答案的问题，我们同样很难给出明确答案：情况是否变得更糟了？

　　这是我自己被诊断出过敏症并开始和别人谈论他们各自的过敏症后，最迫切地想知道答案的问题之一。过敏症专家、医疗保健提供者、医药和生物技术公司、不过敏的公民、像维罗妮卡这样的过敏症患者（很可能还有你），关心这些问题的读者，都想知道如今过敏是否比过去更普遍，在可预见的未来，过敏率是否会继续上升？是否所有的数据都比 10 年前、20 年前或 30 年前更糟糕？过敏率真的在 10 年接 10 年地上升，还是新的公共卫生意识运动和更准确的诊断工具令我们更善于发现和诊断过敏，从而使得数字激增？生活在 21世纪的人更容易患过敏或更频繁地经历过敏，并且症状更严重吗？

　　我花了 5 年多的时间研究和撰写这本书，阅读了过敏症的历史，采访了过敏症专家，参观了研究过敏症的科学实验室。我问遇到的每一个人，他们是否认为过敏在普通人群中变得越来越普遍，在症状上变得越来越严重。几乎所有人对这两个问题的回答都是肯定的；然而，他们也提醒说，我们刚开始从科学的角度来理解过敏，目前拥有的数据还没有达到它可以或应该达到的水平。

　　在这个领域工作了几十年的过敏症专家都告诉我同一件事情：很难准确地评估目前的情况，因为很难获得关于过敏症患者数量的可靠数据。一方面，我们有无数患有不同形式过敏性疾病（湿疹、哮喘、花粉热、食物过敏）的人的个人叙述，以及医生或过敏症专家的临床记录和诊断。另一方面，我们有经汇编和制表的官方统计数字。如果你深入研究这些流行病学数据，很快你就会发现一些明显的问题。

　　首先，什么是过敏，或者更重要的是，什么不是过敏，这个定义会影响人们的统计方式，从而影响统计的准确性。疾病类别并不是世界上稳定的实体或"事物"；它们是对疾病典型症状和生物体征的集合的描述，甚至一些看似"容易"定义的东西——比如哮喘，也比乍看起来要复杂得多。自 20 世纪50 年代以来，哮喘的正式定义已经变了许多次。流行病学研究并不总是使用相同的疾病标志物，因此在一项研究中被列入哮喘患者的人在另一项研究中可能不符合哮喘的条件。在一项荟萃分析中，研究人员发现，122 项关于儿童哮喘患病率的研究没有使用标准化的定义或哮喘症状，这使得数据无法汇编或比较。[1]事实上，这 122 项研究使用了 60 种不同的哮喘定义。如果将最流行的 4 种定义应用于同一组数据，那么可被归类为"哮喘"儿童的人数的差异将令人震惊。由于使用的定义不同，会有比例高达 39% 的儿童从患有哮喘变为没有哮喘。

那么，这些研究中的孩子到底有没有哮喘呢？这由谁来决定？是目睹孩子在操场上轻微喘息或睡前呼吸困难的父母？是会记录家族史，然后用肺活量计来测量小病人肺功能的儿科医生？还是查看哮喘保险理赔数据、吸入器处方数量，或者 18 岁以下儿童的父母自述调查数据的流行病学家？这就是众多过敏症患者的流行病学数据如此难以收集、解释和书写的原因。

辛辛那提儿童医院的内科医生、哮喘研究人员库拉纳·赫尔希博士拥有数十年的经验，她向我解释了过敏性哮喘为何如此难以追踪。"哮喘是一个垃圾术语，"她说，"它是一种症状的名称，而不是一种疾病。哮喘是异质性的。它由一大堆的症状定义，可能由不同的途径引起。"换句话说，许多不同的医学状况都可能导致哮喘反应，而不仅仅是过敏。库拉纳·赫尔希解释说，这使得具体地测量过敏性哮喘很难，将过敏与哮喘的其他原因（如运动或其他肺部疾病）区分开来也很难。更复杂的是，过敏即使不是患者哮喘的根本原因，也可能是触发哮喘的环境因素。除非你查看每一个病人的病史，否则你不可能分辨出谁是"过敏性"哮喘，谁是有过敏诱因的"非过敏性"哮喘。

而且，不仅仅是哮喘的问题。

用于编制全球过敏率官方数据的过敏的定义几乎全部是模糊的、有争议的、不断变化的。令人惊讶的是，花粉热这种医学上公认的最古老的过敏症，比人们最初想象的要难定义得多，用于判断它的症状可能差别很大。即使研究是严格的，即具有临床试验或官方诊断的才能被确诊（大多数都没有），得出的数字也仍然取决于研究人员最初如何定义疾病类别。说得委婉点儿，所有这些都让人感到困惑和沮丧，往往会导致过敏症患者的官方数据出现大的差异。

这里有一个相关的例子，说明要得到更精确的数字以便了解有多少人在流鼻涕、打喷嚏或其他方面受到刺激是多么困难。过敏性鼻炎患者占世界总人口的 10%~40%。在全球范围内，10% 和 40% 这两个比例之间的差异是巨大的——就像增加或减少整片大陆的人口一样。这种巨大差异背后的原因包括对花粉热的定义不同、个人和全国调查中用于评估病情的诊断标准（如流泪或频繁打喷嚏）不同，以及被测量的受试者群体不同（正在编制的调查数据中社会经济群体和地理区域的不同）。

首先，并不是所有患花粉热的人都接受了测试，自我诊断的人并没有反映在官方数据中。即使患有过敏性鼻炎的人去看医生，他们也可能不会得到正确的诊断。此外，并不是每个有过敏症状的人都知道自己有过敏症，或者会被认为是过敏症患者，特别是症状轻微或很少接触过敏原的患者。我父亲不知道自己对蜂毒过敏，我也不知道自己有呼吸道过敏，我们俩都不会在家族病史中"过敏"旁边的方框上打钩，也不会在关于过敏的调查问题上回答"是"。而这通常是我们收集过敏率数据的首要方式——直接询问人们或调查他们的症状。

这是目前过敏数据的可靠性和准确性存在的一个主要问题。大多数关于过敏的流行病学研究都是基于通过网络或电话调查自述症状完成的。我们依靠过敏症患者准确评估自己的症状并如实报告，然后把他们的回复分到正确的类别中并进行统计。这种方法的一个明显问题是，过敏的症状往往与其他疾病的症状相似或完全相同，因此可能会令人困惑。自述症状充其量只能证明病人可能有潜在的过敏情况。如果没有医学诊断，自述症状本身不能用作确认真正的过敏反应的依据。

数据能告诉我们什么，又不能告诉我们什么

即使我们做最保守的估计，认为全球只有 10% 的人口在一生中曾有过呼吸道过敏的情况，这仍然是一个几乎不可思议的数字——意味着目前全球有 8 亿人有过敏症状。

那么，我们对这个数字和它所代表的人群，比如前文中的维罗妮卡这样的人，了解多少呢？呼吸道过敏与食物过敏不同，食物过敏有时会被克服，但呼吸道过敏通常是终身性的慢性疾病。这意味着在一代人的时间里，这个数字可能不会改变。我们也知道，大多数呼吸道过敏症患者的症状都很严重，他们经常使用非处方药（3/4 的患者）或处方药（1/2 的患者）。[2]

美国人为过敏性鼻窦炎（由潜在的呼吸道过敏引起的鼻腔炎症）每年花费约 60 亿美元的医疗支出。[3] 由于呼吸道过敏，美国人每年合计约有 380 万天请假不去工作和上学。[4] 患有中度至重度呼吸道过敏的患者报告他们的生活质量显著下降，症状包括睡眠障碍、疲劳和注意力不集中。[5] 事实上，在最近的一项调查中，59% 的过敏症患者表示，鼻塞对他们集中精力工作产生了负面影响，导致工作效率低下，大约 80% 的过敏症患者晚上难以入睡，导致白天更加疲劳。[6] 过敏的身体症状还会导致沮丧等情绪问题。

有趣的是，盖洛普咨询公司的报告称，在冬季的几个月里，报告患有过敏的美国人多于患有感冒或流感的人；大约 10% 的普通人群患有冬季过敏症。盖洛普的数据还表明，女性比男性更有可能报告自己的过敏情况，这可能是由于过敏带来的耻感。[7] 我们经常认为过敏的人比不过敏的人更"弱"。收入最高和最低的人群报告的过敏情况比中等收入人群多，生活在南方的人报告的过敏情况比美国其他地区多。

总而言之，关于过敏的现有数据可以告诉我们很多信息，但不能告诉我们全部信息，也不能告诉我们最想知道或需要知道的内容。这些数据的准确性很重要，所以找到更精确的统计数据的方法更重要。准确的数据可以让我们做出更好的决定——决定把研究资金集中用于哪些过敏症研究。目前，哮喘和食物过敏是重点，而花粉热、特应性皮炎、接触性过敏、药物过敏、昆虫过敏和职业性过敏则被抛在脑后（可以这么说）。在资源有限的情况下，流行病学家和其他公共卫生官员最感兴趣的是追踪通常会杀死我们的东西。像维罗妮卡这样患有严重花粉热的人可能会强烈反对这种评估，因为他们切身地了解，虽然这种情况可能不会导致死亡，但它会严重影响患者的生活质量。通常，充足的科学研究经费会带来生物机制的发现，从而为患者提供更好的治疗方法。

数据侦探

　　没有人比鲁奇·古普塔博士更清楚拥有更准确的数据有多重要。古普塔是美国西北大学公共卫生与医学研究所食物过敏与哮喘研究中心的主任，也是芝加哥安和罗伯特·H.卢里儿童医院的一名执业儿科医生，拥有超过16年的过敏研究和治疗经验。她是一位母亲，她的孩子有严重的食物过敏，所以她的研究中有很强烈的个人利害关系。

　　古普塔的医学职业生涯始于哮喘研究，然后她将兴趣转向了食物过敏。在获得公共卫生硕士学位后，她被吸引到芝加哥，在那里她有机会与世界哮喘研究的领军人物之一一起研究。起初，她把自己的研究重点放在哮喘治疗的差异方面。然后，她遇到了一个家庭，这个家庭正在与一系列过敏性疾病进行斗争，包括哮喘和食物过敏。这家人抱怨关于食物过敏的信息严重匮乏，古普塔对此很感兴趣。她立刻注意到，从事食物过敏研究的人可获取的数据不多。

　　"与哮喘研究相比，我们对食物过敏知之甚少，"古普塔解释说，"到目前为止，美国没有收集到食物过敏的患病率数据，所以不清楚有多少人受到影响。"

　　古普塔认为，我们主要的统计对象是那些能负担看医生的费用、住在城市地区、有良好的医疗保险的过敏症患者。一开始就无法获得充分医疗服务的人，或者生活在郊村的人，可能根本没有被计入官方统计数据。所有这些因素都可能导致官方数据的偏颇。如果你使用问卷调查或者让人们自述其症状，那么一些报告自己过敏的人实际上可能没有过敏。高估和低估都是长期以来的难题，尤其是涉及食物过敏时。

　　最近，媒体对食物过敏话题的报道越来越多，而这只导致普通民众更为困惑。宣传活动做得太好了。如今，如果在进食后不久出现下腹部疼痛等症状，人们通常会将这归因于潜在的食物过敏，但这实际上很可能是其他原因导致的。许多不同的疾病都有类似的症状。

"还有不耐受、口腔过敏综合征、乳糜泻和克罗恩病。你可能患有的胃肠道疾病有很多种，但如果你是在摄入食物后出现负面反应，就很难知道这是食物过敏、食物中毒还是不耐受。"古普塔说，"人们很难分辨自己体内发生什么状况。"

古普塔部分归咎于"过敏"一词本身的模糊性。它不精确，涵盖范围很广——从轻微的流鼻涕到严重过敏反应，对大多数人来说，这是一个非常令人困惑的术语。

为了弥补现有数据中的缺陷，古普塔和她的研究团队设计了一项全面的调查，深入研究细节，对人们的症状和日常经历提出详尽的问题。病人的回答可以更容易地排除任何无法确认的食物过敏反应。这是一种保守的方法，但它使古普塔对自己收集的数据更有信心，尽管她承认，哪怕是她的数据也可能出现错误。如果不做口服食物激发试验（这是确认食物过敏的黄金标准），就没有办法确定，但她坚持认为，她从调查中看到的数字仍然非常重要。

古普塔告诉我，她可以肯定的是，过敏问题已经相当严重，而且似乎每过 10 年就会变得更糟。她的统计数据令人担忧，也令人惊讶。根据古普塔于 2019 年发布的最新调查结果，高达 10.8% 的美国人表现出令人信服的食物过敏证据。[8]自我认定过敏的人数比例几乎是这个数字的两倍（19%），但只有 5% 的受访者被医生确诊患有食物过敏。根据最近研究收集的数据，其他知名研究人员估计，"食物过敏可能影响近 5% 的成年人和 8% 的儿童，越来越多的证据表明患病率在上升"。[9]

古普塔向我介绍了数据收集的各种问题后，问道："你相信哪个数字？"

最终，古普塔希望未来对临床数据大规模收集，或者医疗保健领域大数据的兴起，可以帮助解开过敏之谜，并让临床医生更好地了解问题的全貌。但是，至少就目前而言，我们所掌握的数据在很大程度上是不可靠的，这束缚了

我们，与此同时，我们还有很多关于已经大规模流行的过敏性疾病真实范围的
问题需要回答。

不断恶化的流行病

尽管研究人员可能在定义、症状和方法上存在分歧，但他们都同意一件
事：过敏在过去几十年里变得更严重了，全世界过敏症患者的数量可能会继
续快速增长。看看我们从 20 世纪获得的数据，有一个共识是，美国的花粉热
发病率在 20 世纪中期有所上升。[10] 数据显示，哮喘的发病率从 20 世纪 60 年
代开始增加，并在 90 年代达到顶峰。从那以后，哮喘的发病率一直保持稳定。
就呼吸道过敏性疾病和特应性敏感（皮肤过敏）而言，过去几十年的患病率可
能有所增加，而且其地理差异逐渐缩小。例如，1993—2003 年，加纳的特应
性疾病发病率翻了一番。[11] 在食物过敏方面，全球发病率的上升是最显著的，
这一趋势从 20 世纪 90 年代开始，此后发病率一直稳定增长。

斯科特·西歇雷尔博士是埃利奥特和罗斯林·贾菲食物过敏研究所的主
任，也是纽约市西奈山伊坎医学院儿科过敏症教授，亲眼见证了食物过敏情况
的增多。1997 年，当他开始在贾菲研究所工作时，他的团队与"食物过敏和
严重过敏反应网络"组织合作进行了一项研究，结果显示，每 250 名儿童中就
有 1 人报告对花生过敏。到 2008 年，西歇雷尔的研究表明，这一比例增加了
两倍多，达到 1/70。

"一开始，我并不相信 2008 年的研究。"最初，西歇雷尔认为这个比例反
映了研究方法存在问题——直到他看到加拿大、澳大利亚和英国的类似数据，
这些数据都表明大约 1% 或更多的儿童对花生过敏。如今，西歇雷尔毫不怀
疑，过敏的发病率在过去几十年里有所增长。

"我们也看到食物过敏的情况没有得到解决，反而越来越多。"西歇雷尔
说，"食物过敏的严重程度可能与 20 年前没有什么不同，但越来越多的人受到

影响,这是一个大问题。"[12]

虽然所有这些数据都是令人信服的,但在过去 30 年里,我们所掌握的最令人信服的证据可能是住院人数。每两个小时,就有一个严重过敏的人被送进急诊室。这些数字似乎是无可辩驳的证据,表明过敏性疾病的问题正在扩大。

伦敦帝国理工学院的研究人员在过去 20 年中搜索了可获得的数据,根据他们的研究,食物过敏住院人数增加了 5.7%(1998—2018 年),而死亡率从 0.70% 下降到 0.19%。[13] 在同一时期,肾上腺素自动注射器(EpiPen)的处方增加了 336%。研究人员控制了食物严重过敏反应的定义和标准的变化,他们认为,在总体发病率上升的情况下,食物过敏诊断和管理的改善导致了死亡率的下降。

在 20 世纪 70—90 年代之间的短短 20 年间,因哮喘住院的人数增加了两倍,直到今天才趋于稳定。[14] 尽管发达国家的哮喘发病率增长趋势一直在放缓,在美国等地哮喘发病率保持不变,但在世界上的不发达地区,哮喘发病率仍在继续攀升,导致全球总体发病率继续上升。

这就是为什么专家预测过敏率将在未来几十年继续上升。过敏性疾病在低收入国家的农村地区不那么普遍,但过敏性敏感处于同一水平(提醒:你可能有敏感性,但不会发生过敏)。换句话说,各地的人都有相同的敏感性,但在贫穷国家的农村地区,活动性症状和活动性疾病的病例较少。随着国家发展程度提高,过敏率往往会上升。为什么会这样?

* * *

当我坐下来写下这个结论时,布鲁克林正处于夏天,我住的地方靠近一个巨大而华丽的城市公园。如果雨下得不大、天气不太闷热,或者空气污染不严重,我几乎每天都会在那里散步。有些日子,我完全没有出现局部过敏性鼻炎相关的症状,我可以轻松自在地在公园散步,无须考虑过敏的情况;而其他日子里,身体几乎是无法忍受的。回到家时,我的眼睛又痛又痒,如果我敢尝试触摸或轻轻摩擦它们，我就会打一连串喷嚏，可能会持续 30 分钟。有时，我的眼球表面灼痛得太厉害了，我的眼睑会反射性地挤压合上，我的结膜会不由自主地分泌出许多眼泪，看起来我正身陷一场令人讨厌的情绪化痛哭。

糟糕的日子里，我会打开手机上的天气应用程序，查看花粉浓度，做一些看似科学的调查，看看是什么导致了我出现间歇性痛苦。它总是说同一件事：草类（花粉）的浓度非常高。我猜我一定是对所在地区的一种草过敏，但谁知道是哪一种呢。

在我写这篇文章的时候，我们正深陷于一场全球大流行的泥潭。相比之下，新冠疫情使大多数过敏看起来无关紧要。每次当我连续打喷嚏，或者喉咙有点儿发痒（这是季节性呼吸道过敏的正常症状）时，我就会感到一阵恐慌。是过敏吗？还是我感染了更可怕的新冠病毒？如今，正常的过敏症状看起来一点儿也不"正常"。但话说回来，它们从来就不是真正的正常。过敏症状一直是出问题的征兆。

我们共同的过敏症状——流鼻涕、眼睛发痒、皮肤干燥、胃部不适、肠道不适、食管肿胀、肺部疼痛和呼吸困难，在试图告诉我们一些重要的事情，这些事情关乎 21 世纪免疫系统的整体健康状况，关乎我们的生活方式，关乎我们的细胞如何被环境压垮。虽然过敏的科学定义自 100 年前出现以来确实发生了不止一次的变化，但正如我们所看到的，没有改变的是，所有这些症状导致全球数百万过敏症患者的生活质量下降。随着我们对免疫功能的理解不断发展，我们谈论、分类和治疗过敏性疾病的方式也在不断发展。我们对过敏和免疫系统的了解比以往任何时候都多，但我们对免疫系统的基本功能仍知之甚少。我们用来诊断过敏的基本诊断工具，大体上已经使用了一个多世纪了，我们尽可能让这些工具发挥其最大的价值。当我在新冠疫情防控期间写这篇文章时，全世界的科学家都在非常努力地工作，以便更好地了解我们的细胞是如何学会忍受我们周围每天数十亿可见和不可见的事物的。这方面知识的每一次进步都将改变我们对过敏的认知边界，并可能发现我们尚未想到的新的过敏性疾病。所有这些新知识也将帮助生物医学工程师发明新的诊断测试或改进旧方法，以提供更精准的结果。至少人们可以期待，过敏药物的未来将与过去和现在大不相同。（我们将在本书的最后更深入地探讨这些可能。）

尽管围绕过敏的定义和诊断存在着很多困惑和混乱，但我们知道有一件事是绝对确定的：各种过敏症——不管我们怎么称呼它们，也不管我们怎么定义它们，在过去的 200 年里一直在恶化，而且这种趋势没有任何减弱的迹象。我们也知道，人们现在所面对的是更严重的症状和更长的过敏季节。我们正处于全球过敏性疾病日益流行的时期。本书的下一部分将试图回答一个首要的问题。

为什么会这样？

第一部分
我们如何
认识过敏?

第二部分
我们为什么
会过敏?

第三部分
我们能如何
应对过敏?

- 为什么有些人会过敏?
- 过敏会遗传吗?如果会,基因对过敏的影响有多大?
- 我们所处的环境,究竟如何刺激着我们的免疫系统?
- 现代生活方式和过敏之间有着什么样的关联?

尽管过敏诊断的现状十分混乱，但大多数过敏症专家和公共卫生流行病学家都清楚，过敏的总体发病率在持续上升。事实上，自19世纪初工业革命以来，各种形式的过敏病例一直在持续增加。如果过敏在过去的两个世纪里一直呈上升趋势，并且没有任何减弱的迹象，那么下一个合乎逻辑的问题便是：为什么会这样？本书第二部分将探讨一些最流行的科学（和一些非科学）理论，试图解释现代社会过敏流行的原因。

/ 一种"正常"的免疫应答?

执笔至此,正处于新冠疫情防控期间,当面拜访过敏研究人员是不太可能的。我一边浏览笔记上的问题,一边等待英国布莱顿和苏塞克斯医学院的儿科主任索姆纳特·穆霍帕迪亚博士进入虚拟会议室。穆霍帕迪亚研究过敏已有20年;具体来说,他的研究方向是寻找可能与幼儿过敏发展有关的基因或基因片段。我们计划讨论他最新的一些研究,这些研究揭示了遗传性皮肤屏障缺陷与更高的过敏风险之间的相关性。这一发现可能有助于解释所谓的特应性进程——幼儿在表现出特应性皮炎后,往往会出现食物过敏和/或哮喘。这种发生在儿童身上的从皮肤过敏到食物和/或呼吸道过敏及哮喘的病程,已经有充分的记录,但其根本原因仍然是一个谜。大多数研究人员认为个体基因在过敏中起作用,而穆霍帕迪亚是最早在苏格兰幼儿患者的遗传信息大型数据集中寻找生物学线索的研究者之一。

当穆霍帕迪亚进入虚拟会议室时,他面带微笑。短短几分钟,我就可以明显看出他对工作充满了热情,并渴望交谈。在我迅速阐明了自己的研究和过敏的经历后,他礼貌地打断了我,身体前倾对着镜头。

"我明白了,"他说,与此同时他脸上的表情变得更加严肃,"你今天在这里，是因为你想知道你的父亲为什么会离世。"

我并没有真正想过我对过敏的遗传因素感兴趣是否与自己的家族史有关。我一直对找出导致应激和炎症的主要原因感兴趣，而人类生物学——特别是我们的遗传学，似乎是一个显而易见的起点。我的逻辑很简单：也许我们体内的某种东西最终导致了所有的过敏，如果是这样，那么我想把它找出来。但我很快意识到，穆霍帕迪亚是对的，至少在某种程度上是对的。我确实想弄清楚，父亲的基因是否导致他的死亡，他的基因是不是我的家族遗传的一部分。

"是的，"我停顿了片刻后回答道，"我是想知道。"

穆霍帕迪亚点了点头，直视镜头。透过屏幕，我几乎能感受到他的同情。他目不转睛地盯着我，好像我是他的一个病人。

"特雷莎，每年有数百万人被蜜蜂蜇伤，"穆霍帕迪亚说，"你无法不去想，为什么我的父亲会死？而这个问题一直没有得到回答。"

很明显，他希望尽可能认真地向我回答这个问题。他知道这个问题的答案不仅对父亲早早去世的我很重要，而且对世界上所有可能患有严重过敏症的人很重要。为什么我们之中的有些人会过敏，而有些人则不会，为什么我们中的有些人会遭受如此巨大的痛苦，这些问题可能是整本书的核心。事实上，它们也可能是 21 世纪最为核心的医学问题。尽管免疫学已经发展了 100 多年，人类仍然没有真正了解我们的免疫系统，随着世界的变化，了解我们的身体如何对环境改变做出反应可能对人类的生存至关重要。如果说新冠病毒 COVID-19 教会了我们什么，那就是免疫功能决定了你是健康还是饱受痛苦地生活，或者悲惨地死亡。

以我父亲为例，我们可能会简单地说，他去世是因为他在车里坐得直挺挺的，或者是因为他没有带肾上腺素自动注射器，又或者是因为他没有得到及时的救治。但穆霍帕迪亚认为，这并不是我真正想知道的。我以及其他像我一样的人想知道的是，每年都有那么多人被蜇却能轻松地活下来，为什么我的父亲无法幸存，为什么在那个时候会出现问题，为什么他的生理反应会要了他的命。在一场悲剧之后，人们渴望从看似随机的事件中得到一个有意义的解释。

我们希望将个人死亡的复杂性简化为一个简单的生物学答案,因为生物学问题可能是可以解决的,或者至少是可以预防的。

"答案,"穆霍帕迪亚说,"在于你父亲的身体对蜜蜂叮咬的反应与数百万人体内经历、处理和应对蜜蜂叮咬的方式完全不同。而这个非常重要的问题,即为什么不同,才是过敏管理的关键。你可能有过敏症,我可能也有过敏症。但我们的生物学诱因和反应可能完全不同。"

正如我们在前几章看到的,过敏是一个棘手的问题。它的症状多变,没有两个过敏症患者是完全相同的。这说得通,因为每个人的免疫细胞负责决定如何对它们每天接触到的各种生物体、化学物质和蛋白质做出反应。每个人的细胞对同样的刺激会有不同的反应。康奈尔大学免疫学教授埃弗里·奥古斯特博士告诉我,有时候,即使是同一个人体内相同的细胞,对完全相同的刺激也会产生不同的反应。基因是一样的,接触的环境是一样的,生活方式也是一样的——然而,这个T细胞可能会对一种花生蛋白质反应过度,而那个T细胞则在初次接触后完全忽略了这种蛋白质。奥古斯特说,没有人知道为什么某个特定的免疫细胞会做出这样的决定。如果你体内有足够多的细胞认为一种原本无害的物质在你体内或体表是危险的,你就会出现过敏反应。即使是有中度或重度过敏症状的人,他们体内的一些免疫细胞也会选择不做出反应,甚至会忽略这些触发物质。就像其他所有与免疫应答有关的事情一样,过敏的生物学成因也陷入神秘之中,很难从纷繁复杂的谜团中被梳理出来。

我们即将踏上一段历史之旅,从基础变态反应学的开端到现代科学研究,探索我们的免疫系统发展出一种会意外杀死我们的能力的生物学基础。演化是保守的,它倾向于给人类以及其他所有物种保留下具有更大生存概率的DNA(脱氧核糖核酸)。那么,我们该如何解释免疫系统对基本食物或植物花粉过度反应的能力呢?为什么一个旨在保护我们免受有害细菌、病毒和寄生虫侵害的生物系统,在面对尘螨或猫的皮屑这样无害的东西时,却能造成如此大的破坏?答案潜伏在我们的基因、遗传变异、免疫细胞和环境之间复杂的相互作用网络之中。

发现免疫功能的阴暗面

在 19 世纪末和 20 世纪初，免疫的概念风靡一时。新的病原微生物理论的成功，让许多针对常见传染病（包括天花、霍乱和狂犬病）的疫苗得以成功研发。科学家已经知道，免疫力的基本功能是触发人体的自然防御，但他们还没有发现免疫功能的阴暗面。20 世纪即将到来之际，对在免疫学这一新兴领域工作的科学家来说，期望他们能够对各种各样的疾病（包括接触不同类型的毒液或其他天然毒素）创造出免疫力，已经不是什么奇怪的事了。

两位法国科学家开始了一项计划，研究僧帽水母毒素对身体的影响。[1] 保罗·波蒂尔是法国的内科医生、生物学家和生理学家，他对海洋生物学有着浓厚的兴趣。[2] 每年夏天，波蒂尔都会和狂热的海洋爱好者、摩纳哥王子阿尔贝一世一起乘坐王室改装的爱丽丝公主二世号游艇出海。王子把这艘豪华游艇改造成一艘现代化的科考船，配备了最新的实验室设备和完整的研究团队。阿尔贝一世和他的科学主管注意到，尽管僧帽水母的触手很脆弱，但只要碰到它，鱼就会立刻被困住。接触到它们的水手会痛到不能自已，有时还会晕倒。王子怀疑这种水母有能力制造一种剧毒，于是让波蒂尔去调查。1901 年夏天，波蒂尔邀请他在巴黎医学院的同事查尔斯·里歇博士和他一起登上爱丽丝公主二世号，研究由僧帽水母、其他水母、珊瑚和海葵产生的一类接触性毒素的影响。

查尔斯·里歇和波蒂尔都是生理学家，里歇还是著名外科医生的古怪儿子。在里歇年轻的时候，他曾想成为一名作家，他甚至在巴黎创作了两部戏剧，但他的父亲最终迫使他从事家族事业——医学。然而，在成为一名医生之后，里歇仍对文学艺术保持着热爱，并且对超自然现象、社会主义以及和平主义等各种主题都保持着兴趣。[3] 1890 年，里歇制造了一架飞机，以满足他个人对航空的好奇心。查尔斯·里歇在生理学领域的兴趣同样多样，而且他以同样的热情追求这些兴趣。1901 年 7 月，里歇对毒素的兴趣最终使他登上了爱丽丝公主二世号。他对任何激发自己兴趣的东西都保持着狂热的追求，这是免疫学研究的宝贵财富。

波蒂尔和里歇研究僧帽水母的最初计划很简单。首先,他们会有条不紊地从这种海洋动物的各个身体部位提取组织样本。(实际上,僧帽水母是一种共生生物,由 4 个不同的水螅体组成,共同发挥作用。)然后,他们会磨碎这些组织样本,并将它们添加到沙子和海水组成的液体基质中,再直接注射到动物体内。为此,船上还运来了许多的猪、鸽子和豚鼠。最终,他们希望能够准确地发现是僧帽水母的哪些部位产生了使人瘫痪的毒素,并更好地了解它所导致的瘫痪背后的基本生物学反应,从而更好地理解毒素的传递方式和致命的生理效应。

然而,在进行这项研究的过程中,反复被注射经过稀释的毒素的实验动物会对它产生耐受性,这令波蒂尔和里歇产生怀疑。他们的理论是,如果两次注射之间有足够的时间间隔,而且每次注射用液中都含有适量的毒素,那么这些动物可能会对僧帽水母毒素的影响完全免疫。

那年秋天,波蒂尔和里歇回到巴黎后,组织了一系列实验来验证他们的假设。然而,僧帽水母只生活在热带水域,将它们进口到巴黎实验室的费用高得令人望而却步。他们决定使用一种常见的海葵的毒素来代替。

首先,他们给几条狗注射了不同剂量的海葵毒素,并记录了每种剂量的效果。在爱丽丝公主二世号上,里歇十分着迷于每只动物对同一种毒素的不同反应,他仔细地记录和跟踪了这些反应。作为一名生理学家,里歇推测,每种动物独特的生理或个体特征对其生物学反应有影响。在巴黎,波蒂尔和里歇对他们的犬类研究对象的性格和怪癖非常熟悉,这使得追踪它们的特质变得容易得多。实验室里的一些狗(注射剂量较小的狗)出现不适并在注射部位产生皮疹,另一些狗(注射剂量较大的狗)在注射后几天死亡。如果有哪条狗在注射了稀释剂量的毒素后仍然相对健康,里歇和波蒂尔就会等上一段时间,然后对其再次注射,希望能触发狗的自然免疫力。

在这些最初的实验中,他们最喜欢的狗名叫海王星,它被注射了低剂量的海葵毒素却保持着健康。3 天后,波蒂尔再次给它注射了小剂量的毒素,它没有表现出明显的反应。为了最大限度地提高海王星产生免疫力的机会，波蒂尔和里歇决定等 3 个星期，之后再给它注射一针，他们认为这会使它的身体有足够的时间来建立对毒素更强的耐受性。接下来发生的事情将改变免疫学的进程，以及我们对免疫系统基本功能的看法。

就在波蒂尔给海王星注射了第三剂，也是最后一剂毒素的几秒钟后，这只狗开始哮吼。很快，海王星连站都站不起来，侧身躺在地上，吐血，全身抽搐。仅仅 25 分钟后，它就死了。当波蒂尔把海王星的死亡情况告诉里歇时，里歇意识到，海王星并没有对毒素免疫，而是变得更加敏感了。这种反应让他既伤心又困惑。它违背了病原微生物理论的主流范式（免疫系统只负责防御外部入侵者，启动它会诱发免疫），却重振了里歇的观点，即生物的个体特征是一个值得更多科学家研究的主题。里歇思考着，为什么有些狗比其他狗更能忍受这种毒素呢？为什么重复的、间隔的、微小的剂量会要了海王星的命呢？海王星的反应是它独特的生理特性导致的个例，还是一种普遍的、可重复的身体反应呢？更重要的是，他们能在实验室里学会预测，甚至诱发狗或其他动物的这些可怕反应吗？

在接下来的几年里，里歇继续在巴黎的实验室用不同的毒素进行实验，他试图再一次诱发类似海王星的负面反应。最终，里歇学会了在狗、兔子和豚鼠身上诱发他所谓的超敏反应，即增强的免疫应答。通过反复接种，里歇的实验动物对毒素变得更敏感，而不是更耐受（主要是因为我们的一些免疫细胞能够"记住"我们过去接触过的东西，以便在随后的遭遇中帮助做出更强烈的应答）。如果免疫意味着对外来物质的防御，那么发生在海王星和里歇的实验动物身上的事情与其恰恰相反。对里歇来说，过敏是免疫的对立面，而不是基本免疫防御功能里失控的一部分。如果免疫力是在免疫系统帮助身体的情况下，针对微观入侵者形成一种自然保护或防御，里歇在他的实验动物身上看到的超敏反应就是对外来物质产生的一种过度反应——这种反应可能试图帮助身体，最终却伤害了身体。因此，他将这种反应命名为严重过敏反应，或"反向防御"。

经过数年的研究，里歇一直在思忖，也许过敏反应是对一些短效毒素的有益反应，最终成为一个有意的反应系统的一部分，但它很容易适得其反，甚至导致严重的疾病或死亡。1913 年，里歇因其对过敏反应的研究而获得诺贝尔生理学或医学奖。在他的获奖感言中，他假设免疫力和过敏反应都是"体液人格"的例子。对里歇来说，任何生物的个体特征都决定了其身体对海葵毒素等物质的反应。里歇认为，虽然每种动物都有相似的免疫系统，由相似的部分组成，但没有任何两种动物的免疫应答是完全相同的。他强调研究为什么有些个体的反应如此糟糕，是十分重要的事情。

个性的家族史

即使在 1901 年，认为某人的生理或心理怪癖可能在疾病病因中发挥作用的想法也并不新鲜。几个世纪以来，医生一直着迷于病人对疾病、用于治疗疾病的技术和酊剂的反应的差异。病人的体质和个人气质被认为是非常特殊的，因此在诊断和治疗过程中总是要考虑到这一点。

从 19 世纪到 20 世纪初，医生不仅对病人的身体状况和自我报告的症状做详细的记录，还会记录他们被观察到的精神和情绪状态。大多数医生将这些变化称为生物学自然"特异质"的一部分。特异质包括正常人的任何异常反应——任何不是由典型的被观察到的疾病进程引起的反应。特异质被认为是"功能失常"，是医学界的祸根。[4] 通常，特异质意味着症状难以分类，它使得诊断变得很难，治疗也几乎不可能实现标准化。当时的医生哀叹道，人类不像里歇的实验动物；他们没有那么容易进行实验或操纵，这使得关于人类免疫应答的科学发现变得更慢了，而且充满了障碍。

然而，里歇发现的过敏反应，似乎确实与当时已知的医学病症"花粉热"或"夏季黏膜炎"相吻合。1881 年，在伦敦的一次演讲中，乔纳森·哈钦博士将花粉热描述为"个性发狂"。[5] 在 1906 年克莱门斯·冯·皮尔凯发现过敏反应之前，医生认为病人的呼吸问题主要是由神经质引起的，而花粉热被认为是神经系统的紊乱，并非免疫系统的紊乱。身体和精神上的"敏感性"被认为是家族遗传的。尽管 19 世纪 80 年代末进行的研究表明，接触花粉会直接诱发呼吸道疾病发作（我们将在第 5 章再次讲述这一发现），但大多数医生仍然认为，他们的病人对花粉的负面生理反应不可能是花粉热的主要原因，肯定存在某些比生物反应更重要的原因。他们认为，虽然一些接触花粉的人会打喷嚏并出现支气管痉挛，但其他人没有这种情况。此外，许多花粉热患者的病症全年都在持续发作，而不仅仅是在花粉季。医生推测，缺失的因素一定与严重过敏症患者的神经系统衰弱有关，因为花粉在其他方面是无害的。花粉热患者很可能遗传了神经质倾向，这容易使他们发作哮喘。

到了 20 世纪，过敏症会遗传已经成为常识，这已经通过获取详细的家族病史被一次又一次地证明了，这一过程曾经是（现在仍然是）发现遗传性疾病的有效方法。[6] 由于花粉热和哮喘被认为是遗传性的，一个病人的整个超敏反应家族史就成为他们诊断的关键部分。20 世纪二三十年代在纽约市工作的过敏症专家威廉·S. 托马斯医生经常问他的病人，他们的直系亲属是否患有哮喘、花粉热、荨麻疹、食物过敏、偏头痛、湿疹、关节炎、风湿病，以及"鼻炎"———一种终年的花粉热或"流鼻涕"。[7] 然后，过敏症专家会根据病人的回复来构建详细的家族图表，至少在上下各一代人之间来回追溯，如果可能还会追溯两代人。图表的中心是病人，父母和孩子与之用实线相连。

在早期一篇关于过敏的医学文献中详细记载了 Y 患者的病例，Y 的父亲 X 出生于 1778 年，对奶油和鸡蛋严重过敏，传说他是被一种蛋白派（一种由搅打过的蛋清和糖制成的轻盈蓬松的甜点）毒死的。和 Y 的父亲一样，出生于 1807 年的 Y 也对奶油和鸡蛋高度敏感。Y 的二儿子对鸡蛋不耐受，大女儿对鸡蛋和奶油都不耐受，小女儿对鸡蛋也不耐受。Y 家中的 4 个孩子，只有一个完全没有过敏症状。在 Y 的孙辈中，只有大女儿的女儿遗传了他对鸡蛋的不耐受。按照当时的普遍想法，Y 的孙女可以把自己的痛苦"归咎于"曾祖父 X。但困惑仍然存在：为什么这些兄弟姐妹中有一个表现出祖父母或父母的过敏迹象,而另一个却没有?为什么患有哮喘的父母的孩子反而患上了湿疹?对过敏状况的倾向被认为是完全生物性的或遗传性的,但它的形式是特殊的、易变的和不可预测的。[8] 当时似乎很明显,基因或遗传在所有过敏的病因中发挥了巨大的作用,即使具体的生物机制仍然笼罩在身体的许多谜团中。

1927 年,英国国王乔治五世的御医汉弗莱·罗尔斯顿爵士在一篇关于特异质的文章中指出,超敏反应的 "先天性" 是显而易见的: "在同一个家庭中,兄弟姐妹可能会出现不同的表现,而同一个人可能会有不止一种形式的表现。双系遗传的发病率高于单系遗传的发病率。" [9] 换句话说,你的直系亲属中患有过敏症的人越多,你就越有可能表现出某种形式的过敏症。

在 20 世纪 30 年代,著名的过敏症专家亚瑟·科卡和罗伯特·库克将这种遗传敏感性称为 "特应性",试图将其与里歇的严重过敏反应区分开,他们认为后者是一种获得性疾病,不像哮喘或花粉热那样是遗传的。一本出版于 1932 年的关于过敏的书认为,过敏反应是身体对环境成分 "天生怨恨" 的证据。[10] 它引用了里歇本人的描述,认为过敏反应可以被认为是 "本族对抗掺假的最后阵地"。早期的过敏教科书称严重过敏反应 "通常是获得性的",而过敏则 "通常是遗传性的"。当严重过敏反应被遗传时,人们认为它只会从母亲那里遗传下来,并且只会由与母亲相同的过敏原引起。[11] 虽然孩子们长大后似乎会摆脱严重过敏反应(我们现在知道,这种情况更容易发生在鸡蛋过敏等某些过敏症上,但不太可能发生在花生或树坚果过敏等其他过敏症上),但过敏是一个终生的问题。过敏反应也被认为比严重过敏反应更特殊,而严重过敏反应的临床表现似乎更容易预测。[12] 科卡在 1931 年的著作中认为,哮喘和过敏在本质上绝大多数是遗传的,但环境中显然含有花粉等煽动因素。[13] 他认为过敏一定是由血液中的 "反应素" 引起的,或者是由基因预先决定每个人特有的致敏物。最后,科卡认为,花粉、杂草和汽车可能会引发过敏发作,但这只发生在基因易感的病人身上。

直到第二次世界大战结束后才在美国医学界盛行的优生学理论,为研究种族间过敏率的遗传差异做出了贡献。美国医生的报告说,尽管和白人(包括在亚利桑那州、威斯康星州和南达科他州的保留地工作的一些医生）生活在同样的环境中，美洲土著也没有过敏症。只有欧洲人和欧裔美国人——"白人"，才被认为有过敏反应。通常，过敏症患者被归类为白人、来自城市地区和富裕家庭。一本过敏小册子是这样说的："正如人们所预料的那样，过敏最常见于高度敏感、受过良好教育的人及其子女。人们之所以能预料到这一点，是因为一个人对灰尘和花粉敏感，通常必须具有普遍的、神经质的敏感性。"[14] 即使研究证明了过敏反应在所有种族、性别和社会阶层中普遍存在，将过敏与特定种族和性格类型联系起来的漫长历史也仍未结束。

不过，随着免疫学和遗传学的进步，人们对基因遗传的看法开始发生转变。到了 20 世纪 50 年代，美国哮喘和过敏基金会出版了一本小册子，向公众保证过敏不会遗传。[15] 遗传的是一种产生过敏的倾向，但这并不是不可避免的，也不一定是和祖父母、父母或兄弟姐妹相同的过敏。今天我们知道，过敏对每个人来说都是独特的或特异质的。虽然我们知道家族史很重要，但 DNA 在儿童和成人过敏的发展中究竟起了多大的作用，这一点尚不清楚。

影响过敏的遗传因素

让我们从一开始就明确一件事：我们的 DNA 中没有任何一个基因、基因片段或区域会导致过敏。

很多时候，当我们寻找疾病的潜在生物学原因时，我们真正想要的是所谓的确凿证据。我们想要一些具体而明确的东西——最好是一些我们可以改变、操纵或修复的东西。但从生物学上讲，过敏的原因并没有那么简单。虽然过敏通常会在家族中传递，但其背后的遗传因素并不明确。即使是过敏反应背后由基因驱动的基本细胞生物学机制，也没有得到很好的理解。正如美国国立卫生研究院研究肥大细胞的迪恩·梅特卡夫博士告诉我的那样："过敏背后的机制非常复杂，我们真的远远落后了。"

在过敏领域从事基础科学研究的研究人员，经常挖掘基因来寻找线索。过敏症患者的DNA被收集、储存并测序。由此得到的数据集可以与非过敏人群的DNA进行比较和检查，从而揭示显著的相似或差异。许多过敏症患者共有的基因片段，可能有助于我们了解驱动过度反应的免疫应答生物学机制。试图了解人类免疫细胞基本功能的科研人员，如梅特卡夫，对基因研究很感兴趣，因为在DNA中发现的线索可能最终促进诊断或治疗的发展。研究的希望在于，如果可以找到与较高的过敏患病率有关的基因片段，我们也许能够从一开始就阻止它们的发展，或者中断驱动有害免疫应答的生物途径。

但是，在谈到过敏的遗传学时，我们需要强调的是，相关关系并不一定是因果关系。尽管与我交谈过的研究人员一致认为，我们的基因可能在过敏的发展中起着关键作用，但他们随即指出，我们也不能完全归咎于基因本身。人类基因组由大约3万个基因组成，这些基因中的每一个都与基因组的其他编码片段（基因）和非编码片段，以及大环境相互作用，以调节包括免疫应答在内的所有生物功能。因此，基因与过敏反应有关，这是已知的。但更大的问题是，基因对我们一生中过敏的表现有多大的直接影响。

基因可以受到多种因素的影响：激素水平[16]、年龄[17]或者周围环境中的东西（比如塑料，我们将在第5章看到）[18]。基因也会相互作用，通过复杂的方式影响其表达。确定过敏的遗传原因之所以困难，一定程度上是因为我们不清楚到底有多少种不同的基因参与了过敏性免疫应答的产生。在最近的一项研究中，研究人员使用了来自35万多名受试者的遗传数据，发现人类基因组上有141个不同区域与花粉热、哮喘和湿疹的患病风险增加有关。[19]而我们的困难在于，不清楚哪些特定基因控制着免疫系统的哪些部分，以及它们是如何控制的。

支持基因影响的案例：屏障假说

第一次听到"屏障假说"这个词，是在我访问芝加哥的时候。正值初秋，我住的市中心酒店周围的城市花坛里摆满了鲜艳的菊花和南瓜。当我去芝加哥大学校园附近的一家咖啡馆与一位美国顶级湿疹专家见面时，我想知道这座城市对美化街道的喜好在多大程度上导致了市民的花粉热困扰。

彼得·利奥博士是美国西北大学皮肤科和儿科的临床助理教授，也是一名专门从事湿疹护理的皮肤科医生。他40岁出头，是一个和蔼可亲、爱交际的人，理解并同情那些患有严重特应性皮炎或湿疹的人。他与其他人联合创办了芝加哥综合湿疹中心，以其整体性治疗方法而闻名，目前他是该中心的主任。利奥来得有点儿晚了——在漫长的一天接诊之后、接女儿放学之前，他慷慨地同意挤出时间接受采访。我们坐在咖啡馆外面的一张木桌旁，蜜蜂不停地在我们周围嗡嗡作响，以至于我们有时需要暂停谈话，低下头来避开它们的飞行轨迹。利奥承认他也不喜欢蜜蜂，但咖啡馆里挤满了人，所以我们只能坐在外面。

我们的谈话从利奥解释皮肤过敏和湿疹对病人的巨大影响开始。传统上讲，湿疹并没有被归类为过敏性疾病，但这种观点正在慢慢改变。利奥解释说，"湿疹"一词涵盖了一系列复杂的症状和诱因，不是一个好的术语。并不是所有湿疹都会由过敏原引发（有些可能是由温度变化或运动等活动引起的），但湿疹暴发时皮肤的反应（无论触发因素是什么）与其他过敏相似，因为它涉及免疫系统。中度到重度的湿疹会让人相当虚弱，由于利奥在其领域的声誉，正如他告诉我的那样，他经常成为患者最后的希望。多年来，这些患者一直在努力弄清楚自己的病情和病因。来到芝加哥综合湿疹中心的时候，他们已经精疲力竭、沮丧不已。这种疾病的诊断很困难，治疗主要依靠危险的局部类固醇药膏，但这往往是无效的。尽管如此，但利奥对未来仍然持乐观态度，这在一定程度上要归功于最近的科学发现。

"重大突破出现在大约10年前，"利奥解释说，"当时，我们发现特应性皮炎与FLG基因的一种突变有关，该基因编码了一种名为聚丝蛋白的蛋白质。"

英国布莱顿和苏塞克斯医学院的穆霍帕迪亚博士对英格兰和苏格兰共2 000多名孕妇进行了纵向研究。[20] 研究团队收集了脐带血进行基因测序，并对母亲进行了随访，询问了孩子在6个月、一岁和两岁时的过敏情况。穆霍帕迪亚和他的团队发现，一种影响聚丝蛋白这种皮肤蛋白质产生的常见基因缺陷与 6 个月大的婴儿的湿疹、哮鸣和鼻腔阻塞的发展有关。这表明，具有这种先天性基因变异的婴儿可能更容易从出生起就患上过敏性疾病。过敏的皮肤屏障理论认为，皮肤缺陷导致皮肤在早期更具渗透性，使过敏原（可能还有其他外来物质）通过皮肤屏障进入血液，引发免疫应答。利奥对 *FLG* 基因突变与湿疹的联系感到兴奋，因为他终于有话可以告诉他的病人，向他们解释发生了什么事。有 15%~20% 的特应性皮炎患者携带这种基因突变。

"这是第一次，你可以看着病人说，'我知道你为什么会得这种病，因为你缺少这种基因，所以你有皮肤渗漏的问题，'"利奥说，"这是相当深刻的，对吧？我们进入了一个新的领域，因为这是我们第一次真正给出答案。'皮肤渗漏'的概念非常有成效，因为现在我们知道了过敏原、刺激物和病原体是如何进入皮肤的，这可能解释了这些患者皮肤微生物组异常的原因。"

穆霍帕迪亚是这样描述聚丝蛋白发现的重要性的：把你的皮肤想象成一层层紧紧钉在一起的纸。为了演示，穆霍帕迪亚举起他的双手，两只手平放并彼此保持平行，一只手的手指略微重叠在另一只手的手指上。

"你有一层层的角蛋白片，它们像这样躺着。"他说，"一层接一层，成片成片。"

聚丝蛋白就像订书钉一样，让你的皮肤层紧密地连接在一起。从本质上讲，是聚丝蛋白让皮肤紧致，并赋予了其紧密交织的健康屏障。健康的皮肤屏障可以防止身体外的东西渗入体内。问题是，这种订书钉在 10%~15% 的婴儿身上不起作用。

穆霍帕迪亚解释说："在这些婴儿身上，工作良好且紧密固定的订书钉不起作用，过敏原仍能轻易进入婴儿体内。"

换句话说，由于基因突变，聚丝蛋白的缺乏导致了利奥所描述的"皮肤渗漏"。根据穆霍帕迪亚的说法，这种突变在整个人群中广泛存在，并且存在了相当长的时间。

"聚丝蛋白缺陷在 5 000 年前或者 3 000 年前就存在于我们的基因组中了，"

穆霍帕迪亚告诉我,"但是,屋尘螨在哪里呢?现在,我们挤在柔软的沙发里,在潮湿温暖的环境中看电视,呼吸着屋尘螨的粪便。夜里睡觉时,我们任由柔软的床垫把屋尘螨的粪便糊到我们身上。人群中有 3/4 的人的免疫系统可以很好地应对屋尘螨。他们的基因构成中有一个、两个、三个、五个或十个微调,这些调整导致了最终结果的不同,而我们还没有理解这些微调。我们只能给免疫系统无法应对这种状况的人开类固醇处方,并没有试图理解免疫系统正常的那些人体内发生的事情。"

在 FLG 基因突变的例子中,一个特定的基因序列可能会导致过敏反应。这意味着研究人员也许能够找到一种方法来修复皮肤屏障,阻止皮肤把过敏原"渗漏"进体内,并从源头防止湿疹的发展。从利奥的角度来看,这就是为什么我们应该开始根据基因亚型来思考过敏的证据。对 20% 因 FLG 基因突变而导致皮肤渗漏的患者有效的治疗方法,可能对 80% 皮肤屏障完好但导致皮肤受到刺激的潜在生物学机制不同的患者不起作用。从遗传学上讲,湿疹并不是一种单一的皮肤病,而是症状相似的多种皮肤病。

收集更多的患者 DNA 样本,进行更多的基因挖掘,可能会帮助我们在过敏症患者的基因组成中找到更多的相似之处,从而找到更好的治疗方法。穆霍帕迪亚有一个理论:如果我们可以用精准医学来测试哪些婴儿有 FLG 基因突变,那么我们也许可以通过某种方式使渗漏的皮肤不那么容易渗透,从而阻止过敏原进入其体内,防止过敏的发展。一项随机研究对婴儿润肤乳或保湿剂的使用情况进行了统计,结果显示成功率只有 15%,因为只有 15% 的婴儿有聚丝蛋白的基因突变。研究结果表明,润肤乳对预防婴儿湿疹的发展没有效果。但是穆霍帕迪亚认为,如果我们只对 15% 的皮肤屏障缺陷(如聚丝蛋白基因突变导致皮肤屏障缺陷)婴儿进行类似的研究,我们可能会看到润肤乳或类似可以增强皮肤屏障的面霜,在预防湿疹方面的效果很好。对穆霍帕迪亚而言,这是遗传学和研究基因–环境相互作用的真正希望:了解哪些潜在基因与过敏的发展相关,可能有助于我们在未来降低过敏的发生率。更重要的是,他认为他有明确的证据证明这种方法是可行的。

可爱的家猫登场了。

当穆霍帕迪亚的研究小组发现了 *FLG* 基因突变与哮喘、呼吸道过敏和湿疹高发之间的相关性后，他们就开始想知道，如果一个携带 *FLG* 基因突变的婴儿和一只小猫一起长大，会发生什么——大量的猫皮屑可能更容易渗透到婴儿的皮肤屏障中。这个婴儿在两岁时患上特应性皮炎的风险是多大？

穆霍帕迪亚的研究小组设计了一项研究来寻找答案。[21] 他们在研究中招募了有或没有 *FLG* 基因突变，以及家中有或没有宠物猫的婴儿。他们发现，出生时没有任何常见 *FLG* 基因突变的婴儿，以及家里没有养猫的婴儿，有时仍会患上特应性皮炎，但发病率很低（只有 10%~15%）。如果婴儿没有 *FLG* 基因突变，并且家中有猫，那么湿疹的发病率会略微上升。如果婴儿携带 *FLG* 基因突变，而且家里没有养猫，湿疹的基线率①就会大幅上升，达到 20%~40%。如果婴儿有 *FLG* 基因突变，并且生活在有宠物猫的家庭中，这一比例就会飙升——超过 95% 的婴儿会患上湿疹。

穆霍帕迪亚认为，这里的要点是，通过在孩子出生时对其进行基因分型，我们可以通过提醒父母养猫的潜在风险来预防一些儿童湿疹病例。[22、23] 然后，父母可以改变家庭环境，以避免其与孩子基因的不良互动。这样一来，精准医疗就回到了医生通过考虑患者的家庭环境来治疗个体过敏的时代。

"遗传学并不是什么新鲜事，"穆霍帕迪亚建议道，"个性化的遗传表型分析和基因分型让我们回到了古老的做法，但它让我们有能力以一种更科学的方式来看待特异质，而这种思维方式才刚刚萌芽。50 年内，人们将能够根据自己的基因，以一种更加认真的方式，对自己的环境和生活方式做出选择。这是过敏医学的未来，也是整个医学的未来。"

不支持基因影响的案例

多年来，美国国立卫生研究院的免疫学研究人员一直在研究过敏性免疫

---

① 基线率在医学研究中是指治疗或干预之前，研究对象的某种疾病或症状的发生率。——译者注

应答的问题。他们发现，虽然基因在过敏的发展中确实发挥了作用，但它们并不能告诉我们故事的全貌。我第一次见到约书亚·米尔纳博士时，他还是马里兰州贝塞斯达美国国立卫生研究院的一名内科医生和科学家。如今，他是哥伦比亚大学儿科过敏、免疫学和风湿病分部的主任，也是哥伦比亚大学欧文医学中心基因组医学研究所的儿科教授。米尔纳不仅因其对过敏性免疫应答遗传途径的研究而闻名，还因其将免疫缺陷疾病与过敏联系起来的研究而闻名。[24] 如果想了解基因如何与过敏性疾病相互关联，米尔纳是最好的咨询人选之一。

在一个清冷的冬日，我和米尔纳坐在美国国立卫生研究院的办公室里，讨论他开创性的全基因组关联研究，这可以用来寻找导致人类过敏反应的新生物途径。米尔纳的语速很快，如果用最快的速度草草记笔记，我勉强能跟上。那天下午我们谈了很多话题，最让我印象深刻的是：过敏的遗传成分可以告诉你谁可能有更大的风险，但不能告诉你谁一定会过敏。

为了说明这一点，米尔纳告诉我，有一种名为 MALT1 的基因，如果携带该基因的儿童在发育后期（一般来说，在两三岁后）接触花生蛋白，那么该基因与更高的花生过敏的风险有关。然而，如果有相同 MALT1 基因突变的婴儿在他们童年发育的早期吃到花生，该基因就会对预防花生过敏有 10 倍的保护作用。换句话说，同一个基因既有保护作用，也没有保护作用；这完全取决于孩子接触花生的时间点。米尔纳解释说，关键是基因与环境的相互作用，而不是基因本身。

在参观完美国国立卫生研究院的园区后，我前往世界著名的辛辛那提儿童医院，与米尔纳的一位密友和同事马克·罗滕伯格博士交谈，他是嗜酸细胞性食管炎方面的权威专家。EoE 是一种罕见的食道过敏性疾病。EoE 患者的食道中有嗜酸性粒细胞积累，它是一种参与免疫功能的白细胞。EoE 的症状很可怕，治疗也很困难。有些病人对许多不同的食物过敏，由于饮食限制，他们会遭受营养缺乏的问题。当我向罗滕伯格提出基因影响是否为 EoE 的原因时，他表示反对。他的实验室对许多家庭的 DNA 进行了测序和比较，发现尽管基因有影响，但这些家庭之间的遗传相似性很少。

他解释说："一个家庭和另一个家庭之间的遗传相似性非常低。这表明，这种疾病的遗传基础存在很大的异质性。对于我们看到的大多数过敏症患者，环境和基因组的相互作用很大程度上影响了疾病的易感性和表型。这种机制涉及包括免疫细胞在内的多种细胞基因表达的表观遗传变化。"

罗滕伯格指出，对双胞胎过敏率的研究结果进一步证明，基因不是过敏性疾病的主要因素。西奈山伊坎医学院的埃利奥特和罗斯林·贾菲食物过敏研究所对异卵双胞胎和同卵双胞胎进行了一项研究，结果显示，在DNA完全相同的同卵双胞胎中，只有66%的双胞胎同时对花生过敏。[25]异卵双胞胎没有完全相同的遗传密码，但在70%的情况下，他们有同样的食物过敏。对罗滕伯格来说，这很明显，因为我们没有找到同卵双胞胎间100%的过敏一致性，这说明不是DNA，而是兄弟姐妹的共同生长环境导致了过敏反应。

"显然，DNA起了作用，"罗滕伯格说，"但它实际上不是主要因素。"

罗滕伯格提醒我，归根结底，这是一个好消息。在一般情况下，我们的DNA是不可改变的。我们不能通过改变DNA来控制过敏，但我们也许可以改变我们的环境。

罗滕伯格定期从食道炎症组织中收集活检，并将其储存起来以供进一步研究。他说："在我的实验室里，有三万多份来自过敏症患者的样本，包括胃肠道活检中提取的炎症组织。这令我们第一次得以在高水平的调查中探查人类的过敏信息。"他解释说，从基因上研究像EoE这样的极端过敏表型可能会让科学家在数据中获得更高的信噪比（而不是研究具有较低信噪比的更常见的过敏性疾病）。患有严重疾病的人越少，研究人员就越能清楚地发现这些罕见病患者DNA间的相似性，而这种相似性在其他人群中则不存在。然后，这些数据可以用来帮助揭示不太极端的过敏表型（哮喘、湿疹、花粉热）中更常见的过敏途径，因为类似的生物机制也可能在这些过敏状况下起作用。这正是罗滕伯格在辛辛那提儿童医院的实验室做的事情。

回到美国国立卫生研究院，米尔纳向我展示了他的大型低温储罐——一台巨大的圆柱形不锈钢机器，里面存放着数千份患者的血液样本。这是一座未来知识的宝库，但需要人们花时间去探索。当我准备离开时，米尔纳向我强调，重要的是相同基因有多种作用，其中一些与免疫功能毫无关系。他告诉我，当小鼠缺少编码 IL-4（白细胞介素-4，一种细胞因子，也是参与过敏反应的生物成分之一）的基因时，小鼠会变得更健忘。[26] 因此，米尔纳认为导致人类过敏反应的基因也可能对大脑的记忆功能至关重要。

"我在麻省理工学院上学时，有多少书呆子有严重的过敏症？"米尔纳开玩笑说。他给出的答案是什么？他们中的大部分。

一个遗传学难题

2019 年春天的一天，我租了一辆车，从纽约市开车到纽约州伊萨卡，去见康奈尔大学免疫学教授埃弗里·奥古斯特博士。奥古斯特的研究方向是免疫细胞功能，具体来说就是研究免疫应答的动力源之一——被称为 T 细胞的一类白细胞。T 细胞在我们的身体里漫游，寻找外来颗粒；它们的"工作"是对遇到的任何抗原做出决定。换句话说，T 细胞就是奥古斯特在本书早些时候谈到的人体"监护人"。它们帮助决定哪些东西能成为人体的一部分，哪些不能。

奥古斯特的办公室位于康奈尔大学最新的科学大楼里，整洁有序。在我们会面期间，他既放松又警觉。他热爱免疫学——这显然不仅仅是他的工作，更是他的使命。当我问他是什么导致了最近过敏率的上升时，奥古斯特解释说，不可能是基因改变了免疫系统功能。

他说："基因变化比环境变化慢得多。当我们处于不同的环境中时，免疫系统会随之发生遗传变化。但是，这种改变需要很长的时间。"

他向我讲述了在免疫学研究中广泛使用的实验室小鼠，它们不像人们在厨房里看到的那种"正常"的普通小鼠；用于免疫学研究的小鼠具有高度控制的遗传多样性。

"从基因上讲，这些小鼠完全相同，"奥古斯特向我解释说，"它们是近亲繁殖的，所以它们的 DNA 没有变化。它们唯一的变化是自身与环境的相互作用。"

一般来说,科学家会通过改变实验小鼠的饮食成分或环境,在其身上造成过敏反应。有时,试图了解肥大细胞功能或组胺反应等情况的实验室研究人员可能会订购特殊的小鼠,这些小鼠的某些特定基因片段被敲除了。奥古斯特强调,基因很重要——由于基因蓝图上的差异,我们对相同刺激的反应会略有不同,但当环境变化与基因差异叠加时,我们能观察到不同人对相同过敏诱因的反应是明显不同的。这意味着,过敏个体的基因并不一定是"错误的"。DNA 并不是影响免疫系统功能的根本问题,环境因素才是。事实上,过敏者的免疫系统完全按照它被设计的方式运作。

奥古斯特还提出了另一个反对将基因视为最近过敏率上升背后的罪魁祸首的证据:我们自身的细胞。奥古斯特的大部分职业生涯都在试图理解为什么 T 细胞会做出它们的反应。当然,我们体内的所有 T 细胞在基因上都是相同的;人体几乎每个细胞都含有相同的 DNA。更重要的是,因为它们都存在于我们体内,它们的环境暴露也完全相同。发生在我们身上的一切,也会发生在它们身上。如果遗传学真的能预测过敏反应,那么一个人体内的所有细胞都应该有完全相同的反应。问题是……它们没有。

奥古斯特说:"我花了很多时间试图了解当细胞第一次接触到致敏抗原时,它是如何决定做这样或那样的事情的。"

他用桌上的一杯水和他的手来说明。一个细胞碰到了一种抗原,就像他的左手碰到了杯子,并注意到它不应该在那里。这只手必须就杯子做出决定。"杯子"(抗原)在某种程度上是好是坏?它能留下来,还是说这个细胞需要提醒邻近的细胞有问题?另一个细胞遇到了同一种抗原,就像他的右手碰到了相同的杯子,必须做出相同的决定。奥古斯特的研究小组发现,来自同一身体的不同细胞会在此刻做出不同的决定。有些细胞会继续前进,让杯子一直放在桌子上;有些细胞会决定马上把杯子拿掉。

"使用基因工具,我们可以标记正在做出反应的细胞。"奥古斯特说,"我们也可以分辨出哪些细胞没有反应,所以现在我们正在比较这两个群体。为什么这个细胞会做出反应,而其他细胞没有反应?细胞会出现两种不同的状态,是否可以告诉我们如何防止状态的发生？"

麻省理工学院的研究人员通过对大量细胞进行高通量单细胞RNA（核糖核酸）测序，能够识别出对花生过敏的患者体内引发炎症的T细胞。[27] 在患者完成免疫疗法后，科研人员也会研究同样的T细胞，看看它们的反应是否有所不同。可以捕获信使RNA的测序技术使研究人员能够看到哪些基因在持续表达，从而更好地了解细胞功能。单个T细胞的RNA被赋予了一个条形码，这样研究人员就可以追踪哪些T细胞靶向花生抗原，希望能让我们更好地了解T细胞是如何做出反应的。

我们的免疫系统是演化得最快的生物系统之一。奥古斯特认为这是必然的，因为我们的免疫功能非常重要。尽管如此，我们的免疫细胞也无法跟上人类干预环境变化的步伐。与其探究DNA是如何导致过敏的，不如先探究基本免疫细胞是如何对它们首先接触到的东西做出决定的。

但是，关于基因和过敏的发展之间的关系——无论这种关系是关键的还是次要的，最有趣的问题可能是：为什么我们自身的细胞一开始就有能力伤害，甚至杀死我们？如果我体内来自父亲的那一半DNA中含有对蜜蜂叮咬做出类似反应的蓝图，那么为什么演化会选择这种反应并将其传递给我呢？或者，正如美国国立卫生研究院过敏、哮喘和气道生物学分部主任阿尔基斯·托吉亚斯博士向我提出的问题："为什么免疫系统的发展会导致这样一个似乎违背自然规律的问题呢？"

毒素假说

史蒂夫·加利博士对过敏的演化基础有一种直觉。作为一名在斯坦福大学研究肥大细胞和嗜碱性粒细胞的病理学家和免疫学家，加利和他的许多研究过敏反应背后的基础细胞学机制的同事一样，想知道我们对海葵毒素等物质做出反应的能力在演化过程中的某个阶段是否有用。对花生蛋白或屋尘螨等无害物质的过度反应,可能是免疫系统中一个更古老部分的遗留物——这个部分经过演化,也许已经用于处理完全不同且可能更危险的东西。也许在 21 世纪功能失调的过敏性免疫应答,曾赋予我们古老的祖先生存优势。

"我对这个显而易见的悖论很感兴趣,你的免疫系统非常活跃,几乎可以立即被触发,并可能导致灾难性的结局,就像你的父亲一样。"加利向我解释说,"为什么演化会产生这样的结果?这似乎太不利于适应了。那么,为什么我们会有这些类型的活动呢?"

加利的答案与先天性免疫系统和适应性免疫系统之间的差异有关。简单来说,我们的先天性免疫系统从我们出生的那一刻起就"上线"了,它是我们身体的第一道防线。肥大细胞、嗜碱性粒细胞和嗜酸性粒细胞这一些导致过敏的免疫细胞,都是先天性免疫应答的一部分。先天性免疫应答是通用的,这意味着可以对任何进入体内的外来物质做出反应。另一方面,适应性免疫应答则更具有特异性。像 B 细胞或 T 细胞这样的免疫细胞会学习要对什么抗原或外来物质做出反应,然后"记住"它们,在未来更快、更强地对同样的东西做出反应。我们的先天性免疫系统可以立即对任何威胁做出反应;我们的适应性免疫系统需要学习对什么做出反应,它可以通过反复接触来加速反应。

"你需要立即做出反应的是必须迅速避免的东西。"加利说,"你必须迅速了解它,以便迅速避开它。那是什么样的东西?有毒昆虫的刺。如果你吞下这些东西,你就会丧命。所以,你要对它产生非常快速的反应,这样你就不会吃掉它,而是把它吐出来。"

加利想知道严重过敏反应(一种即时的、过度活跃的免疫应答)可能对抵抗哪些类型的东西有益。生活在两万年前的人类会遇到什么情况,需要如此剧烈地触发体内的肥大细胞?一个可能的答案:被毒蛇咬伤。另一个可能的答案:毒虫的蜇伤或叮咬。

加利让我回想父亲在车里挣扎着呼吸的那一刻。他让我用另一种方式去思考我父亲的身体反应。

他解释说:"许多致命的过敏反应不仅发生在被蜜蜂叮咬或误食花生的情

况下，还会发生在过敏反应后不能完全仰卧的人身上。常见的故事是，他们在卡车的驾驶室里被卡住了，无法平躺。因为当时如果你可以平躺，你的血压就比平时低。"①

从生物学的角度来看，这是有道理的，因为这样可以减缓毒素在血液中的循环并触发身体对它的防御。加利怀疑这可能是肥大细胞最早的任务之一；在前现代时期，它们可能对我们的生存至关重要。

"肥大细胞可以追溯到抗体产生之前，"加利解释说，"它们是免疫系统中非常古老的组成部分。"

一项研究估计，肥大细胞首次出现是在 5 亿多年前。[28] 从演化的角度来看，肥大细胞非常古老。另一方面，与大多数过敏反应相关的人类抗体——IgE，则是一种相对较新的免疫应答。IgE 引起的超急性反应依赖于肥大细胞。如果威胁很严重，为了避免死亡，这些反应可以起到保护作用。加利假设，即使在几百年前，即时的强烈免疫应答可能是对人体有所帮助的。

"在我们自然历史的某些时刻，这种机制是有益的。"加利说，"在过去200 多年的时间里，这种益处已经变得不那么重要了，但免疫系统仍然以同样的方式对潜在的威胁做出反应。只是这些潜在的威胁不再是毒蛇，而是被放在错误的地方的某些食物。这造成了免疫系统的混乱。"

加利和他的团队已经意识到了过敏原因的"毒素假说"。毒素假说是玛吉·普罗费塔的想法。普罗费塔是一位杰出的演化生物学家，也是麦克阿瑟奖得主。她最初的理论是，过敏可能是身体排出毒素和致癌物的方法。这一想法也与一项研究有关，该研究发现，过敏症患者患某些癌症（尤其是神经胶质瘤）的概率较低。[29] 加利认为普罗费塔和另一位研究员詹姆斯·斯戴宾斯是毒素假说的提出者。根据加利的说法，普罗费塔和詹姆斯·斯戴宾斯是第一批提出肥大细胞在引发有害反应的同时也可能对身体有益的研究人员。

"斯戴宾斯说，一两百年前，大约是首则花粉热病例被报道的时候，人和

---

① 人在平躺时所需的血压水平较低。——译者注

动物都被昆虫严重咬伤。"加利解释说,"斯戴宾斯认为,肥大细胞的快速反应和对这些叮咬的IgE依赖反应会告诉人们,他们最好立即离开那个区域。这就像一个早期预警系统,它可能挽救了生命。但你不能通过在人类身上做实验来证明这一点。"

于是,加利的实验室在小鼠身上进行了一系列的实验来验证毒素假说。引发过敏或严重过敏反应的诱因之一是内皮素-1,这是一种由内皮细胞分泌的多肽。在化学上,它与角蝰毒素同源,后者是在以色列穴蝰的毒液中被发现的。加利和他的实验室团队表明,肥大细胞可以降解内皮素-1,并降低其对小鼠的毒性。随后,他和他的博士后研究员马丁·梅茨想知道肥大细胞是否也能抵抗角蝰毒素。实验室进行的第一个实验显示出了希望,实验中使用了一种与毒素相同的合成肽。被注射了角蝰毒素的小鼠与被注射了内皮素-1的小鼠的反应是一样的。

"它们的血压下降了,如果剂量足够大,它们就会死亡,"加利解释说,"就小鼠而言,不管它被注射的是内源性多肽还是蛇毒的等效物,并不重要。"

但是,加利并不满足于只测试蛇毒的一种成分,因为天然毒液是许多不同有毒物质的混合物。加利和他的研究团队真正需要的是来自早期人类日常生活环境中的蛇的完整毒液。他们需要的是真正的穴蝰毒液。问题是它在哪里,以及如何得到它。

"这是一种以色列的蛇,分布并不广泛,"加利告诉我,"但我知道以色列的一位研究者在他的实验室里养了一些这种蛇。"

以色列科学家埃拉扎尔·科赫瓦已经退休,但他手头仍有一些毒液。他愿意把这些毒液送给加利,不过,有一个问题:加利已经获得了美国政府的许可,可以把这种毒液带到美国,但科赫瓦教授告诉他,最好不要申请把它从以色列带走。科赫瓦建议,最好由加利自己把冻干的毒液从以色列带回美国。因此,加利决定飞往以色列,把穴蝰的毒液带回他的实验室。

"你去过以色列吗?"加利问,"他们以一种很有意思的方式做安保工作。他们安排受过心理测量学训练的人站在你的面前,直视你的眼睛,然后非常迅速地向你提问。"

科赫瓦给了加利一瓶冻干毒液，这个小瓶和里面的东西可以在室温下保存几天而不损失毒素的任何化学活性。加利回忆说，科赫瓦告诉他，他应该把药瓶装在口袋里，通过以色列的安检后，把药瓶装在随身行李内乘飞机回国。在机场的安全检查站，一名以色列官员问了加利一些问题，完全不知道加利的裤子口袋里藏着致命的蛇毒。

"我站在那里，他问了我各种各样的问题，"加利说，回忆起自己有多担心毒素可能被检测到时笑了出来，"但他根本没问过我口袋里有没有毒液。"

从技术上来说，加利没有撒谎。塑料管没有触发任何探测器，加利成功地登上飞机返回美国加利福尼亚州，小瓶完好无损，毒素仍具有化学活性。

结果是，小鼠对完整毒液的反应和对单一的合成毒素的反应是一样的。最后，加利的实验室还测试了另外两种蛇（西部菱斑响尾蛇和铜头蛇）的毒液。所有这些实验都得出了相似的结果：具有肥大细胞的小鼠对毒液毒性的抵抗力，比基因缺陷导致无肥大细胞的小鼠强得多。此外，肥大细胞经过处理后，缺失了一种细胞存储的酶——羧肽酶A（一种可以部分降解毒液成分的物质），也因此无法保护小鼠免受毒液的侵害。研究小组将他们的发现写了下来，将研究成果寄给《科学》期刊并得到发表。[30]

加利的实验室还用吉拉毒蜥的毒液做了另一组实验，发现它和两种不同蝎子的毒液共同引发了有效的免疫应答，但这一次涉及的肥大细胞蛋白酶与之前不同。这些额外的证据表明，我们的先天性免疫系统经过演化，能够迅速防御各种通过叮咬进入体内的毒素。然而，加利实验室正在研究的反应是在初次接触毒液后发生的。如果在第一次剂量的毒素注射下存活下来的小鼠被再次或第三次注射毒素，会发生什么呢？加利和他的团队开始寻找过敏反应的经典信号——IgE抗体的激活。

加利解释说："我们发现，如果你是一只小鼠，在第一次注射蜂毒或蛇毒后幸存下来，你就会对毒液产生IgE反应。然后，当你在三周后被注射毒液时，IgE反应会对毒液产生快速反应，实际上这对生存有好处。因此，对毒液产生 IgE 反应有助于小鼠的生存;毒液并没有对小鼠的生存造成伤害。"

暴露于少量毒液的小鼠可以在随后的大剂量毒液注射中存活,但之前没有接触过毒液的小鼠就没那么幸运了。如果肥大细胞和 IgE 具有保护作用,它们可能给了我们一个重要的演化优势。[31] 毒素假说和加利实验的唯一问题是:我们不是小鼠。

"这是一个两难的选择,"加利说,"当然,我们与小鼠不同。你不能在人类身上用毒液做在体实验,你只能进行体外测试。"

在美国,每年只有 10 人死于蛇毒。[32] 然而,在世界范围内,尤其是在发展中国家,这一数字飙升至 10 万左右。死于有毒昆虫或其他生物(如僧帽水母)的人数则较少。总的来说,因毒素或毒液而死亡的情况相当罕见,这表明环境的变化使我们的先天性免疫功能用于应对毒素的部分变得不那么有利了。

加利实验室的前博士后研究员马丁·梅茨现在是柏林的一名研究人员,他继续研究对毒液的反应。梅茨已经证明,人类的胰蛋白酶(一种储存的肥大细胞类胰蛋白酶,可以分解蛋白质)可以降解蛇毒。这是支持毒素假说的进一步证据。

"因此,我们可以说,人类似乎与小鼠相似,对某些毒液具有 IgE 和肥大细胞依赖性的抵抗力。"加利总结道。

我发现,自己被加利和他的学生的研究说服了。我们保留了这种类型的免疫应答似乎是有原因的。这很可能是为了保护我们免受环境中某些东西的侵害。我想,缺点在于,由于我们所处的环境一直在迅速变化,我们这些免疫应答强烈的人就会面临一系列新的问题。

现实世界中的遗传继承:典型的过敏家族

那么,当涉及了解我们的 DNA 对过敏的影响这一现实问题时,所有这些信息是如何叠加的呢?过敏会遗传还是不遗传?我们能否利用自己或亲戚的过敏档案来预测孩子可能会患上哪些过敏症？

这些问题的答案都模棱两可。让我们先快速看一下我自己的家庭，来更具体地分析一下这个问题。

据我所知，我的祖父母和外祖父母中，有三位一生都没有过敏。只有我的外祖母有过敏症。在她 50 多岁的时候，她对青霉素产生了过敏反应。正如我在第 1 章中所解释的，药物过敏不是由 IgE 抗体介导的。相反，外祖母的 T 细胞可能是记得遇到过青霉素，并对它产生了敏感性。这是她经历过的唯一一次过敏反应，而且很容易避免。换句话说，虽然我祖父母和外祖父母的基因构成可能包含了让我父母敏感的片段，但这并没有导致他们这一代人产生任何剧烈的过敏反应。正如我们将在第 5 章看到的那样，造成这种情况的原因可能是他们的免疫系统在 20 世纪前几十年（一个化学添加物、污染物和塑料少得多的时代），就在不同的环境中"训练"过。

我的母亲没有任何过敏症。她的哥哥们也没有过敏症，但她的姐姐——我的姨妈格雷丝，和我的外祖母一样对青霉素过敏（大约在同样的年龄表现出来）。我母亲的两个妹妹和她同母异父，她们的父亲患有花粉热和哮喘。我的姨妈帕特里夏有花粉热和哮喘，经历过荨麻疹暴发和皮肤发痒。我的姨妈格洛丽亚对蜂毒有严重的过敏反应，这让她进了急诊室。在她的余生中，她尽量避开蜜蜂，并随身携带苯海拉明，以防再次被蜇，也避免去买医生让她携带的更昂贵的肾上腺素自动注射器。我同母异父的弟弟在童年时期多次肺部感染，并在美国空军服役期间吸入有毒废气几年后，年纪轻轻就患有慢性阻塞性肺疾病（COPD）。

至于我的父亲，他对蜂毒过敏的痛苦经历开启了我们这段旅程。

我的基因遗传是好坏参半的。显然有家族血统，但不是一对一的直接因果关系。那么，蜂毒过敏呢？如果我的父系和母系家族都有过敏倾向，是不是意味着我更有可能得这种过敏症呢？不一定，但有可能。因为我的 IgE 抗体水平很低，我的皮肤和血液测试都是阴性的，所以我没有办法提前知道自己是否有这种敏感性。

约书亚·米尔纳向我解释说，大约 5% 的北欧后裔有基因突变——一个基因的额外拷贝，这使他们的胰蛋白酶水平很高，可能导致许多问题，其中包括蜜蜂叮咬引起的过敏反应。胰蛋白酶是肥大细胞中的一种蛋白质，也是在过敏反应过程中用来追踪肥大细胞活化的标记物。根据米尔纳的说法，胰蛋白酶高表达的家庭"有瘙痒、潮红和腹痛"，但没有疾病、过敏或其他迹象。这听起来很像我自己被诊断出过敏后开始经历的一些症状：敏感、发痒的皮肤，皮肤发红或潮红，没有明确病因或原因的神秘腹痛。

显然，过敏是我的家族遗传的一部分，我对超敏反应的易感性很可能是我的父母传给我的，作为我独特 DNA 的一部分。虽然我的家庭是一个典型的"过敏家庭"，但我们的 DNA 本身并不能完全解释过敏症状。我所有的症状都是特定环境触发的遗传的生物反应，但我特定的过敏类型（局部过敏性鼻炎）及其严重程度（温和），和我家里的其他人都不一样——这一点儿也不奇怪。事实上，基因只能告诉我们这么多关于过敏倾向的信息，但它通常不能告诉我们想知道的信息：就我而言，我是否遗传了对蜂毒的敏感性。

基因 + ？ = 过敏

从一个多世纪前免疫学研究的早期开始，基因就被认为是花粉热、哮喘、湿疹和食物过敏等过敏症状兴起的主要原因之一。但正如我们所看到的，基因不可能是我们所有躁动和超敏的唯一原因，甚至不可能是主要原因。我们的 DNA 显然在导致过敏症增加的原因中起着重要作用，但它并不是公认的铁律。事实上，询问过敏是否遗传甚至不再是一个恰当的问题。

"问题是，我们是如何实现现代际变化的？"顶级微生物组和食物过敏研究人员凯瑟琳·纳格勒博士问道。"因为这就是事实。人们会告诉你：'在我的家族里没有他这样的人。以前没人有过这样的经历。'从没有家族过敏史的父母到对面包屑有危及生命的反应的孩子。这是真的……你的过敏症可能在你人生的任何时间点出现。现在的情况是，更多的成人出现食物过敏。"

我们所有人的免疫系统都在应对同样的不断变化的环境。最终，正如埃弗里·奥古斯特所说，这意味着过敏的解决方案"不一定是生物解决方案，而是我们对所有这些影响过敏率上升的其他事情所做出的整体解决方案"。我们的基因可能会使我们中的一些人或多或少地过敏，但我们的DNA并不是根本问题所在。奥古斯特说："如果你真的检视那些过敏症正在增多的亚群，他们会告诉我们一些关于我们现在世界的事情。"

如果把正在变化的环境比作煤矿，有过敏症状的人就是这座矿坑里的金丝雀。

失调的自然

三城记

在我写下这些文字的时候，空气清冽，蔚蓝的天空中布满了美丽的卷云。鸟儿在点缀着新叶的树枝上叽叽喳喳。水仙花和郁金香从人行道边的花坛里探出脑袋。小草正从冬眠中醒来，换上一片生机勃勃的绿装。公园里的人三五成群，享受着阳光，彼此做伴。这是一个完美的春日。

只是，这些美好并不适合所有人。呼吸道过敏或哮喘的人无法享受这一切。

对他们来说，今天空气中看不见的颗粒物让他们呼吸困难、不停地打喷嚏，刺激着他们的眼睛、鼻子和喉咙。这些颗粒物不仅仅是空气中循环着的、随风飞扬的、轻轻地覆盖在室外的桌子上或者像黄土一样覆盖在汽车和卡车表面的大量微小的花粉，还有即使用显微镜也看不见的灰尘、臭氧、二氧化氮、二氧化硫和其他颗粒物的混合物。现代文明的所有碎屑都在我们的身体周围不停地旋转，与花粉一起被吸入肺部深处——这种污染在城市周围的空气中尤为严重。哪怕是在没有花粉和霉菌孢子的美丽冬季，空气中也仍然充满了刺激我们免疫系统的东西。

我们所呼吸的空气中的污染是否会加重过敏和哮喘呢？在过去的200年里，环境的变化——包括自然景观和气候本身，是否导致了近年来全球过敏率的急剧上升？正如我们已经看到的那样，如果我们的DNA不是唯一的罪魁祸首，那么我们的环境会是导致所有过敏症的关键因素吗？

简而言之，答案是肯定的。

但令人沮丧的是，我需要加上"在一定程度上"。就像我们的基因一样，自然环境的变化或者我们居住的物理景观，似乎至少在一定程度上不仅对过敏率的增加负有责任，而且对我们的典型季节性过敏症状的恶化负有责任。在过去的几年里，如果你觉得眼睛更痒、鼻子更堵塞，或者打喷嚏的情况越来越严重，那么你可能是对的，原因可能关乎平均花粉负荷（空气中的花粉浓度）、空气质量本身（无论平均水平是好、一般还是差），以及气候变化对方方面面（从霉菌孢子数量到作物产量，到捕获热量，再到空气循环）的间接影响。

在本章中，我们将研究一些科研人员积累的证据。这些证据表明，最近的环境变化让我们的免疫系统难以承受，同时造成了混乱，令20世纪全球所有过敏性疾病的发病率上升。我们将关注3个城市（英国曼彻斯特、美国辛辛那提和印度昌迪加尔）中花粉热和哮喘患者的过去、现在以及可能的未来，研究我们所呼吸的空气的变化与患过敏性疾病风险增加之间的关系。

19世纪，一些研究花粉热和哮喘的内科研究人员怀疑，农业生产的转变和城市环境的污染与病人的超敏反应或过敏症的发展直接相关。最终，这些关于环境性过敏诱因的早期科学理论为人类的健康发展铺平了道路，也为一个多世纪后人所熟知的"卫生假说"奠定了基础。卫生假说认为，我们环境的变化——特别是在童年发育早期缺乏接触各种微生物的机会，会导致免疫系统过度反应。贯穿本章的基本假设是，自然环境对我们遭受的过敏性刺激的发展有着深刻影响。我们的身体经常接触（或不接触）的环境对免疫功能有着重要且持久的影响。

自然环境终究只是过敏症激增背后复杂故事的一部分。在本章的最后，我们将开始了解为什么我们所生活的人造环境的改变（更直接的表述就是现代生活方式引起的改变），对免疫功能造成的破坏与自然环境的变化的影响一样大。然而，现在让我们来探讨一下，在 3 个截然不同又非常相似的城市里，不断变化的景观、不断变化的技术和不断变化的气候是如何导致花粉热和哮喘发病率上升的。

英国曼彻斯特：工业革命以及花粉的历史

在 18 世纪早期，曼彻斯特还是一个乡村小镇，坐落在英国北部连绵起伏的绿色奔宁山脉旁边。这个远离南部日益繁忙的伦敦的农业小村庄，人口不足一万；当地居民围绕着农田和草甸生活。然而，到了 1819 年，也就是约翰·博斯托克医生首次描述花粉热的那一年，曼彻斯特的人口已经增长到 20 万。仅仅几十年后，这里的人口就翻了一番，达到 40 多万。

伴随着这一戏剧性的人口爆炸式增长，这座城市及其周边环境和居民的生活方式也发生了戏剧性的变化。工业革命如火如荼，而曼彻斯特正处于革命的中心。这个新兴的城市——现在是英国第二大城市，已经成为主要的棉花生产中心之一。随着城市的边界拓展到越来越远的地方，棉纺厂、仓库和租住公寓开始占据这里的主导地位。为了跟上人口爆炸的步伐，邻近的农场也发生了变化。兼备工厂和农田的曼彻斯特，让人们发现了过敏症最大的环境诱因之一：花粉。

虽然现在对我们来说这似乎是显而易见的，但在 19 世纪初，花粉并不是花粉热的一个明确的环境原因。由于新发现的这种疾病的个体性，或者说每个病人表现出的症状差异较大，医生很难找出绝对的病因。

查尔斯·哈里森·布莱克利医生在 19 世纪的曼彻斯特长大，他亲眼见证了这座城市所有的社会和环境变化。随着人们从农村迁移到英格兰的城市中心寻找工作，他们的生活质量下降了。因此，他们的整体健康状况也随之恶化。

布莱克利从小就受到夏季黏膜炎或花粉热的困扰，因此他对这种疾病的早期研究和理论、病因和治疗方法有着敏锐的洞察力。到 1859 年，当布莱克利开始自己研究花粉热的可能原因时，他已经患有这种疾病几十年了。当时人们对这种疾病的了解不足，缺乏有效的治疗方法，这让他感到沮丧。关于花粉热的病因学或可能病因的信息也很少。布莱克利为科学地调查这种紊乱所做的努力，正如他自己所说，是"个人化的"。[1]

当时，细菌（病原微生物）作为一种严肃的病因学说开始获得认可。布莱克利很好奇，是否有一种外部物质或抗原，可能是花粉热的罪魁祸首。由于这种病总体上比较温和，而且尚无任何已知的由它引起的死亡，布莱克利觉得对这种病进行更系统性的实验是完全可以接受的——首先以他自己作为患者进行试验，然后慢慢地对一些有意愿的病人进行试验。布莱克利详细记录了接触不同外来物质的情况，包括一天中接触的时间以及由此产生的任何症状，决心率先找出可能引发攻击的原因。

布莱克利接触的花粉热和哮喘病人，大多数不是医生就是神学家。布莱克利还注意到，农民几乎完全没有这种疾病。他推测，这些农民没有因受教育而导致神经质倾向，或者他们在农场反复接触花粉导致他们对花粉和其他植物碎屑的影响产生了免疫力。考虑到更多的人在 19 世纪中后期接受过教育，受教育和花粉热之间的联系似乎是合理的。然而，布莱克利最终驳斥了其他学者关于病人的神经质倾向或身体特质的观点。他认为，由于英格兰一直都有受教育的阶层，而且直到 19 世纪 20 年代初，花粉热在很大程度上还不为人所知，因此，花粉热患者增加的真正原因要么是最近农业实践的变化，要么是城市的发展。虽然很明显，有些人有患花粉热的倾向，但他认为重要的是发现导致这种情况出现的"令人兴奋的主要原因"。

此时，布莱克利居住的曼彻斯特周围的农田面积已经大大扩张。为了适应不断增长的人口的需要，当地种植的作物种类也发生了变化。农民不再像过去几十年那样用蔬菜和荞麦喂牛，而是开始把干草作为主食喂给牲畜。这带来了更多的干草产量——因此在整个生产干草的季节，更多的草屑在空气中飘浮。

与此同时，随着农业实践和作物发生变化，布匹制造业也在向城市转移。曾经在靠近田地的乡村作坊或工厂里辛苦劳作的人们，也在迁往城市，在更新、更大的棉纺厂里工作。工厂也产生了对更多受过教育的熟练工人的需求。布莱克利思忖，可能是受教育令他们患上花粉热，但他对此表示怀疑。

工作的城市化意味着更少的人会有规律地在田间长时间接触花粉，而花粉本身的类型也与几十年前不同。随着人口的增长，曼彻斯特需要越来越多的干草喂养越来越多的牛，从而供应越来越多的人。布莱克利推测，这是他在自己的医疗实践中目睹的花粉热发病率飙升的真正罪魁祸首。为了证明他的理论，布莱克利开始系统地对当时所有被怀疑的原因进行实验，包括臭氧、光和热、不同类型的气味和花粉。

在他的第一批实验中，布莱克利在一个房间里充满了一种物质（香豆素），这种物质就是割草后特有气味的来源。他在房间里快速走动，以便"有力地"吸入空气，并记录结果：什么也没有。他在一些病人身上重复了这个实验，得到了同样的效果：没有人出现花粉热的症状。当他用洋甘菊等植物和各种真菌的气味来源重复这个实验时，这些气味有时会令人产生包括头痛在内的症状，但从未出现花粉热或哮喘的典型症状。之后，布莱克利用臭氧进行实验。在 19 世纪，臭氧被认为是强光照射到植物叶子上产生的一种氧气变体。人们认为，臭氧产生的强烈气味与杜松、柠檬和薰衣草等植物有关。臭氧可以用硫黄和高锰酸钾的混合物来制造，用试纸可以测量空气中臭氧的存在。布莱克利进行了许多实验，在这些实验中，可测得臭氧水平高，但从未有人出现任何花粉热的症状。

下一个实验对象：灰尘。

正如布莱克利的实验所表明的那样，灰尘是随着时间和地点不同变化的。布莱克利认为，不存在"普通灰尘"这种东西，因为灰尘的成分因地理位置、房屋、季节甚至收集时间的不同而有很大差异。布莱克利注意到，灰尘确实会引起花粉热的一些常见症状，比如打喷嚏和眼睛发炎，尤其是在花粉热最常出现的 5~8 月。布莱克利沿着市中心几英里外一条不常有人走的乡间小路走下去，并在书中详细描述了他的实验过程。一辆汽车从他身边驶过，扬起一大片灰尘，他被迫吸入大量灰尘。紧接着，他开始打喷嚏，持续了好几个小时。他对科学的好奇心被激发了，第二天他又去踢起一些灰尘，看看是否会产生同样的结果。他的确出现了相同的症状，花粉热又一次发作了。于是，他从路上收集了一些灰尘样本，带回实验室并在显微镜下观察。他观察了载玻片上的灰尘，在镜头下发现了大量的草类花粉。[2]

布莱克利觉得他已经发现了这种疾病的罪魁祸首：花粉。但他需要做更多的实验来证实这一点。

布莱克利在 1873 年发表的详尽的实验中，报告了不同种类的草类花粉以及其他 35 种植物花粉造成的身体反应。在一天的不同时间和一年的不同季节里，他把自己封闭在充满花粉的房间里，或者在充满花粉的空气中走动，这些花粉既有新鲜的，也有干燥的。对于每一种花粉，他都会重复相同步骤。首先，他把花粉涂在鼻腔的黏膜和眼睛的结膜，以及舌头、嘴唇和脸上。接着，他吸入花粉。然后，他将新鲜的花粉引入他的上肢和下肢皮肤上的小划痕中，并用石膏覆盖（从而发明了最早的皮肤划痕过敏测试）。

所有这些实验的结果基本上都是成功的。花粉有规律地令布莱克利出现不同强度和持续时间的花粉热症状。他用不同数量的花粉进行了实验，并注意到更多的花粉通常会产生更强的生理反应。当他在病人身上做实验时，他坚持严格的控制程序——他的病人永远不知道自己接触的是什么，以免影响结果。但在大多数情况下，他的实验对象是自己。他对花粉的周期性实验使他鼻塞、剧烈地打喷嚏、头痛、哮喘发作并在夜间失眠。尽管如此，他还是坚持了好几年的研究计划。

布莱克利发现温度会影响花粉，在一定温度下，植物生长迟缓，所产生的花粉也更少。不同的植物在不同的环境条件下，于不同的时间开花并产生花粉。布莱克利认为，任何影响花粉的东西，对过敏症患者也有相同的影响。然而，花粉的大小或形状似乎对症状的严重程度几乎没有影响。在将花粉涂在黏膜上之前，对其进行变性处理（如煮沸）的尝试也对症状没有影响。不过，布莱克利确实观察到花粉颗粒在水中会膨胀，并推测花粉热发作的部分问题[3]是花粉颗粒在接触鼻子、喉咙和肺部的湿润黏膜时也会膨胀。在这项研究结束时，再加上在热带地区的各个英国的前哨站和殖民地几乎没有已知的花粉热病例，布莱克利完全驳斥了当时流行的观点，即仅仅是高温就会导致花粉热。

确定花粉是花粉热和哮喘发作的直接原因后，布莱克利即刻开始检验他的假设，即对花粉热患者来说真正重要的是花粉的数量而不是花粉的种类。从来没有人试图测量空气中花粉的数量，也没有人按类型或种类对花粉进行分类。为了验证自己的理论，布莱克利开始用几种不同的自制仪器进行实验。

在几个（相当巧妙的）装置失败后，布莱克利想到了一个简单的设计，并获得了一致的结果。首先，他在载玻片上涂上一平方厘米的黑色清漆，以便更容易看到花粉，再在清漆上涂一层含有甘油的混合物。甘油是用来模拟肺部黏膜的，它可以为花粉提供附着的表面。然后，他将这些载玻片暴露在空气中。

布莱克利使用了 4 块分别面向东、南、西、北的载玻片，以便在风向不同的情况下最大限度地准确计数，并小心地将载玻片放置在离地面约 4 英尺①的地方，以模仿人类呼吸空气的平均高度。[4]这些载玻片被放置在曼彻斯特郊外约 4 英里处的一块用于晒干草的草地中央。24 个小时后，他把它们带回实验室，在显微镜下进行观察，一丝不苟地数着看得见的花粉颗粒，并尽可能地按种类分类。

布莱克利多次重复这个实验，改变了载玻片的放置位置。[5]有时结果不一致，但布莱克利认为，这是因为他经常发现飞蛾和蝴蝶粘在载玻片的一面——可能是在食用花粉颗粒。经过几年的研究，布莱克利发现花粉数量在 5 月 30 日到 8 月 1 日之间总是最高的。他还对湿度和光照进行了实验，发现在

---

① 1 英尺 ≈ 0.305 米。——编者注

干燥的条件下，当草暴露在阳光直射下时，花粉数量更多。细雨后阳光充足的日子，是释放花粉的最佳条件。

在布莱克利看来，所有的证据都是确凿的。显然，花粉热是对周围环境中抗原的一种生理反应。这种抗原是花粉，而不是高温和臭氧，也不是当时假定的任何其他原因。尽管布莱克利细致的研究得到了查尔斯·达尔文等科学名人的好评，但他的发现在接下来的几年里被忽视了。[6] 由于细菌学和病原微生物理论在 19 世纪末占主导地位，大多数医生认为花粉热和哮喘不是吸入花粉的结果，而是严重的细菌性呼吸道感染导致肺部过敏的结果。关于过敏病因的"细菌学理论"尽管不准确，但仍一直流行到 19 世纪 90 年代。[7]

但在我为这本书进行研究的时候，布莱克利的想法——尤其是他采集花粉数量的方法，已经得到了充分认可，我们很快就会看到。

美国辛辛那提：花粉和颗粒物

2019 年春，我坐在一张锃亮的长木桌前，看着西南俄亥俄州空气质量管理局会议室墙上的一块投影屏幕。我的采访对象安娜·凯利从 1984 年就开始在辛辛那提市①进行花粉计数和空气污染测量，当时汉密尔顿县的一位患有过敏症的委员决定，他们应该开始为这座城市进行每日花粉计数。[8] 我们正在看大辛辛那提区②的地图，安娜正在解释空气质量监测器的位置。旋转式花粉采样器（一种从循环空气中收集花粉颗粒的机械装置）位于这个管理局所在的 20 世纪 70 年代风格的褐色混凝土建筑屋顶。该建筑位于城市的地理中心附近，靠近 71 号州际公路，这是一条交通繁忙、污染严重的主要高速公路。在布莱克利首次设计出自己的花粉计数系统的 150 年后，我在该管理局试图拼凑出我们是如何测量空气中的花粉的。这是过敏之谜的一部分——尤其是就花粉热和

---

① 辛辛那提市是美国的俄亥俄州汉密尔顿县的县府。——译者注
② 大辛辛那提区还包括与汉密尔顿县毗邻的几个县。——译者注

过敏性哮喘而言，我想更好地了解我们在天气应用程序和网站上看到的数字是如何产生的。

当安娜问我想不想去屋顶看花粉监测装置时，我立刻答应了。她告诉我，这有点儿不符合程序，因为严格来说只有工作人员才能上去，但也可以破例。

"这是一段陡峭的金属梯子，"她说，"然后，我们需要跨过一些建筑物。我们务必格外小心，千万别摔下来。"

这是一个温和多云的春日，当我们从一个长方形的出口走到屋顶上时，风立刻吹起了安娜的灰色短发，抽打着她时髦的蓝色围巾。

旋转式花粉采样器比我想象中要小得多，它是一个白色的方形金属盒子，放在一根黑色的金属杆上，金属杆被一个巨大的灰色金属底座固定在屋顶上。它看起来有点儿像一个巨大的方形交通灯。在顶部方形金属盒子的下方有一个旋转臂，每 10 分钟带动一根塑料采样棒旋转一次，每次转动一分钟，全天不停。塑料棒的一侧被轻轻涂上硅脂，插入旋转臂。每天早上，工作人员会取出采样棒，并把它带到楼下的实验室进行染色，然后用普通显微镜对附着在小棒上的花粉颗粒进行人工计数。

采样并计数所得的数字，可以与当季日平均值比较，用来确定花粉浓度的高低。如果查尔斯·布莱克利在死后一个多世纪复活，他也能胜任这项工作，因为这与他最初设计的方法惊人地相似。当我向安娜提起这件事时，她笑着点头，告诉我这是她过去 30 年来一直使用的方法。

安娜和我一同看着旋转式采样器。机器的声音大得惊人，所以我们得紧挨着交谈。安娜解释说，采样棒不能连续旋转的原因是，涂了硅油的那一面会被花粉覆盖，导致肉眼无法数出花粉的数量，因为会有太多的花粉聚集在一起。

在旋转式采样器的正后方，有 7 个大型的白色金属材质颗粒物监测装置。每个都装在一根长长的白色金属杆顶部，监测器的顶部不断吸入空气。不同监测器定期检测常见的空气污染物，包括臭氧、一氧化碳、二氧化硫和氮氧化物。与嘈杂的花粉监测器不同，这些监测器几乎是无声的。每台机器都连接着一根电缆，蜿蜒着连入大楼的监控室，那里有成堆的设备提供空气质量的实时读数。我们从屋顶爬下来参观监控室，那里非常嘈杂，也非常温暖。安娜告诉我，每台机器的采购价格和维护费用都非常高。它们配有专门的工作人员，其工作就是定期检查和重新校准每个监测器。

美国国家环境保护局（EPA）制定了美国每个地方机构在测量空气污染物时必须达到的标准。换句话说，空气质量受到高水平的监管，相关经费充足。然而，没有花粉浓度相关的标准或美国全国性协调工作，所以花粉计数完全是当地的事情。每个地方机构都有自己的数据，并根据几十年收集的数据来判断当地的花粉浓度。更重要的是，安娜解释说，旋转式采样器并不被认为是花粉测量的"黄金标准"。

"那是布卡德监测器，"安娜说，"它是一个涂了油的圆盘，随着时间的推移，空气会被吸入。花粉和霉菌孢子通过这些空气沉积下来。"

相比于旋转式采样器，布卡德监测器显示出对霉菌和草类更好的灵敏度（两种机器在正常条件下都能很好地跟踪花粉）。然而，布卡德监测器要贵得多。而且由于花粉浓度不是联邦政府规定的监测内容，大多数空气质量监测站必须用地方资金资助花粉监测。安娜告诉我，旋转式采样器记录的数据足够可靠（该机构的计数得到了美国过敏、哮喘和免疫学学会的认证），而且他们每年都会对机器进行重新认证，以确保它正常工作。换句话说，旋转式采样器一直待在屋顶上——至少现在是这样。

回到监测局的实验室，安娜向我展示了显微镜下的一根小棒。当我眯着眼睛向目镜里窥视时，我的眼睛聚焦在几十个大多是圆形的、粉红色的小物体上。安娜让我尝试根据典型的描述识别出橡树花粉。对未经训练的人来说，所有的花粉颗粒看起来都太相似了，无法区分。我笑了，不一会儿就放弃了。她告诉我，要想把这项工作做得又好又有效率，需要很长的时间。

每天早上，安娜或另一位工作人员都会坐在显微镜前的小金属凳子上，用一本显微图册作为参考，手动统计小棒上的一个个花粉颗粒。显微图册上是一组通过显微镜拍摄的该地区不同种类花粉的数码照片。

有多年工作经验的安娜每天早上要花两三个小时来计数。几十年来，工作人员都是这么做的。有时，花粉上的染料会使花粉颗粒难以识别——枫树花粉看起来像橡树花粉，这取决于它附着在采样棒上的方式。想要了解不同季节的每种树和草，并开始更准确地猜测哪种花粉属于哪种植物，需要经过长时间的训练。在花粉特别多的季节，这可能是一项更加艰巨的任务，因为几乎植物都会同时开花，采样棒上也将裹满花粉。安娜解释说，另一个主要挑战是将非本地物种引入该地区。安娜告诉我，现在很多人都在种植榔榆，它在秋天授粉；而本土榆树则在春天授粉。这延长了"榆树"作为一个群体的花粉季。

"我们尽自己所能。"安娜说。

花粉的手动计数完成后，数据就会被上传到网络。你在网上或报纸上看到的每日花粉报告是昨天的计数，而不是今天的。没有关于花粉的"实时"数据；它总是晚一天。不过，这没关系，因为花粉浓度是渐进式上升和下降的——当然，除非下雨，花粉浓度会暂时骤降。这些数字也是地区性的，这意味着如果你看到榆树的花粉浓度是"高"，就是说在辛辛那提的标准下，它是"高"的。但这并不是全美国的平均水平。每个城市的花粉浓度都会有所不同，对于花粉浓度的"高"或"低"也会有不同的门槛。（唯一的例外是美国过敏、哮喘和免疫学学会的报告站，它们使用的是全美范围内的标准化水平。）

安娜告诉我，除了当地的平均水平，她还尝试公布该机构的每日原始计数，以帮助过敏症患者试图破译到底是哪种类型的花粉可能导致他们的花粉热或哮喘症状。在辛辛那提，安娜告诉我，她没有发现花粉季的长度或空气中每天流通的花粉浓度有很大的变化。但她注意到，在过去约 5 年的时间里，她自己对草类花粉的呼吸道过敏情况有所变化——从刚开始数花粉颗粒时的"无过敏"到现在的"中度过敏"。在同一时间段内，安娜看到新的花粉进入该地区，因为园艺师已经向该地区引入了一两个非本地的新物种。不过，除此之外，她还没有看到其他监测站（通常是那些位于更高纬度和更低纬度城市的监测站）在过去 10 年里记录到任何更剧烈的变化。

目前，辛辛那提从 2 月份开始测量花粉（那时雪松开始授粉），并继续每天计数，直到 11 月的感恩节——当地花粉季节的最后一天。在阿拉斯加、明尼苏达、威斯康星、路易斯安那和得克萨斯等地，变幻莫测的气候变化会显著改变花粉季和霉菌季的长度，使这些地区的花粉热和哮喘患者的生活更加痛苦。

与花粉计数不同，空气质量采样全年都在进行，风雨无阻。许多人对辛辛那提监测局公示的"空气质量"标签的含义感到困惑，尤其是在花粉季的高峰期。他们经常将花粉/霉菌数量与空气质量水平混为一谈，这是可以理解的，尽管这两种测量结果根本不一样。安娜强调，每天的空气质量地图和指数代表的是污染物的数量和空气中颗粒物的数量，而不是花粉或霉菌的数量。

安娜说："他们会看到花粉浓度很高，然后打电话投诉，抱怨当天的空气质量显示为适中。"

辛辛那提市的空气质量数据不仅来自监测局屋顶上的采样仪器，还来自分散在城市不同地点的仪器，以测量尺度为 2.5 微米或更大的颗粒物。美国联邦政府对监测器的安装位置（有些监测器需要放置在距离道路 50 码[①]的范围内）、空气监测方式（使用哪些机器和如何校准），以及不同污染物的相应探头高度，都有严格的要求。所有得到的数据都会反馈到美国国家环境保护局的俄亥俄州地区办公室。

污染物的测量是标准化的，我们在天气应用程序或新闻上看到的空气质量指数——从绿色（良好）、黄色（中等）、橙色（对敏感人群不健康）到红色（不健康）——都是由美国国家环境保护局监管的。与花粉浓度不同，污染物水平的标准不会因地而异。空气质量数据每小时更新一次，因此人们可以登录美国国家环境保护局的网站，查看实时数据。

"人们真的不明白花粉和颗粒物之间的区别，"安娜告诉我，"我们只测量尺度为 2.5 微米的颗粒，但还有比 2.5 微米更小的颗粒——超细颗粒物，它们也具有危险性，只不过不像前者那样对健康的影响是已知的。随着时间的推

---

① 1 码 ≈ 0.914 米。——编者注

移，它们的影响会累积起来。但是，我们目前不会考虑这些事情。"

像花粉一样，颗粒物也会对我们的呼吸能力产生负面影响。这是一个不同的问题，不过与人们的呼吸能力密切相关。"颗粒物"这个术语用来描述悬浮在空气中的任何液体或固体的微小物质。我们测量的颗粒可以分为两类：一类被标记为粗颗粒物，直径约为 10 微米；另一类被标记为细颗粒物，直径约为 2.5 微米。[①]超细颗粒物指直径小于 1 微米的颗粒，通常无法直接测量。(提醒：超细颗粒物可以通过冷凝粒子计数器来测量。它们没有被测量的最有可能的原因不是我们不能测量，或者计数器本身的成本令人望而却步，而是政府没有强制要求测量它们。换句话说，作为一个社会和政治集体，我们不想这么做。)

这些看不见的物质碎片到底有多小？一微米相当于 0.000 04 英寸[②]。一个红细胞的直径是 5 微米。一根头发的直径约为 75 微米。花粉颗粒的直径范围是 10~1 000 微米，这取决于物种。换句话说，2.5 微米或更小的颗粒小得几乎难以想象。

然而，超细颗粒物无处不在。它们是由柴油内燃机、工厂烟囱和煤电厂制造的。吸烟或燃烧木材，甚至是在厨房里做饭都会产生超细颗粒物，它们会进入空气。在我研究这本书的过程中遇到的所有事实和统计数据中，这一点可能是最让我困扰的。

现在无论走到哪里，我都会想到自己呼吸的空气中可能有什么。全球数以百万计的儿童和成人每天都暴露在高水平的这种超细颗粒物空气污染中。对我们这些生活在大城市或城市附近的人来说，逃脱基本上是不可能的。一旦你对这些颗粒有了更多的了解，"呼吸点儿新鲜空气"的想法就几乎变得可悲又可笑。

我问安娜，做这份工作是否让她变得更加关注进入肺部的空气了。当她

---

① 根据我国《环境空气质量标准》(GB3095—2012)，环境空气中空气动力学当量直径小于等于 10 微米的颗粒物称为可吸入颗粒物，即 PM$_{10}$，环境空气中空气动力学当量直径小于等于 2.5 微米的颗粒物称为细颗粒物，即 PM$_{2.5}$。——译者注

② 1 英寸 =2.54 厘米。——编者注

呼吸时，她是否会更多地考虑那些吸入体内的看不见的东西——花粉、霉菌、臭氧、颗粒物？

"我干这行太久了，"安娜想，"这是我的第二天性。但是，是的，我有了更多的思考。我喜欢篝火。寒冷的夜晚在壁炉里生火？我喜欢，但我也能意识到它在释放颗粒物。"

随后，我们就美国西部夏秋两季的野火进行了简短的交谈，并聊到了它们对短期和长期呼吸道健康的可能影响。虽然肉眼可以看到直径大于 5 微米的颗粒物（想想洛杉矶雾霾天的图片），但空气中大多数更恶劣的污染是完全看不见的。安娜感叹道，因为人们看不见直径小于或等于 2.5 微米的颗粒物，所以他们不会考虑这个问题。完全不会。在晴朗的日子里，空气质量指数很高，因此空气质量也很差，人们几乎无法相信这背后的科学。她略带挖苦地笑着说："他们只是看到了美丽的一天。"

自 1976 年以来，辛辛那提一直在监测空气质量，西南俄亥俄州空气质量管理局已经慢慢地成为当地空气污染历史数据的存储库。[9] 该机构在主要道路和高速公路附近、工业区、钢铁厂、旧焦化厂和新焦化厂附近设立了监测站。（焦化是一种加热过程，将原煤加工成一种高碳物质"焦煤"。）通常，空气质量监测仪被放置在人口较多或排放量可能较大的地区。该地区的研究人员，尤其是著名的辛辛那提儿童医院的研究人员，经常使用西南俄亥俄州空气质量管理局的数据集来寻找空气污染与各种健康状况（包括过敏和哮喘）之间的相关性。

20 世纪 90 年代末，研究人员指出，空气污染可以成为过敏原的运输机制。在城市中随处可见的柴油燃烧后的废气是罪魁祸首之一。辛辛那提儿童医院的环境流行病学家帕特里克·瑞安博士解释说："它可以让花粉附着在颗粒表面，实际上帮助这些花粉沉积在气道深处。我们最初对柴油废气颗粒感兴趣，是因为我们认为这些颗粒可以引起免疫应答，然后导致儿童过敏，随后导致哮喘，这在当时是一个悬而未决的问题：空气污染是导致哮喘还是加剧哮喘？"换句话说，由于柴油废气颗粒如此之小，在花粉与它们结合后，两者都可以被吸入肺部，而且会比花粉本身进入得更深，这使得它们更有可能引发免疫应答。

辛辛那提儿童过敏和空气污染研究（CCAAPS）项目首先由瑞安的导师和环境流行病学家格雷丝·勒马斯特博士发起，该研究表明，生活在空气污染，尤其是柴油尾气污染更严重地区的人，患呼吸道过敏和哮喘的风险更高。2001年10月至2003年7月，CCAAPS从大辛辛那提和肯塔基北部地区招募了762名婴儿，他们出生记录上父母的地址显示，他们暴露在不同程度的空气污染中。瑞安当时是一名研究生，他回忆说，这项研究对住在主要道路附近的家庭的婴儿（每天有1 000辆或更多的卡车经过他们的家）尤其感兴趣。CCAAPS由两个不同的出生队列组成：一个队列的婴儿住在离主要道路不到400米的地方，另一个队列的婴儿住在离主要道路超过1 500米的地方。所有参加研究的孩子都会被定期追踪呼吸系统疾病的迹象和症状，从1岁开始，然后在2岁、3岁、4岁、7岁和12岁时再次追踪。（在撰写本书时，最初的出生队列成员年龄在20~21岁。）CCAAPS的独特之处在于，它是当时12个出生队列研究中唯一一个在很长一段时间内定期回访，试图捕捉生活在日常空气污染源附近的不良影响的队列（其他一些队列位于密歇根州、马萨诸塞州、亚利桑那州、威斯康星州和纽约州的城市地区）。

瑞安试图向我总结这堆积如山的数据，他说："基本上，我们看到早期暴露于最高水平空气污染中的孩子，更有可能在7岁时患上哮喘。有些孩子早期暴露于高水平的空气污染中，然后搬到了暴露程度较低的地区。我们看到的是，如果他们在早期持续接触空气污染，即使后来搬到更好的地区，他们也更有可能患上哮喘。我们还看到，他们的症状出现的时间比那些没有遭受相同水平暴露的人要早。"

当我追问他时，瑞安仍对将环境暴露视作导致过敏和哮喘发病率显著上升的唯一真正罪魁祸首持保留态度——在这个案例中是空气中的柴油废气颗粒。他解释说："一个住在75号州际公路（辛辛那提地区的主要交通干线之一）旁边的孩子可能很难获得食物，很难获得医疗保险，室内环境更差，更多地暴露在霉菌和蟑螂环境中。因此，指出空气污染是唯一的原因是不可能的。

但与此同时，我也绝对肯定它是一个重要因素。"谁更有可能住在这些繁忙的高速公路附近？生活在贫困线附近或贫困线以下的家庭。在经济上最脆弱的公民往往也是在生物学上最脆弱的公民，他们经常最容易暴露于更高水平的污染物。

瑞安强调，这些数据在这一点上显示得非常清楚：随着空气污染率的下降，哮喘的发病率也会下降。这一事实似乎相对简单，符合我们对健康空气和健康肺部之间关系的基本直觉，但这项研究为查尔斯·布莱克利 200 年来的猜想——工业化和现代技术对我们的呼吸健康有直接的负面影响——提供了关键的科学证据。我敢肯定，布莱克利不会对CCAAPS的结果感到惊讶。然而，也许对我们所有人来说更有趣和令人惊讶的是，一个相关的发现是，同样水平的颗粒物暴露与大脑的变化有关，它会增加我们患焦虑、抑郁，甚至阿尔茨海默病的风险。

瑞安解释说，柴油废气颗粒非常小，它们可以通过我们的血管和鼻腔直接渗入我们的大脑，他的最新研究表明，它们可能会改变神经通路。事实上，他的研究小组发现，在 12 岁之前，对柴油废气的接触越多，儿童的焦虑和抑郁程度就越高。

在辛辛那提，一座横跨俄亥俄河的繁忙桥梁每天可能有多达 7 万辆柴油卡车通过。生活在城市丘陵地区的人们能比生活在河谷地区的人们呼吸到更好的空气，因为根据天气和季节的不同，空气经常被困在河谷中。现在，瑞安的研究小组正忙着让研究参与者使用个人可穿戴空气监测仪，以了解日常接触的细节。瑞安可以利用安娜的数据来估计一个地区的外部暴露水平，但普通人不会整天待在户外，也不会整天待在同一个地方，所以即使是家用空气质量监测仪也无法告诉他真正需要知道的东西：每天所处的空气的实时污染水平是多少，这与他们的整体健康有什么关系？

过敏和哮喘只是花粉和颗粒物结合可能产生的两种不良影响。正如我们之前所看到的，一些人的过敏症状可能是发生在所有人身上的症状的先兆：肺部健康的恶化。在你急于购买空气净化器或其他过滤设备之前，要知道这一点：它们可能没有帮助，实际上可能会让事情变得更糟。

美国胸科学会发表的一项研究表明，暴露在过滤的空气中加上过敏原，会产生比单独的过敏原、单独的二氧化氮（NO_2，燃烧化石燃料的过程中所产生的气体，在柴油废气中含量很高）或者未经过滤的空气加上过敏原更严重的呼吸道过敏症状。[10] 经过高效微粒空气过滤器过滤之后，NO_2 含量明显更高。这项研究最终表明，对于花粉、空气污染和过敏问题，没有简单的技术解决方案。但是，也许了解到这一点会让人类作为一个物种，变得更渴望共同努力，从源头减少颗粒物的产生。

印度昌迪加尔：颗粒物、花粉和真菌孢子

由于颗粒物可以携带花粉，并使其负面影响加剧，因此，谈论哮喘或任何与此有关的呼吸问题，几乎不可能不谈论与此相关的两件事：第一，污染及其对肺功能的影响，特别是对幼儿的影响；第二，气候变化对空气中循环的花粉和孢子的平均水平的影响。21 世纪过敏症增多的一个论点是前面提到的卫生假说（我们将在第 6 章更深入地讨论），或者是当我们从农村社区转入城市生活时，随着家庭规模开始缩小，我们在发育过程中接触到的"好"细菌越来越少。当时的想法是（对一些人来说，现在仍然是），如果没有暴露于足够多的温和微生物，我们的免疫系统就不能很好地得到训练从而识别敌方。从这个角度来看，我们的免疫细胞就像不守规矩的孩子，对超干净的环境感到厌倦；它们会想搞一些事情来娱乐自己，而这并不总是对我们有利。

过去的 10 年里，在人们认为环境中的微生物组更为多样化的地方，过敏率不断上升，这直接挑战了上述理论。人们经常将所谓西方（更富裕）国家的过敏率与非西方（更贫穷）国家的过敏率进行比较。尽管所有过敏症的发病率在西方国家仍然较高，但在其他地方，这一比例正在迅速攀升。事实证明，似乎产生更多过敏的"环境"并不是那么容易描述或避免的。

这是一个寒冷的冬夜，接近午夜时分，我正在与身处印度昌迪加尔家中的米努·辛格博士进行Zoom远程视频通话。她坐在室外的露台里，逆着光。她转了转摄像头，让我看到她周围郁郁葱葱的绿色植物。高大的树木，生机勃勃的草地，形状和大小各异的灌木，有些正在开花。而我那时腰部以下正裹在毯子里，心中好生嫉妒。当我们交谈时，背景音中有鸟儿在鸣叫。

辛格是一名儿科学教授，也是昌迪加尔研究生医学教育与研究所先进儿科中心的儿科肺病学、哮喘和过敏门诊的负责人。几十年来，她一直在这里治疗哮喘和呼吸道过敏症患者。当我向她询问过敏在印度是不是一个日益严重的问题时，她点了点头。

她说："我们以前从未见过湿疹病例，但现在很普遍。"最近，印度也出现了食物过敏，这在以前是非常罕见的。"以前在印度从未听说过花生过敏，"辛格解释说，"现在出现了病例。我不知道这是否仅仅因为卫生假说，也可能有其他因素。"

辛格告诉我，她专攻哮喘，她的患者数量在过去几十年里大幅增加，但印度儿童的患病率最近稳定在3%~4%（与20世纪60年代末报道的0.2%的发病率相比，仍有大幅上升）。随着时间的推移，哮喘的文化和社会形象也发生了变化。哮喘曾经是一种与城市精英知识分子有关的疾病（很像花粉热），而现在它主要是一种贫穷城市居民的疾病。[11]事实上，世界卫生组织报告称，低收入和中低收入国家死于哮喘的人数更多，这可能是由于在更严重的病例中缺乏控制病情的药物，而且通常获得的医疗资源较少，这甚至让诊断都变得更具挑战性。2019年，世界卫生组织估计全球有45.5万人死于哮喘并发症。[12]受哮喘并发症影响最大的不仅是穷人（从经济上看），还有幼儿和老年人（年龄上看），其中老年人的死亡风险更大。

世界卫生组织将哮喘定义为"肺部气道发炎和变窄的慢性疾病"，其特征是"呼吸困难和哮鸣，其严重程度和频率因人而异"。正如历史学家马克·杰克逊谈及哮喘史时指出，而我们在研究如何诊断和追踪过敏时已经讨论过的那样，哮喘并不是一种"一刀切"的肺部疾病。事实上，它更可能描述的是一种一致的症状模式，而不是单一的病因，这是因为哮喘的根本原因尚不完全清楚。我们知道与哮喘发生有关的危险因素：儿童时期频繁感染、暴露于烟雾或室内外空气污染程度高，以及遗传易感性。然而，我撰写本书时，哮喘仍然没有一个单一的、明确的定义。它与呼吸道过敏的关系也仍有争议，但越来越多像辛格这样的医生几乎没有区分过敏性哮喘和其他形式的哮喘（比如运动诱发的哮喘），因为大多数哮喘患者也有过敏症，并由各种环境刺激物引发。当我问辛格她是否发现有更多的呼吸道过敏症患者，或者她接诊的哮喘患者的症状是否更频繁地被触发或恶化时，她点了点头。

"即使在昌迪加尔这个相对清洁的城市，颗粒物也相当多。而住在十字路口和主要道路附近的人，他们的过敏发病率更高。"

这与我从辛辛那提的帕特里克·瑞安那里听到的说法相呼应。无论患者接触过哪些其他因素，在任何地方颗粒物暴露和贫困都会加剧过敏和哮喘。事实上，世界卫生组织对哮喘的预防重点是降低污染物水平，而不是降低过敏原水平，因为大量流行病学证据表明，持续暴露于二氧化氮会令儿童哮喘的发病率上升。虽然过敏原可能引发或加重哮喘发作，但尚不清楚它们是否在因果关系中起作用。瑞安怀疑，花粉和颗粒物的结合是儿童发育过程中导致过敏性哮喘的组合诱因。而生活在贫困城市地区的儿童所呼吸的空气中，更可能含有更高浓度的颗粒物。这样看来，昌迪加尔与辛辛那提没有什么不同。

辛格的大多数患者并不富裕。由于她所在的诊所是政府运营的机构，她的病人往往是负担不起去其他地方接受治疗的人。有时，病人在过敏和哮喘中心等待治疗的时间可能长达几个月。然而，辛格告诉我，等待名单很长；至少从她的角度来看，问题是对过敏护理的需求似乎越来越大了，根本没有足够的医护人员来满足护理需求。

我向辛格提出她认为是什么导致了她所在地区过敏人数的增加时，她指出当地环境和印度生活方式变化的双重问题。其实，这里的情况和其他地方一样，只是细节有所变化。她解释说，昌迪加尔的南部（德里、孟买或金奈）都是混凝土的建筑，拥挤不堪，污染更严重，人们更早接触到烟草烟雾。昌迪加尔也有空气污染，还有更多的植被，因此有更多的花粉在空气中循环。在一定程度上，这是由这座城市的设计方式导致的。

"这座城市是从零开始建造的，"辛格解释说，"人们在印度独立后建造了这座城市，它是由勒·柯布西耶设计的，所以这里种了很多树。"

昌迪加尔的建设采用了"花园城市"的模式，这种模式是英国为应对泛滥的工业化而开发的。20世纪之交，英国城市规划师埃比尼泽·霍华德想设计一个理想的乌托邦城市，将城市生活与农村农业生活的精华结合起来。这个所谓的花园城市将包含更多的绿色空间，即更多的植物，以抵消现代工厂和拥挤的临时住房所带来的丑陋。在昌迪加尔，精英统治阶层会住在绿意盎然的房子里。街道和马路旁也将种满树木，还设计了一些人造山丘，总体效果是一个"更绿色"的城市。

这个计划使昌迪加尔成为一个美丽的城市，但它有一个严重的花粉季。辛格感叹道，与许多其他城市不同，昌迪加尔目前没有每日花粉计数。她认为，人们迫切需要这些信息。有了对花粉浓度的追踪，她就能够为呼吸道过敏和哮喘患者提供更好的治疗方法。

造成印度哮喘患者痛苦的不仅仅是柴油发动机和工厂排放的废气。在印度许多地区，导致当地空气质量问题的另一个原因是焚烧农作物，辛格建议："农民收割庄稼时，不管剩下什么，他们都会将它们焚烧掉。这制造了大量的烟雾，使空气质量变得更糟。我们需要学习如何在这种情况下控制我们的环境。"但辛格也指出，印度人将不得不重新考虑选择他们的生活方式，以遏制不断上升的哮喘发病率。"这可能会从限制车辆使用或推广居家工作开始。"

在某种程度上，新冠疫情对辛格的过敏和哮喘患者来说是一个福音，因为印度的空气质量在此期间得到了提升。空气暂时变干净了一点儿，颗粒物也减少了，再加上整个疫情防控期间需要戴口罩，可能导致辛格的患者哮喘发作次数减少。她的呼吸道过敏症患者也更容易应对2020年四五月的重度花粉季节。随着疫情逐渐好转，公共卫生措施正在慢慢解除，她正在考虑设计一项科学研究，以衡量戴口罩对过敏发病率的影响。当然，对她的病人来说，新冠疫情的不利之处在于，室内过敏症患者的情况恶化了。看起来，即使室外空气暂时变好，人们也没有战胜过敏。

事实上，辛格看到的最常见的过敏之一是真菌过敏。大约 20% 的哮喘控制不良的患者会发展出一种严重的肺部疾病，即变应性支气管肺曲菌病（ABPA）。虽然罕见，但 ABPA 更有可能发生在控制不良的哮喘患者身上，这些患者会对曲霉菌属的多种真菌敏感（全球共有 837 种真菌）。

"这是一种非常糟糕的疾病，"辛格说，"因为它会使哮喘加重。它会破坏肺部，而一般的哮喘不会导致这种情况。"

真菌的过度生长是罪魁祸首。辛格指出，昌迪加尔及其周边地区真菌孢子增加的原因是建筑物增加、农业生产不善以及气候逐渐变化。真菌在更潮湿、更温暖的条件下茁壮成长，而且该市许多新的建筑工地都位于地下水位较高的区域——这些区域之前是农田。辛格说："这些新房子有潮湿的问题。"在印度北部，即昌迪加尔所处的位置，没有太多尘螨需要担心——这对她的病人来说是一件好事。但辛格解释说，在更温暖的南方，病人暴露在真菌和增加的尘螨中，这是哮喘和 ABPA 的毁灭性组合。不幸的是，对于 ABPA 没有好的治疗方法。

"没有统一的指导方针。有人使用类固醇，有人使用抗真菌药物。但我们必须继续治疗哮喘，他们的 IgE 水平高得离谱儿。"

由于气候变化，以及它在全球范围内带来的更潮湿和更温暖的天气条件，真菌致敏成了一个日益严重的问题，特别是在南亚国家。温度的波动可能也确实会改变植物开花和真菌释放孢子的时间和方式，给全球越来越多的呼吸系统和过敏症患者造成严重的灾难。[13] 尽管辛格希望未来能带来更好、更有效、更便宜的治疗方法，但她对我们所走的道路不抱幻想。她的城市也许很美，但也充满了颗粒物、花粉和越来越多的真菌孢子。尽管疫情肆虐，但空气质量在未来 10 年也不太可能好转。她只希望自己的诊所能够跟上形势。

我们的免疫系统和不断变化的自然环境

> 毫无疑问，过敏可能是有史以来存在的最重要的生物学和医学问题，因为它展现了人类和低等动物对环境（他们呼吸的空气，他们所接触的光、热、冷等物理因素，他们所吃的食物，以及可能入侵他们的各种寄生生物）的反应的病理学。
>
> ——H. W. 巴伯，G. H. 奥丽尔
> 《变态反应的临床及生化研究》
> 1928 年 11 月 17 日
> 《柳叶刀》

曼彻斯特的过去、辛辛那提的现在和昌迪加尔可能的未来告诉我们，我们的自然环境（在所有这些例子中，特别是我们呼吸的空气）会对我们的免疫功能产生巨大的影响。过敏风险不仅仅是遗传的或者部分遗传的，还是受环境影响的，或者是由我们每天接触到但肉眼看不见的颗粒物引发的。我们的环境在一定程度上导致了所有过敏症的增加，也许支持这一观点的一些最有力的证据来自对白细胞本身的研究。

英国顶尖非营利研究机构惠康桑格研究所 2020 年的一项新研究表明，T 细胞不仅仅是可以根据抗原的暴露打开或关闭的"开关"。相反，T 细胞越"有经验"，即它们此前在识别和对特定类型的抗原（比如尘螨）进行响应方面受过多少"训练"，它们的反应就越多样化——形成一系列免疫应答。在惠康桑格研究所的研究中，无论 T 细胞选择哪种反应，它们对过去的信号做出的反应越多，对现在的信号做出的反应就越快。

"以前，人们认为记忆 T 细胞有两个发育阶段，"该研究的主要作者之一埃迪·卡诺–加梅兹博士写道，"但是，我们发现它存在一个完整的记忆谱。"

研究人员发现，当"初始"或经验不足的 T 细胞被给予特定的化学信号时，它们首先会通过平静下来或限制免疫应答来做出反应。但对于更"有经

验"的 T 细胞或之前遇到过抗原的细胞，反应则完全相反。更有经验的免疫细胞会加剧炎症。换句话说，你接触雪松花粉和颗粒物的次数越多，你对它们的反应可能就越严重。在花粉浓度高、空气质量差的地方，这意味着更多的呼吸道过敏、哮喘和可能更严重的症状。

如此多的哮喘患者也在与呼吸系统疾病做斗争，这一事实并不令研究人员感到惊讶。美国西北大学过敏和免疫学部前主任、费恩伯格医学院医学系现任医学（过敏和免疫学）、微生物免疫学和耳鼻喉科教授罗伯特·施莱默尔博士解释说，哮喘患者有 90% 的可能性患有花粉热。施莱默尔博士用球迷在一个巨大的足球场里挥手来比喻鼻子的内壁和黏液。进入鼻腔的微粒和花粉被纤毛（某些细胞表面微小的、振动的毛发状结构）以波浪式的运动非常迅速地移出鼻腔。随后，含有这些颗粒的黏液顺着喉咙的后部下降，从而进入我们的胃。

施莱默尔耸耸肩说："我们每天吞下大约一升黏液。"这是正常的，没有任何过敏或感染迹象的日子也是如此。"研究表明，如果把一张含有糖精或糖的纸塞进鼻子里，大约 20 分钟后人们就会尝到甜味——这大概是鼻子纤毛和黏液清除甜味所需的时间。"

下颌腺，有时被称为瓦尔代尔淋巴环，位于鼻腔过滤后进入喉咙的区域。这些腺体是身体淋巴系统的一部分，包括腭扁桃体和咽扁桃体等。可以说，它们的工作就是筛选黏液，判断其中是否含有危险或有害的物质。如果含有这类物质，它们就会发出免疫应答的信号，这种免疫应答会延伸到肺部。

"所以，我刚才描述的过程是所谓的统一气道假说的一部分，"施莱默尔解释说，"统一气道假说认为，过敏性炎症发生在呼吸道时，会倾向于拓展到整个呼吸道的任何地方。"

这一理论也得到了 200 多年来对花粉热、哮喘，以及接触空气中抗原与呼吸道过敏发展之间关系的观察和科学研究的支持。而且由于气候变化，农业生长季节正在延长（北方尤其如此）。美国国家环境保护局 1995—2015 年的环境地图显示，明尼苏达州的花粉季平均增加了 21 天，俄亥俄州增加了 15 天，阿肯色州增加了 6 天。马里兰大学在 2002—2013 年进行的一项涉及 30 万受访者的研究表明,每当春天到来的时间改变时,花粉热的患病比例就会上升。[14] 春天来得早时,花粉热的患病率上升了 14%。这对辛辛那提和昌迪加尔等城市的数百万幼儿来说,是一个坏消息,他们一直暴露在高水平的颗粒物、花粉和真菌孢子中。

以豚草为例,它是呼吸系统疾病最大的自然环境诱因之一。豚草是一种原产于美洲的开花植物,它的繁殖速度和花粉都是臭名昭著的。在许多方面,过去 200 年里豚草的故事已经成为环境变化如何对过敏产生巨大影响的典型例子。豚草对二氧化碳(CO_2)浓度的变化非常敏感,CO_2 浓度越高,它产生的花粉就越多。大气中 CO_2 浓度的上升对豚草来说是极好的,但对各地的过敏症患者来说是灾难性的。

但是,问题并没有到豚草而停止。

无论从个人还是专业性上来说,波士顿大学生物学教授理查德·普里马克博士对花粉都非常了解。当他还是一名研究车前草的研究生时,他对车前草花粉产生了严重的呼吸道过敏。车前草是一种开花植物,在环境受到干扰的土地上生长得最好。他停止研究这种植物后,过敏症状仍持续了数年。他告诉我,这是植物学家的职业危害之一。几乎每个植物学家在职业生涯的某个阶段都会对某种东西过敏。由于他们接触到的同样的花粉比实验室外接触到的更多,而且接触更频繁,他们的免疫系统就有更多的机会和动机做出负面反应。

当我给他打电话时,正值仲秋,气温约为 21 摄氏度,他急切地想谈谈天然过敏原的产生周期。这个话题正中他的研究兴趣。普里马克博士在波士顿大学的生物实验室主要研究气候变化对类似春天授粉的生物事件发生时间的影响。当我问他有关花粉和霉菌孢子增殖的问题时,他非常乐意讨论他在过去 40 年中观察到的许多变化。

总而言之,如果你认为你的季节性呼吸道过敏症一年比一年严重,你可能是对的。花粉和霉菌孢子的水平确实一直在变化。目前,几个气候因素交织在一起，使问题变得更加复杂了。

最明显的是，气温正在变暖。平均而言，春天的到来要早得多——一些地方早在 2 月份就开始了，所以对温度升高有反应的植物和树木也会更早开花。在生长季节的另一端，秋天的温度变化要温和得多，这使得植物开花的时间更长。

普里马克博士解释说："我来自新英格兰地区，在那里，通常从 9 月下旬开始变得寒冷，10 月初的某个时候会有致命的霜冻。这真的会减缓包括豚草在内的所有草类植物和其他产生花粉的植物开花。由于气候变化，现在 9 月和 10 月的天气都相当温暖。今年，气候温暖，10 月份降雨量充足，所以像豚草这样的植物继续生长，开出了更多的花。"

像豚草这样的植物在秋天还会散发花粉的情况下，就我们这些对豚草过敏的人而言，这意味着痛苦的延长。但是，气候变化并不只是给呼吸道过敏症患者带来更大的问题，还有哪种过敏植物喜欢这种新的天气模式呢？毒葛。

"现在，毒葛比我小时候常见得多。"普里马克博士说，"这些类型的植物正在蔓延，它们的繁殖能力更强了，而且它们出现在以前没有出现过的地方。"

一些植物从空气污染本身中受益。更多的二氧化碳循环对豚草和毒葛等植物是有利的，植物也真的喜欢更高的氮含量。

"过去，土壤中的氮对许多植物来说是一种限制性营养物质，"普里马克博士说，"但由于化石燃料（比如石油、煤炭和天然气）燃烧的增多，更多的氮尘产生了。这些尘埃落在地面上时，会给土壤施肥。因此，像豚草这样的植物能够利用土壤中更高的氮含量、空气中更多的二氧化碳和更温暖的温度，比过去生长得更茂盛，并产生更多的花粉。"

一系列的环境变化也为更多的入侵物种提供了更好的繁殖环境。南加州、亚利桑那州和新墨西哥州等地由于入侵的禾本科植物的涌入，花粉浓度正在上升。中西部地区正受到温和天气的影响，禾本科植物的开花时间比通常晚得多。而在南部地区，湿度已经很高，气候变得越来越潮湿，对我们这些霉菌过敏的人来说，这是一个糟糕的组合。这些都是霉菌生长的理想条件，空气中的霉菌孢子更多了。

从本质上讲，美国没有一个地区不会受到气候变化对过敏原的直接影响。虽然我们可能都在处理略微不同的问题（从霉菌到豚草再到橡树，从入侵的禾本科植物到毒葛），但它们都导致我们面临更多的刺激。

到 2040 年，花粉水平预计将翻一番，花粉将更加"强效"（它的肽水平将上升，可能会加剧我们的免疫应答）。最近的一项研究表明，更长的花粉季节将导致更多的过敏性哮喘急性发作。[15] 这项研究的重点是橡树花粉，仅在美国，橡树花粉每年就已经导致大约 2 万人去急诊室。2017 年，在梅奥诊所进行的研究将气候变化与导致真菌生长增加的 CO_2 水平增加联系起来。[16] 该研究发现，接触真菌会破坏细胞屏障，导致细胞炎症，从而加剧过敏。气候变化也在全球范围内造成更严重的洪水和更高的温度。这意味着更多的霉菌，正如我们开始在昌迪加尔和新奥尔良等地看到的那样，卡特里娜飓风过后，这些地方的过敏率开始飙升。气候变化也会改变天气模式，风暴会加剧呼吸道过敏和哮喘症状，这种现象被称为雷暴哮喘。降雨会破坏生物气溶胶，雷击会击破花粉，然后变得更为强烈的风将这些碎片传播到数千米之外。2016 年，澳大利亚墨尔本发生了雷暴哮喘事件，短短两天时间，就有 1 万多人因呼吸困难而被送往急诊室。

所有这些都证明，自然环境的变化已经、正在并将继续影响我们的免疫系统功能，导致过敏症恶化。但是，即使我们接受统一气道假说，也接受所有支持它的科学证据，又是什么导致了湿疹或皮肤过敏，以及食物过敏患病率急剧上升呢？我们的自然环境是否也应该为此负责呢？

正如华盛顿大学免疫学家伊莱娅·泰特·沃伊诺博士对我说的："这很复杂。"

泰特·沃伊诺研究狗的过敏，可以说狗是人们最喜欢的陪伴我们的物种。猫、狗和鸟是特别的，因为它们住在我们的家里，分享我们所有的空间，吃我们做的食物。泰特·沃伊诺指出，我们的宠物和农场动物也会过敏，这一事实支持我们的整体环境是导致大部分问题的原因这一观点。不只是人类的免疫系统不正常，宠物的免疫系统也不正常。

泰特·沃伊诺说："我知道有一种观点认为，不管是食物，还是工业化、化学品、毒素，上述所有东西的邪恶组合，正在影响着环境。"

当我们探索人类生活方式的所有变化对人类及其宠物的免疫功能产生的负面影响时，我们接下来要讨论的就是这个"邪恶组合"中缺失的部分。

是现代生活方式造成的吗?

伊丽莎白是一名快 40 岁的工程师,有 3 个可爱的孩子——他们碰巧都有某种形式的过敏。12 岁的大女儿薇奥拉在婴儿时期患有湿疹,目前对花粉有环境过敏,对玉米、坚果和花生有食物过敏。3 岁的儿子布莱恩,在婴儿时期也患有湿疹。后来,他对花生和大麦过敏——至少这些是他已知的食物过敏原。伊丽莎白担心可能会有更多的过敏原。5 岁的小女儿阿马利娅在婴儿时期对乳制品过敏,但现在只是乳糖不耐受。就过敏而言,她是 3 个孩子中最让人轻松的。

当我听到她的故事时,伊丽莎白已经可以熟练应对孩子们受刺激的免疫系统了。她自己对过敏的理解,很大程度上是基于多年来的亲身经历。她也为玉米过敏儿童的父母创办了一个支持小组,并积极参与,试图向其他父母分享关于食物过敏的知识。

伊丽莎白说,多年来,她和小组里的其他妈妈已经研究出了孩子过敏的"理论"。她自己的说法是,薇奥拉和布莱恩在婴儿时期都因发高烧进过急诊室,为了预防起见,两人都服用了抗生素。伊丽莎白怪罪抗生素改变了两个孩子的肠道微生物组,导致其食物过敏。对于儿子,伊丽莎白也责怪自己当初同意接受抗生素治疗。由于薇奥拉的前车之鉴，她认为自己应该更清楚这一点。

"直到今天，我都非常后悔，"伊丽莎白说，"因为我确信就是这个导致了布莱恩肠道渗漏和出现一连串其他问题。"

伊丽莎白之所以认为早期接触抗生素导致了薇奥拉和布莱恩的病情，部分原因是她的家庭中没有其他人有过任何过敏症状。事实上，过敏在她的家族中非常罕见，她的父母最初并不相信这个诊断。他们争辩"在他们那个年代"，大家什么都吃，没什么问题；在伊丽莎白的父母看来，食物过敏就是一堆废话。但是，在薇奥拉和布莱恩因对食物的过敏反应多次进入急诊室后，伊丽莎白的父母清楚地认识到，他们孙辈的过敏确实是"真的"。

自从孩子患上多种过敏症后，伊丽莎白家的日常生活受到了严重影响。"我的生活围绕着给他们做饭，"她解释道，"我们不在外面吃饭。我们不信任别人准备的食物。"每天早上 6 点 30 分，伊丽莎白就要起床做一顿特别的早餐，避开会导致 3 个孩子过敏的全部食材。然后，她为孩子们准备午餐并打包："每天早上，我都要填满 24 个格子——午餐盒和零食盒的所有格子——才能送他们去上学。"所有的东西都是她从头开始做的，因为大多数包装食品中至少含有一种配料会使她的孩子产生过敏反应。

几个月前，他们和另外 4 个家庭一起度假，在爱彼迎上租了一间民宿。布莱恩因交叉污染导致的过敏反应进了急诊室。伊丽莎白说，他们再也不会住进她无法掌控清洁程度的房子了。

尽管布莱恩只是一个蹒跚学步的孩子，但他知道有些食物是危险的，他的过敏症是 3 个孩子中最严重的。

"我会问他，'你知道为什么自己不能吃那个吗？'"伊丽莎白说，"他会说，'是的，布莱恩会过敏。让我难受。妈咪给我打针，然后我们去医院。'他记得那支 EpiPen（肾上腺素自动注射器）。他记得，因为打针很疼，扎进身体里的是一根 1.5 英寸长的针。"

每当布莱恩看到伊丽莎白把 EpiPen 装进他们的包里，他就会跑开。伊丽莎白说，这让她觉得自己是世界上最大的怪物，她忍不住感到内疚。不仅因为布莱恩把不良情绪与她必须随身携带的EpiPen联系在一起，还因为她觉得对他的过敏负有根本责任。

伊丽莎白的故事以及罪恶感，并不罕见。许多过敏儿童的看护人都想知道为什么他们的孩子最初会患上这种疾病，并为此担心。他们担心的是自己的生活方式、家庭环境或生活习惯导致了孩子的痛苦，这并非没有证据或坚实的理由。特别是患有严重湿疹和食物过敏的孩子的父母，他们经常会对过去进行"考古"，在他们的记忆中筛选任何重复的行为或早期的暴露——任何可能帮助他们将表面毫无意义的情况变得有意义一点儿的东西。我理解这种冲动。

就像伊丽莎白和她的支持小组里的其他妈妈一样，与我聊过天或我采访过的很多普通人谈及过敏的原因，都有自己的理论，大多数人都以这样或那样的方式与最前沿的科学观点保持一致，而且大多数人都认为环境的变化可能是罪魁祸首。在我于2018年9月对800名美国人进行的一项具有人口统计学代表性的调查中，近57%的受访者认为污染是导致过敏的原因。另有48%的受访者认为过敏可能与人造化学品有关。排在第三位的是气候变化以及我们生活和饮食习惯的变化，均有38%的人认为过敏与它们有关。

当我开始为这本书做认真的研究时，对我来说显而易见的是，巨大的环境变化——比如污染或细菌、病毒和寄生虫的暴露减少，再加上现代城市生活的压力，可能是解开越来越多的过敏之谜的双重关键。我认为，我们与周围环境的关系出现了失调。我确信这一点，因为我认为有坚实的"证据"来支持我的理论：我此前一直是一个快乐、健康、不过敏的人，直到我开始住在像纽约、旧金山和中国香港这样人口密集、污染严重的城市。

我在美国印第安纳州乡村度过了早期的童年生活，至少在我的记忆中，生活几乎是田园诗般的。我们吃的蔬菜和水果都是在自家没有使用农药的园子里种的；我们整天都在户外呼吸着乡村的新鲜空气；我们在玉米地和邻居的谷仓里玩耍；我们吃三叶草的叶子和蒲公英的茎，有时还吃自家院子里的草。简而言之，我已经接受了一个解释过去200年来过敏症发病率为何不断上升的主要理论：卫生假说。

卫生假说认为，"太干净"的人容易过敏，在生命的早期（在你一岁之前）接触各种细菌，特别是在农场生活或作为一个有多个兄弟姐妹的大家庭的成员，是有保护作用的。卫生假说的支持者认为，暴露于一些"脏东西"之中对我们有好处。在正确的时间遇到正确的细菌，可以训练婴儿的免疫系统对一系列外部刺激做出正确的反应。如果免疫系统没有得到这种初始的训练，或者得到错误的暴露，又或者在错误的时间得到正确的暴露，它就会在以后的生活中反应过度。

根据卫生假说的逻辑，我的假设应该是正确的，我的乡村大家庭（我的姨妈和舅舅们大多有 3 个或更多的孩子）的过敏率要低得多。然而，当我打电话回家询问大家族的过敏情况时，我很快就被提醒说，我们家族成员的免疫系统和任何城市家庭的人一样躁动。因此，至少从我家族的过敏史和一些最新研究（我们将在接下来一分钟内深入探讨）来看，乡村生活根本不是有益免疫系统发育的"灵丹妙药"。换句话说，卫生假说可能不是过敏之谜的最终答案。

但正如我们已经看到的，不仅仅是生活在 21 世纪的人认为生活方式和环境的改变会导致问题。在约翰·博斯托克和查尔斯·哈里森·布莱克利的时代，花粉热被归咎于农业生产方式的改变和严重的空气污染。早在 1951 年，曾为美国各地的报纸撰写联合医疗专栏的著名内科医生沃尔特·阿尔瓦雷茨就已经将呼吸道过敏和哮喘病例的急剧增加归咎于环境中化学物质的增多。

在过去的 200 年里，我们一直在担心过敏是一个更大的问题：我们正在做的或已经做过的事情让所有人都非常躁动，会感到身体发痒、不舒服并且生病。正是这种想法把我们在这一章将要探讨的所有假设联系在一起。我称之为过敏诱因的"自作自受"理论。我们几乎凭直觉认为，我们对集体生活方式所做的改变正在导致过敏状况变得更糟。但是，我们的想法是对的吗？当我采访过敏症专家时，我要求他们给出明确的观点。许多人说，卫生假说是正确的，它仍然是先进的理论之一。但正如我们将在本章中探讨的那样，另有许多人认为是我们的饮食、生产和准备食物的方式的变化导致了肠道微生物组的改变，加剧了过敏。还有一些人认为，我们每天接触到的各种人造化学品和塑料使我们的免疫系统更容易受到刺激。每个人都同意的一点是，基因-环境相互作用（也称为表观遗传学），和我们的鼻腔、肠道和皮肤微生物组的构成一样，在过敏率的上升中发挥了很大作用。

我们即将探索过敏诱因的主要理论，这些理论关注的是我们的"现代"生活方式对免疫系统功能的影响。我们生产、准备和食用食物的方式；持续缺乏睡眠和高压力的现代工作文化；我们在人类医疗和动物饲养中使用的抗菌剂、抗寄生虫药和抗生素；园艺和我们对拥有一个郁郁葱葱、长满草的院子的痴迷——所有这些都是过敏的发展和稳步上升的嫌疑因素。人们对过敏原因的推测可能已经从 19 世纪的神经质行为和焦虑的性格转移到 21 世纪的饮食和微生物组。200 多年来，我们的文化和日常习惯一直受到密切关注，以探究它们在日益增长的躁动中可能扮演的角色。讲完这些，我们有理由责备自己，至少部分地责备自己。我们的整个现代生活方式，很可能是最近过敏率上升的根源。

苍白、忧虑却健康：一段把过敏归咎于焦虑和压力的历史

19 世纪，在弄清楚是什么导致花粉热或哮喘之前，医生经常把病人的严重症状归咎于其自身——至少在某种程度上如此。1859 年，亨利·海德·索尔特博士，一位自身就是哮喘患者的早期英国研究人员，认为花粉热和哮喘主要是神经系统疾病。乔治·W. 布雷博士是 20 世纪初在伦敦儿童医院过敏门诊工作的过敏症专家，他认为"许多过敏症状，会在恐惧和情绪波动后立即出现，这可能会产生有害的影响"。[1]哈佛大学在 20 世纪之交进行的研究表明，儿童的哮喘可能是由严厉的惩罚引起的，或者是由"潜意识里对母亲的固恋或仇恨"引起的。[2]这些关于过敏原因的观点并不罕见，而且与大多数过敏研究人员在诊所里经常见到的病人类型有关。

第一批呼吸道过敏症患者，或者至少是那些去看医生的人，往往是受过教育且住在城里的白人。他们中的许多人是年轻的男孩和女孩，因此医生开始

将身体虚弱与花粉热和哮喘联系起来。早期的科学文献，甚至直到 1935 年才出版的文献，都把过敏定义为"超敏"或"神经系统某一部分的极度易激惹或不稳定"。换言之，紧张、焦虑的人或"神经病患者"会患上过敏症。花粉热和哮喘的触发机制被认为不仅仅是过敏原本身，还包括任何扰乱病人神经系统并使他们脱离"平衡的过敏状态"的东西。

著名的过敏症专家沃伦·T. 沃恩博士在 1931 年写道，任何压力源都可能影响这种"平衡"，导致过敏或哮喘发作：感染、失眠、焦虑、月经或怀孕期间的激素分泌、情绪不安或体力活动。[3] 与他同时代的塞缪尔·费恩伯格博士在 1934 年写道，过敏症患者往往智商高于平均水平，但也更情绪化、"喜怒无常"，并且拥有更"警觉的神经系统"。[4] 1939 年，莱诺克斯山医院过敏门诊主任劳伦斯·法默博士认为，心理无疑"在过敏这出戏剧中扮演了决定性的角色"，情绪往往会引发严重的过敏发作。[5]

作为一名有一定名气和几十年经验的过敏症专家，亚瑟·科卡博士在 1931 年出版的书中指出，"过度进食"和"运动不足"可能会导致哮喘发作。[6] 在症状出现之前，他就发现了患者性格的共同变化。科卡博士认为，"易怒和偏执"是食物过敏的"常见先兆"，一种可观察到的、普遍的"紧张"可能是这种疾病的唯一症状。然而他也指出，"精神治疗"或精神分析在控制过敏或预防过敏发作方面并不是特别有用。

食物过敏症专家阿尔伯特·罗博士在 1931 年写了一本关于这个主题的经典图书，他认为许多人没有认真对待食物过敏，而是把一切归咎于病人。食物过敏症患者会遭到怀疑并接受更多的检查，因为他们自我报告的症状在很大程度上是肉眼看不见的。罗认为，如果医生能更多地把食物过敏作为一种合理的医疗状况加以注意，就会发现食物过敏很可能是普遍存在的。他抱怨说"许多医生认为对食物的特异质反应是想象出来的"，并指出女性更容易出现食物过敏，这可能就是许多医生对这些症状不屑一顾的原因。[7] 当时，许多医生认为女性的症状仅仅是"幻想"。[8] 罗敦促他的同行更加开放思想，并为无法通过其他手段和方法治愈的病人培养一种尝试排除特定食物的饮食意愿。

20 世纪 50 年代，阿尔瓦雷茨在为梅奥基金会撰写的文章中指出，紧张或情绪焦虑可能引发过敏反应，或使某人对特定的过敏原敏感，从而导致呼吸道或食物过敏。他指出，目前尚不清楚压力本身是否会产生"类似过敏"的症状，这是医生及专家之间争论的一个话题。话虽如此，但很明显过敏在高度敏感、受过良好教育的人群中是一个问题，而且暴饮暴食的行为可能会导致这些人对某些食物过敏（当时，这种想法似乎仍然是合理的，尽管现在我们知道它显然是错误的）。阿尔瓦雷茨进一步指出，要判断一个病人是否有食物过敏、抑郁或仅仅是对"某些食物有偏见"，即使不是不可能，也是很困难的。[9] 1953 年，费恩伯格在一本关于过敏的小册子中介绍，许多所谓的食物过敏只不过是抑郁、失眠或疲劳的表现形式。[10]

一些最早的过敏治疗方法反映了病人的精神状态和他们最严重的症状之间的简单联系。从 19 世纪到 20 世纪初，许多医生建议他们的花粉热和哮喘患者避免任何可能引发发作的压力源或体力消耗，并定期使用酒精或其他镇静剂来治疗这些疾病。虽然这种做法逐渐被淘汰，部分原因是这种方法的无效性，以及人们越来越认识到阿片类药物作为处方药使用可能非常危险，但直到 20 世纪 60 年代，大多数医学书籍都将镇静剂列为严重过敏病例的可行性治疗选择，当时的过敏指南仍然保留了压力、情绪和过敏发作之间的联系。美国哮喘和过敏基金会出版的一本小册子讨论了情绪与过敏发作之间的关系，其中写道："兴奋、愤怒，甚至恐惧，都会触发过敏。"[11]

一个多世纪以来，人们把神经质和压力等同于过敏，导致许多过敏症患者和非过敏症患者都认为过敏和哮喘是城市富裕精英的虚弱表现，换言之，"苍白、忧虑却健康"。（当我们在第 10 章审视 21 世纪对过敏的文化理解和媒体表现时，我们将再次看到这种混为一谈的情况，也就不足为奇了。）到 1947 年，著名的免疫学家和过敏症专家罗伯特·库克谴责过敏已经退化成神经症的一种替代性诊断，导致它在"严肃"的医疗从业者眼中只不过是一种流行或时髦的诊断。[12]

这种污名化和对个人的指责在现代这种不信任的环境中突然出现，并且一直挥之不去，许多人认为过敏症患者可能是"装出来的"，或者认为过敏不像癌症或糖尿病是"严重"的疾病。（我们将在第10章更深入地探讨这个问题。）与此相呼应的是，过敏症患者——尤其是湿疹患者——经常将日常压力源和他们的整体心理健康水平与过敏反应的增多或症状的恶化联系起来。我和很多人聊过他们的过敏症，他们觉得过敏症与他们的精神和身体健康之间的关系几乎是紧密相连的。这种相关性是双向的；如果他们健康快乐，他们的过敏症状就不那么严重，发作也不那么频繁。压力和疲劳既可能是过敏的产物，也可能是过敏的原因。

让我们面对现实吧，我们生活在一个充满压力的时代。这个年代以一场全球大流行和一些我们所见过的最严重的野火、干旱和洪水开始。全球经济仍在受到新冠疫情的影响，并显示出下滑的迹象。我们所经历的焦虑和压力的增加是否影响了我们的过敏反应？我们的压力水平和免疫系统之间是否有直接的联系？简而言之，答案当然是肯定的。

在过去的几年里，研究人员发现，有证据表明，压力通过全身肥大细胞释放的组胺直接影响我们的免疫应答。当我们的精神或身体受到压力时，身体就会释放压力激素，如皮质醇和肾上腺素。密歇根州立大学最近的一项研究发现，肥大细胞对其中一种被称为促肾上腺皮质激素释放因子（CRF1）的激素具有很高的响应水平。[13] 研究人员发现，具有正常 CRF1 受体的小鼠暴露于 CRF1 后，肥大细胞数量、肥大细胞脱颗粒或组胺释放均有所增加。缺乏 CRF1 受体的小鼠的肥大细胞活化程度要低得多，因此表现得更好（暴露于过敏性应激源的小鼠的过敏性疾病减少了 54%）。换句话说，更容易承受压力的小鼠也更容易产生过敏反应——它们的压力激素直接激活了组胺反应。在一项针对 1 700 名德国人的研究中，慕尼黑工业大学的研究人员发现了过敏与常见精神健康障碍之间的相关性。[14] 长期过敏的研究参与者更有可能患有抑郁症；如果他们患有季节性花粉过敏，他们就更容易焦虑。

这在美国国立卫生研究院的食物过敏症专家帕梅拉·格雷里奥博士看来是有道理的。当我就食物过敏的原因采访她时，她提到了质子泵抑制剂药物——一类控制胃酸水平的常用处方药（抗酸药）。她说，我们对质子泵抑制剂药物的使用与成人对食物的 IgE 敏感性之间存在关联。这类药物降低了肠道的酸度，使胃里的食物以一种免疫上更完整的形式被吸收。由于胃酸的水平与我们的饮食和压力水平有关，因此这是现代生活方式如何影响免疫系统的一个明显例子。

但是，可能受到压力的负面影响的不仅是食物过敏的患者。湿疹专家彼得·利奥博士告诉我，压力和皮肤之间的联系是显而易见的。而对于至少部分由压力引起的病症，不能仅使用更多的药物进行治疗。他认为，治疗必须更加全面，涵盖病人生活方式的方方面面。

利奥解释说："实际上，你可以证明，如果你给某人施加压力，即使他很健康，他的皮肤屏障也会被破坏。有时候西方人会说：'哦，得了吧，别再谈压力了。'但这是损害皮肤的生理上的压力，这是真实存在的。我们生活在一个压力巨大的社会。"

似乎非常清楚的是，至少根据最近的科学发现，当我们的个人压力水平上升时，我们的过敏反应会进入超速状态。然而，这与早期的过敏医学不同，当时患者的精神状态经常被直接归咎于他们的过敏。像格雷里奥和利奥这样的 21 世纪过敏症专家所争论的是，病人的生活环境——他们的工作场所、家庭、城市、城镇和社区——是外部压力源所在。[15] 长时间工作、负担不起的托儿服务、更小的社交圈、糟糕的经济、漫长的通勤、更多的加班……所有这些都可能导致患者的压力水平上升，而不断增加的压力使所有人都受到了更多的刺激。

卫生假说的解释

随着 20 世纪对免疫系统功能的研究越来越多，对超敏反应的病因学或诱因的关注，从遗传、过敏原本身的暴露和患者的基本性格，转变到现代生活环境中的微生物数量上。让我们更仔细地看看卫生假说，这也许是最广为人知、最常被支持的过敏诱因理论。你可能已经熟悉这样一种观点，即"太干净"或太卫生在儿童成长方面并不是那么好。也许你听说过，让孩子们在泥土里玩耍、弄得有点儿脏、把口水弄到彼此身上都是可以的——这对他们有好处。这就是卫生假说背后的基本思想，它最初是为了试图解释 20 世纪后半叶哮喘、湿疹和食物过敏的激增而提出的。

1989 年，流行病学家戴维·斯特罗恩在《英国医学杂志》上发表了一篇题为《花粉热、卫生和家庭规模》的短文章。[16] 斯特罗恩使用的数据来自 1958 年 3 月同一周出生的 1.7 万多名英国儿童的全国样本。他研究了 3 件事：第一，有多少受试者自我报告在 23 岁时出现花粉热症状；第二，有多少父母在受试者 11 岁时报告了花粉热；第三，父母是否记得孩子在 7 岁前有没有患过湿疹。斯特罗恩研究了许多变量来解释这些数据，但对他来说最突出的关联，以及他在《英国医学杂志》刊登的发现，集中在孩子的家庭规模和出生顺序方面。

斯特罗恩在研究最初的数据后发现，尽管所在的社会经济阶层存在差异，但年幼的孩子似乎最不容易患花粉热或湿疹。斯特罗恩认为，较低的过敏率可能可以解释为"过敏性疾病可能是通过儿童早期感染预防的，这种预防作用可能是通过与年长的兄弟姐妹的不卫生接触传播的，或者是母亲在产前通过与年长的孩子接触后感染而获得的"。家庭规模的缩小、住房条件的改善以及清洁标准的提高，可能共同减少了儿童接触各种微生物的机会。换句话说，斯特罗恩的研究结果表明，童年阶段轻微的感染可能对发育中的免疫系统有益。

起初，这个想法遭到了拒绝，因为许多免疫学家仍然认为，严重的感染可能引发过敏，尤其是哮喘。但在研究人员发现 IgE 介导的（或抗体驱动的过敏性）免疫应答导致许多过敏症状后，斯特罗恩的想法最终被接受并推广开来。似乎有理由认为，早期缺乏与某些细菌的接触是潜在的问题，导致免疫系统"未经训练"，并在以后的生活中反应过度。早期对微生物组和共生细菌（生活在人类肠道内、鼻腔和皮肤上的友好细菌）的研究"导致了卫生假说作为过敏的'老朋友假说'或'生物多样性假说'的重新表述，这些假说认为，西化、工业化国家相关的环境、饮食和生活方式的变化改变了肠道和皮肤微生物组的多样性"。[17]

"老朋友假说"认为，人类患过敏和自身免疫病等慢性炎症性疾病的风险变高是因为我们不再经常接触与人类一起演化了几千年的一些微生物。[18] 该理论认为，这些"老朋友"帮助调节了我们的免疫功能。它们对人类健康的风险很小，健康的免疫系统可以很容易地控制它们。这样做训练了发育中的人体免疫系统，使其更加强健，并适应正常的环境。

问题是，至少从这个角度来看，在没有这些"老朋友"的情况下，我们的免疫系统没有得到更好的自我调节所需的早期训练。相反，它会对花粉或尘螨等无害的刺激反应过度。

这两个密切相关的理论结合在一起，解释了"农场效应"。芝加哥大学著名的免疫学家凯瑟琳·纳格勒博士从事关于微生物组与过敏的关系的前沿研究，当我与她坐下来交谈时，她向我解释了卫生假说和把微生物当作"老朋友"的想法是如何结合在一起，并产生了一种近乎田园诗般的农场生活概念的。农场里有耕作过的土壤、泥泞的谷仓和马厩，还有肥沃的田地，这些地方有很多细菌、病毒和寄生虫。

"有一篇很好的文献，也是一篇更古老的文献，有关农场生活是如何起到保护作用的。"纳格勒说，"生物多样性对微生物群有好处。所有之后'殖民'我们身体的微生物都来自环境。"

正如纳格勒解释的那样，如果你改变了环境，你就改变了微生物群。如果你有更好的卫生条件，离开农场，少生孩子，你就切断了丰富多样的微生物群的供应。从本质上讲，你在日常生活中与微生物的亲密关系就会减少。与友好的细菌亲密接触，尤其是在生命的最初几年，似乎确实能预防多种免疫疾病——但不是全部。卫生假说的依据是，"过于清洁"的环境会使我们的免疫功能向 Th2 反应或严重过敏反应倾斜，至少在大多数情况下，这是由 IgE 介导的。（你可能还记得第 1 章的内容，IgE 是 B 细胞形成的用于抵抗辅助性 T 细胞之前遇到的特定物质的抗体。）然而，季节性过敏等 Th2 紊乱并不是唯一增加的免疫疾病。近几十年来，我们看到辅助性 T 细胞 1（Th1）疾病，或者多发性硬化之类的自身免疫病也在增加。有很多科学证据支持卫生假说和所谓的农场效应，与我交谈过的大多数过敏症专家都认为这个理论非常有说服力。但是，正如我们之前多次看到的那样，过敏的原因是复杂的，卫生假说并不能解释一切。

最近的研究表明，有一种可测量的农场效应，但研究人员不确定哪些暴露是有保护作用的，也不确定它们可能触发什么机制来产生这种保护作用。似乎可以肯定的是，幼儿时期接触家畜会大大降低以后患各种过敏性疾病的风险。特别是，接触稳定的灰尘似乎可以预防大多数过敏反应。[19] "农场灰尘" 中的某些东西是有效的——细菌、病毒、真菌甚至更多的过敏原本身，但目前还不完全清楚灰尘中的哪些成分有保护作用，哪些成分没有保护作用。另一项对奥地利、德国和瑞士农村地区的研究表明，农业环境针对花粉热、特应性敏感和哮喘更有保护作用。[20] 如果婴儿出生后的第一年在马厩里待的时间足够长，并且喝牛奶，那么即使他们的 IgE 结果显示出一些敏感，他们患过敏性疾病的概率也会大大降低。换句话说，他们可能对某些过敏原有潜在的敏感性，但这种敏感性并没有发展成全面的过敏反应。

在另一项研究中，研究人员观察了在实验室和农场谷仓中长大的小鼠的免疫功能，农场效应得到了强烈的支持。[21] 事实上，在小鼠身上的研究结果是这一理论的关键支持之一。康奈尔大学的免疫学家埃弗里·奥古斯特博士向我解释说，为实验室研究而培育的没有病原体的小鼠，其免疫系统与"不干净"的同类截然不同；它们的免疫系统类似于人类新生儿的免疫系统。如果你把那些"干净"的小鼠置于"肮脏"的环境中——就像小鼠研究中模拟农场生活那样，它们的免疫系统就变得更像成年人。

这与对人类的研究相吻合，该研究表明，除农场外，遍布细菌的环境也可以预防过敏。与狗一起生活的儿童和成人患哮喘和肥胖的概率较低，这可能是由于更多地间接接触到狗携带进家里的细菌。[22] 最近由美国国立卫生研究院资助的一项研究表明，将婴儿暴露在室内高水平的宠物和害虫过敏原（具体来说是蟑螂、小鼠和猫）中，可以降低他们在 7 岁之前患哮喘的风险。[23] 但是，暴露于细菌中可能既有保护作用,也有坏处——这完全取决于是哪种细菌。

以幽门螺杆菌这种常见的肠道微生物为例。你可能知道幽门螺杆菌是胃肠道溃疡、慢性胃炎,甚至某些癌症的罪魁祸首。

尽管幽门螺杆菌这个物种是科学家在 1982 年发现的,但有人推测,这种细菌在我们身上定居时间更久远(大约发生在 6 万年前),它的感染需要在小型、紧密联系的群体中反复接触——而这正是直到最近人类都在践行的典型生活方式。幽门螺杆菌有许多不同的菌株,据估计,在第二次世界大战后,幽门螺杆菌在人类中的感染率约为 80%,当时引入了青霉素等处方抗生素来治疗常见感染,因此使幽门螺杆菌从人类肠道中消失。今天,据估计大约有 50% 的人感染幽门螺杆菌,在一些非洲国家,这一比例高达 70%;在一些欧洲国家,这一比例低至 19%。[24]

这与卫生假说是一致的,因为微生物在有许多兄弟姐妹的拥挤大家庭中传播得更容易。通常,一岁后的幼儿期易感染幽门螺杆菌,通过粪–口、口–口或呕吐物–口途径传播。在没有使用抗生素的情况下,一个人一旦感染幽门螺杆菌,它就可以在人的肠道中存活数十年,通常会伴随宿主一生。大多数感染幽门螺杆菌的人没有任何症状或不良反应。

携带和不携带幽门螺杆菌的人的胃在免疫方面是不同的,有人推测,携带幽门螺杆菌的患者的肠道有更多的调节性 T 细胞。这很重要,因为调节性 T 细胞在抑制我们的炎症免疫应答中起着至关重要的作用。尽管幽门螺杆菌感染与肠道中免疫细胞增多有关,但一些研究人员提出,这可能是对细菌的正常反应,而不是病理反应。[25] 换句话说,幽门螺杆菌在某些情况下可能是有益的。事实上,缺乏这种细菌的人更容易患胃食管反流病或胃酸反流,而且有证据表明,幽门螺杆菌对儿童期发作的哮喘起着保护作用。正因为如此,一些研究人员得出结论,幽门螺杆菌可能是一种"两面性生物",换言之,这种微生物"可以是病原体或共生生物,具体取决于环境"。[26]

所有这些都表明,卫生假说的基本前提是可信的:我们需要定期接触友好的细菌来训练我们的免疫系统。然而,生活在越来越多样化的微生物群中和自动产生更好的免疫系统功能之间，可能不能简单地画等号。弗吉尼亚大学医学院过敏和临床免疫学部门主任托马斯·普拉茨-米尔斯博士认为，卫生假说不可能解释过敏率的上升。他告诉我，这不可能是我们正在寻找的罪魁祸首，或者至少不可能是唯一的。他的论点基于我们最近的"清洁"历史提出。

在整个 20 世纪，卫生标准得到了更广泛的采用。污水处理系统的改善和饮用水的改善意味着人类接触微生物的频率大大降低，至少摄入微生物的数量降低了。由于食物和水的质量控制以及穿鞋这一行为的增多，蠕虫或肠道寄生虫的常规感染已经减少。由于这是一段人们从农场迁移到城市中心的时期，大众与农场动物的接触水平也有所降低，他们原本在农场和土壤中经常接触到的细菌种群的多样性也有所减少。家庭规模也变小了，也许这导致儿童接触细菌的机会减少，但是正如普拉茨-米尔斯很快指出的那样，所有这些变化在 20 世纪 20 年代就已经完成，这并不能解释 20 世纪四五十年代哮喘和过敏性鼻炎发病率的急剧上升。普拉茨-米尔斯博士认为，对花粉热和哮喘发病率上升的最佳解释并不仅仅是卫生假说，而更有可能是"对室内过敏原的敏感性增加，以及常规深度吸气对肺部特异性保护作用的丧失"。换句话说，户外娱乐可能比花几个小时玩《我的世界》或《堡垒之夜》游戏更能预防过敏。

如果卫生假设或农场效应是正确的，那么人们也应该能看到农业社区的过敏率显著下降。然而，内布拉斯加大学医学中心过敏和免疫学部门的主任吉尔·普尔博士发现，大约 30% 的中西部农民患有与他们的农业生活方式直接相关的过敏性疾病。谷物升降机和畜棚产生的灰尘、农药接触，以及洪水导致的谷物腐烂都会导致俗称的"农民肺"。所以，虽然一些农场的暴露似乎是有益的，但并非全部有益。

如果在最初的假设理论中，家庭规模、农村生活和社会经济地位是联系在一起的，那么人们可能会认为，家庭规模较大、农村人口较多、社会经济地位较低的国家，过敏性疾病的负担会更轻。然而，在世界上家庭规模较大、农村人口比例较高、生活在贫困线或贫困线以下的家庭较多的地方，过敏率正在稳步上升。最近的一项研究发现，居住在首都坎帕拉的乌干达人中有 1/2 患有某种形式的过敏症。[27] 该研究还表明，尽管更多的城市居民能够以哮喘、鼻塞或皮疹的症状向医院报告，但乌干达农村地区的过敏症病例正在增多。许多乌干达人使用非处方抗组胺药物、类固醇和抗生素进行自我治疗。乌干达过敏症专家布鲁斯·基廉加博士说，他认为空气污染等环境压力才是罪魁祸首，而非城市生活方式。

所有这些研究结果加在一起表明，农场效应或卫生假说可能不是我们正在寻找的最终答案。虽然这个理论有直观的意义，但我们根本没有足够的科学证据来明确地说，农村生活，其"肮脏"或微生物丰富的环境，可以完全保护我们免受过敏性疾病的侵害。然而，由于我们的生活方式和日常习惯，我们与周围微生物世界的互动已经发生了一些变化，这一基本观点仍然令人信服。因此，卫生假说可能部分正确。越来越多的证据表明，我们的一些习惯（尤其是与我们的饮食和食物生产有关的习惯）可能是最近过敏发病率上升的原因，尤其是食物过敏。

微生物组和食物过敏

如果你想更好地了解现代生活方式是如何导致一些与过敏有关的最大的问题时，特别是当涉及我们的食物生产方法、饮食、抗生素的使用和分娩实践时，那么你最终会坐在一个身材娇小、非常聪明、富有同情心、名叫凯瑟琳·纳格勒的金发女人的对面——对她的学生而言，她是纳格勒博士；对她的朋友和同事而言，她是凯茜。每次采访过敏症专家，我都能听到纳格勒这个名字和食物过敏出现在同一个句子里。很快，我了解到这是因为纳格勒是世界上最好的免疫学家之一。她的研究主要关注我们的肠道微生物组在儿童食物过敏发展中所起的作用。她从事这项工作已经有几十年了，她还记得 20 世纪 80 年代末食物过敏发病率首次开始攀升的时候。

"我亲眼看到这一切。"纳格勒一边说，一边把电脑屏幕转向我，向我展示一些图表。在一个阳光明媚的春日午后，我们坐在她芝加哥大学的办公室里。"我有两个孩子，一个 23 岁，一个 27 岁，所以我实时地关注着这个问题，因为在我的孩子们上学期间，纸杯蛋糕是被禁止进入教室的。那正是在 20 世纪 80 年代末至 90 年代初，食物过敏率开始上升，美国儿科学会建议怀孕的母亲、哺乳期的母亲和 4 岁以下有过敏风险的儿童不要吃花生和致敏食物。这完全是错误的建议，反而火上浇油，导致过敏率上升得更快。现在，所有的努力都是为了早期引入。"

纳格勒间接引用的是现在著名的花生过敏早期研究（LEAP），该研究由伦敦国王学院的吉迪恩·拉克博士领导的来自英美两国的研究人员进行，并于 2015 年发表在《新英格兰医学杂志》上。[28] 该研究发现，几十年来，人们一直错误地建议父母不要给 3 岁以下的孩子吃任何含有花生的食物，这导致了花生过敏发病率的大幅上升以及严重程度的大幅加重。参与这项研究的婴儿（4~11 个月）被随机分为两组：一组的父母继续遵循不吃花生的建议，另一组的父母则被告知马上给孩子食用花生。两组婴儿都接受了对花生敏感性的皮肤点刺试验。对花生敏感性检测呈阴性的儿童群体中，他们 60 个月大时，花生回避组的花生过敏率为 13.7%，而花生食用组的花生过敏率仅为 1.9%。而在对花生敏感性检测呈阳性的儿童群体中，花生回避组的花生过敏率为 35.3%，花生食用组的花生过敏率则为 10.6%。最近在澳大利亚墨尔本进行的一项研究发现，在最初的 LEAP 研究取得成功之后，2016 年对花生的饮食建议的改变导致对花生过敏的婴儿人数减少了 16%。[29] 很明显，向婴儿饮食中引入花生具有保护作用。

然而，纳格勒理解为什么父母会对将过敏原引入孩子的早期饮食犹豫不决。毕竟，现在提建议的人正是几年前提出错误建议的人，凭什么相信他们？另外，她也不认为有确凿的证据表明早期引入过敏原就一定是好的。

"甚至在第一次食用固体食物之前，你就有可能会变得敏感。"纳格勒解释说，"孩子们在出生后的第一个月内就会产生过敏反应。这意味着他们可能是被母乳或皮肤致敏的。如果你给孩子早期引入过敏原，孩子就会产生过敏反应。所以，早期引入是有风险的，但现在我们知道全面禁止过敏原也不正确。"

那么，我们该怎么办呢？纳格勒更担心的事情有关我们的免疫系统最初是如何变得敏感的。身体是如何学会耐受某些食物，并开始对其他食物产生负面反应的？她确信，食物过敏作为一种现象是代际变化的一部分。

她解释说："人们会告诉你，他们家族中没有这种病史。你的过敏症状可能在你生命中的任何时候发生，它通常会出现在 2~5 岁。现在，越来越多的成年人开始出现食物过敏。曾经，牛奶、鸡蛋、小麦过敏常见于儿童。现在，它们会持续到成年。"

换句话说，事情发生了变化——很多变化，而且不是向好的方向发展。食物过敏是一个更大的问题的信号。

纳格勒向我展示了关于各种变化的幻灯片，而我则以最快的速度写下细节。她的语速很快，部分原因是她有太多内容要告诉我。她简要地介绍了各种关于过敏诱因的理论，比如卫生假说，然后她停在一张幻灯片上，展示了所有可能导致我们免疫系统不适的因素：饮食、剖宫产、食物生产的变化、母乳喂养。

纳格勒说："我们的想法是，现代工业化的生活方式引发了共生细菌的变化。""共生细菌"是一个别致的说法，指的是我们生活在其中、存在于我们体内和身边的所谓的友好细菌。"炎症性肠病、过敏、肥胖、孤独症都是慢性非传染性疾病。这些疾病都与微生物组有关。"

这就是纳格勒对为什么过敏呈上升趋势这一最重要问题的回答。我们肠道微生物组（生活在我们肠道中的所有细菌和病毒，它们帮助我们将食物加工成细胞可用的燃料）组成的变化，正在驱动免疫功能的变化。

最近的研究强调了我们的饮食、抗生素的使用和肠道细菌在过敏性疾病发展中的关系。2019 年的一项研究表明，健康婴儿的肠道中含有一类特定的过敏保护细菌，而这些细菌在牛奶过敏婴儿体内没有发现。[30] 随后，波士顿布列根和妇女医院的一项研究发现，婴儿肠道中有五六种特定的细菌菌株似乎针对食物过敏有保护作用。该研究的首席研究员林恩·布里博士推测，无论好坏，我们的生活方式都能够"重置免疫系统"。[31]另一项研究发现，在我们的饮食中摄入更多的奶酪可能会意外地加重过敏症状，因为一些奶酪中的细菌会产生组胺——一种有助于触发有效免疫应答的天然化合物。[32]加利福尼亚大学旧金山分校的研究人员发现，三种肠道细菌与一种被称为 12,13-diHOME 的脂质分子的产生有关。[33]这种特殊的分子降低了我们肠道中调节性 T 细胞的数量，正如我们已经看到的，调节性 T 细胞对抑制炎症至关重要。研究人员发现，这三种细菌水平较高的婴儿患过敏和哮喘的风险更高。

纳格勒解释说："肠道中有许许多多的免疫细胞。肠道似乎是微生物组的总部。那里的微生物多样性最丰富，数量当然也最多，尤其是在结肠处，这个数字高达数万亿。"

最终，大多数生活在 21 世纪的人已经改变了微生物组的构成。纳格勒认为，我们的饮食才是真正的罪魁祸首。如果我们从食用富含纤维的食物转向食用富含糖和脂肪的高度加工食品，我们最终会饿死肠道中的有益细菌。我们没有给它们提供所需的食物。

"我们与微生物共同演化，"纳格勒说，"而现在我们丢掉了它们的食物。没有食物，它们就活不下去。"

抗生素的使用不仅可以杀死导致链球菌性咽炎和鼻窦感染的细菌，还可以杀死我们的肠道细菌。我们吃的肉来自被注射了低剂量抗生素以增肥的动物。纳格勒推测，所有这些都可能对我们的微生物组产生重大影响。她说，我们正在自己身上做实验，结果会产生有害的影响。

纳格勒提出了一种新的理论，被称为"屏障调节"假说。从本质上讲，我们的肠道和皮肤微生物组调节着什么能进入身体、什么不能进入身体。皮肤和肠道中的共生细菌是维持屏障功能不可或缺的一部分。纳格勒解释说，上皮细胞是我们和周围一切事物之间的屏障，这确保进入我们体内的细菌只能是被吸入或摄入的。

事实上，研究人员最近发现，肠道中编码抗病毒蛋白的基因、肠道微生物群的变化，以及小鼠肠道通透性增强和严重的皮肤过敏反应之间存在联系。[34]

肠道微生物组是由不同种类的细菌、病毒和真菌组成的复杂而平衡的混合体。缺乏抗病毒蛋白基因的小鼠的微生物组发生了变化（通俗地说，是不同细菌和病毒的数量和类型发生了显著变化）。这表明，我们的免疫系统已经发展出了应对肠道微生物并保持平衡的方法。当微生物组的构成发生变化时，免疫系统组成部分的各种反应就会发生变化，这让我们在这个过程中更加痛苦。这是遗传（基因）和环境（肠道菌群的变化）相互作用产生过敏的证据，但也证明了纳格勒更重要的观点，即改变肠道菌群可以对过敏产生直接影响。

还记得奥古斯特对人体免疫细胞作为人体监护人的描述吗？屏障调节假说与我们的免疫系统作为一个整体（包括微生物组）的概念非常吻合，它是决定什么能成为我们的一部分、什么不能成为我们的一部分的监护人。没有这些屏障细胞提供调节，所有蛋白质都可以通过我们的皮肤或肠道进入血液，在那里遇到我们的免疫细胞。过敏症患者的免疫系统是完全正常的，它只是在做它应该做的工作。根本问题是，至少从纳格勒的角度来看，免疫系统被要求执行一项与最初训练时不同的工作。所以，从这个角度来看，过敏性疾病是一个屏障问题，并非免疫系统的问题。

纳格勒解释说，所有生物，甚至无脊椎动物，都有一个相关的微生物群来执行重要的生理功能。没有微生物群，就根本不会有生命。人类的肠道每年要与数量为 100 万亿的共生微生物和超过 30 千克的食物蛋白质打交道。构成肠道屏障的细胞必须分辨哪些是有害的病原体（具有破坏性的外部细菌或病毒），哪些是无害的抗原。正如纳格勒和她以前的学生——北卡罗来纳大学医学院的免疫学家奥尼因耶·伊韦阿拉博士在最近一篇关于人类微生物组与食物过敏关系的综述中所指出的那样，"越来越明显的是，与固有的免疫细胞和微生物组密切相互作用的功能性上皮屏障对建立和维持口腔耐受至关重要"。[35]简而言之，这意味着对食物的健康免疫应答依赖于我们的上皮细胞、生活在我们体内的友好细菌和我们摄入的食物类型之间的复杂平衡。这种平衡的任何部分发生变化都可能带来大麻烦，正如我们在本章开头看到的伊丽莎白的孩子们。

从纳格勒的角度来看，伊丽莎白认为抗生素引起她的孩子食物过敏的理论可能并不牵强。随着孩子年龄的增长，婴儿和儿童肠道微生物组的变化会导致更大的过敏反应风险，似乎孩子最早期的生长环境是最为关键的。

当一个人 3 岁时，微生物组已经非常稳定。这个年龄之前的变化似乎对过敏的发展至关重要，但也不一定。法国巴斯德研究所的一项研究，在小鼠模型中发现了肠道微生物组在 3~6 个月大的健康免疫系统发育中起作用的证据，这是大多数人类婴儿第一次接触固体食物的发育阶段。在引入固体食物后，肠道内的细菌增加了 10~100 倍。[36] 这个被称为"致病性印记"的微生物组快速生长发育的阶段，似乎决定了一个人成年后对过敏和自身免疫病等炎症性疾病的易感性。从理论上讲，抗生素可能会破坏这一发育阶段，从而增加患上各类过敏性疾病的风险。

到目前为止，科学证据似乎支持这一观点。[37] 罗格斯大学和梅奥诊所进行的研究发现，两岁以下的儿童在服用抗生素后患哮喘、呼吸道过敏、湿疹、乳糜泻、肥胖和注意缺陷多动障碍（又称儿童多动症）的风险更大。这项研究调查了 2003—2011 年间出生在明尼苏达州奥姆斯特德县的 14 572 名儿童。[38] 如果在出生后的前 6 个月服用抗生素，患病风险会急剧增加。研究人员发现，研究中 70% 的儿童在他们生命的前 48 个月（通常是因为呼吸道或耳部感染）至少服用过一种抗生素。最近的另一项研究发现，抗生素可以让非致病性真菌在人体肠道中生长，这可能会加重呼吸道过敏的程度。[39] 最后，一项针对芬兰和纽约的婴儿的研究发现，剖宫产和抗生素都与肠道微生物组的改变和婴儿过敏风险的增加有关。[40]

纳格勒对这些发现并不感到惊讶。在我们的采访中，她强调阴道分娩会给婴儿提供"开荒细菌"。婴儿通过阴道进行分娩时，会接触到母亲的友好细菌。然后，母乳喂养将更多有益的细菌引入婴儿的肠道。

"细菌在有序的生态演替中繁殖，"纳格勒解释说，"产生乳酸的细菌率先出现，下一批到来的细菌是那些被母乳带来的。如果你跳过这两个过程，就像很多人做的那样，你就已经扰乱微生物组了。生命的前 100~1 000 天对免疫系统的发育至关重要。"

　　研究表明，剖宫产出生的婴儿并没有接触到正确的、无害的阴道"开荒细菌"，但他们接触了可能有害的医院细菌。最近的一项研究发现，包含（与母乳中相同的）乳杆菌的益生菌，可以降低患有中度至重度特应性皮炎或湿疹的三岁以下儿童的特应性皮炎评分（尽管这没有给轻度湿疹患者带来可测量的益处）。婴儿出生后头三个月的母乳喂养也与呼吸道过敏和哮喘风险的降低有关。在一项涉及 1 177 对母子的研究中，母乳喂养的婴儿在 6 岁之前过敏的风险降低了 23%，患哮喘的风险降低了 34%（但前提是没有哮喘家族史）。[41] 如果不是完全的母乳喂养，则不会降低风险。如果一位母亲在自己的乳汁中补充了配方奶粉，这种保护作用几乎就消失了。（提醒：如果你是一位母亲，请不要惊慌。有很多正当的理由让你选择剖宫产，或选择配方奶粉而不是母乳喂养。稍后我们会回到这一点，很多相关内容都很复杂，关于这些相互作用，我们还有很多不知道的。）

　　纳格勒提醒我，多年来，养牛业一直在给奶牛摄入低剂量的抗生素，以促进它们生长及增重，增加商业可行性。我们也吃纤维含量低、加工程度高[42]、添加糖和脂肪的食物。[43] 这意味着我们引入肠道的食物与我们祖先几千年来吃的食物是不同的。当然，这也会影响到我们体内繁殖的细菌种类。

　　甚至像换床单这样简单的事情也能改变我们的微生物组（我们将在下一节深入探讨化学物质是如何发挥作用的）。哥本哈根大学生物系和丹麦儿科哮喘中心的研究人员研究了 577 名婴儿的床上的样本，并将其与其中 542 名约 6 个月婴儿的呼吸道分泌物样本进行了比较。[44] 研究人员发现了 930 种不同类型的细菌和真菌。他们发现床上灰尘中的细菌与对应儿童体内的细菌之间存在相关性；虽然这两组细菌并不完全相同，但它们似乎确实会直接相互影响。呼吸道细菌的增加或减少反映了婴儿床上细菌的增加或减少。研究表明，少换床单可能对我们鼻腔和气道微生物组的健康有益。

　　从本质上讲，我们周围和体内更多样化的细菌总体上对我们的免疫系统功能起着积极的影响。在很多采访中，我都听到研究人员渴望回归简单、不那么受科技驱动的生活方式。其中大部分都集中在我们消费哪些食物，以及如何生产这些食物上。一位顶级过敏症专家梦想着进行终极对照研究，以证明我们的现代生活方式和习惯对我们的免疫系统产生了负面影响。

"想象一下，"他说，"如果我们能让一群人回到更古老的生活方式，那该有多好。吃不含农药的食物，吃各种各样的天然食物；不使用洗碗机或洗涤剂。你知道会发生什么吗？不会再有过敏了。我只希望我能证明这一点。"

关于饮食和营养的简要说明

此时，你可能渴望了解更多相关信息：如何改变我们的饮食来帮助平衡肠道微生物组，从而平衡我们的免疫系统。虽然我理解这种渴望，但我不得不再次让你失望。根本没有足够的科学证据来支持任何饮食上的改变。不过，基于我们现在所知道的，我可以告诉你一些事情。

第一，吃当地产的蜂蜜，对你的免疫系统没有帮助。食用含有当地花粉颗粒的蜂蜜会改善呼吸道过敏，这一理论绝对没有证据支持。不过，当地的蜂蜜很美味，所以放纵你对甜食的嗜好也没什么坏处。

第二，益生菌也没什么用。益生菌补充剂有利于缓解过敏症状这一点，没有足够的证据支持。益生菌也不能帮助你管理肠道微生物组。我采访的许多专家都希望你不要再把辛苦赚来的钱花在它们身上了。

第三，转基因食品（GMO）不会引起我们的不适。帕梅拉·格雷里奥告诉我，没有任何数据表明转基因食品与食物过敏有关。她的理由讲得通。食物过敏早在20世纪中期发现基因的双螺旋结构之前，就已经存在了几个世纪。格雷里奥认为，如果转基因生物能够引起过敏，那可能是因为它们让免疫系统遇见了新的蛋白质，但这会产生新的过敏，而我们没有任何"新的"食物过敏症——只是更多的对已有食物的过敏症。[45]

好消息是，像纳格勒这样的科学家正在努力弄清楚哪些微生物对健康的免疫功能至关重要，他们有一些很好的候选项。但就目前而言，我们还没有任何具体的技术以特定方式改变微生物组，以便帮助我们发展免疫功能。最好的建议仍然是均衡饮食，多吃天然食物。在科学进步之前，这就是我们所能得到的。

人造化学品和科学进步的弊端

"人类的进步带来了问题。"著名的过敏症专家，美国过敏、哮喘和免疫学学会的首任主席塞缪尔·费恩伯格博士在 20 世纪 50 年代一本关于过敏的小册子中这样写道。[46] 费恩伯格指出，人类的聪明才智是发达国家的过敏日益增多的一个重要原因。酊剂和染料，合成织物和新型塑料，乳液、眼线笔、口红和洗发水，所有这些都开始对人类的免疫系统造成严重破坏。

我采访过的几位专家都提到，人造化学品是导致我们过敏加剧的主要原因之一，尤其是它们可能对我们的皮肤屏障产生影响。

唐纳德·梁博士是一名免疫学家，也是美国国家犹太健康中心儿科过敏和临床免疫学部门的负责人，他是特应性皮炎研究在世界范围的领军者之一。在一次关于皮肤过敏和湿疹的原因的谈话中，梁认为，我们在皮肤上过度使用肥皂、洗涤剂和含酒精的产品。我们经常在手上和家里使用刺激性的抗菌产品，而不是简单的水和肥皂。在新冠疫情防控期间，我们加大了对家庭和自己进行消毒的力度，抗菌湿巾在几个月内完全断货。所有这些都会对我们的皮肤屏障产生负面影响，使我们更有可能患上过敏性疾病。在美国西北大学费恩伯格医学院（以塞缪尔·费恩伯格博士命名），免疫学研究员谢尔盖斯·别尔德尼科夫斯博士提出了所谓的统一屏障假说来解释过敏的发展。他的观点是，从我们的生殖器到眼睛，全身各处的屏障都受到多种激素的调节；如果这些激素水平在某处发生改变，那么它们会削弱该处的上皮屏障，从而导致更严重的过敏反应。同样来自费恩伯格医学院的埃米·帕勒博士解释了与特应性皮炎有关的屏障问题。[47] 在她对小鼠进行的研究中，当把胶带贴在小鼠的皮肤上剥去它们的屏障并使用过敏原时，小鼠就会产生特应性皮炎。根据帕勒的说法，屏障缺陷

"使它们极度暴露于抗原之下"。与此有关的是，食物过敏的双重过敏原暴露假说扩展了屏障假说，认为脆弱的皮肤屏障暴露于食物蛋白质，再加上早期摄入高剂量的食物蛋白质，可能导致全面的食物过敏。[48] 这意味着，如果你做了花生酱三明治，然后不洗手就抱起你的孩子，你可能会在孩子的皮肤上沉积微量的花生蛋白。如果你孩子的皮肤是"渗漏的"，那么蛋白质会渗入皮肤。如果此时孩子再吃花生，就会引发花生过敏。

我们坐在罗伯特·施莱默尔博士位于芝加哥的办公室里讨论过敏问题，他说："我们涂在皮肤上的所有东西，或者我们涂在宝宝屁股上的东西，可能对我们的屏障都不好。"施莱默尔曾担任美国西北大学费恩伯格医学院过敏和免疫学部的主任，主持正在这个校园内进行的前沿研究。"有各种各样的化合物，比如甘油类和其他化合物。有些是带电荷的或酸性的，有些含有酒精，它们都可能破坏皮肤屏障。"

然后，施莱默尔给我讲了一个 20 世纪 60 年代的故事。他的第一份工作是在一家名为 Tidee Didee 尿布服务的公司工作，每小时工资为 1.7 美元。他的工作是收集所有用过的棉尿布，把它们带到洗衣房清洗，重新包装后送回。认真思考屏障假说时，他指出，棉花是一种天然织物。现在，我们使用具有抗微生物特性的塑料尿布，并在婴儿皮肤上涂抹面霜，以防止这些材料引起的皮疹，而这只是让我们的孩子接触到更多刺激物的变化中的一个。

"这些强力去垢剂是由可以分解东西的猛烈化学物质制成的，"斯坦福大学肖恩·N. 帕克过敏与哮喘研究中心主任卡里·纳多博士告诉我，"起初，这被认为是积极的。然后他们开始看到，不久后，所有在生产这些去垢剂的工厂工作的人都有呼吸方面的问题。事实上，你把蛋白酶（分解蛋白质的酶）加入洗涤剂，而这些洗涤剂本来是用来清洁衣服、皮肤、头发或餐具的……它们实际上可能会伤害我们的身体。"

在我们的讨论中，纳多坚定地指出了现代生活的缺点，特别是提及我们自己和我们的孩子每天接触到的所有化学物质时。她指出，最近严重湿疹的发病率有所上升。在 20 世纪四五十年代，生产新型去垢剂的化学公司（如陶氏化学）大力宣传"非常干净"的家的形象。

"这是一个有问题的图景，"纳多说，"事实证明，我祖母在农场的生活方式可能是正确的做事方式：不使用大量去垢剂，不每天洗澡，确保你接触到一点点污垢，暴露在户外。"

在最近的一项研究中，加拿大西蒙菲莎大学的研究人员发现，生活在家用清洁产品使用频率更高的家庭中的小婴儿（0~3 个月）在 3 岁之前患上喘息和哮喘的可能性更大。[49]研究人员指出，大多数婴儿80%~90%的时间是在室内度过的，这大大增加了他们接触这些产品的时间。该研究的作者之一蒂姆·高吕博士指出，儿童比成年人呼吸得更频繁，而且与成年人不同的是，他们主要用嘴呼吸。用嘴呼吸，而不是用具有天然过滤系统的鼻子呼吸，这会让空气中的任何物质更加深入地渗入肺部。他们的假设是，清洁产品产生的废气会使呼吸道发炎，从而激活婴儿的先天性免疫系统。经常使用某些家用产品——空气清新剂、除臭剂、抗菌洗手液、烤箱清洁剂和除尘喷雾——似乎特别有害。

出生前接触到不合适的化学物质，对发育中的免疫系统同样有害。一项针对法国 706 名孕妇的纵向研究发现，出生时脐带中镉含量较高的婴儿更容易患哮喘（高出 24%）和食物过敏（高出 44%）。[50]镉是一种受限制的重金属，经常用于电池、颜料、烟草制品和金属涂层。同一项研究还发现，通常用于生产不锈钢的锰含量较高，与儿童发育过程中患湿疹的风险增加有关。另一项研究发现，增塑剂（添加到材料中使之更加柔韧或"可塑"的溶剂）意味着更大的过敏风险。[51]研究人员测量了孕妇和产妇尿液中邻苯二甲酸丁苄酯（BBP）的水平，这是一种用于生产聚氯乙烯（PVC，更常被称为乙烯基）的常见增塑剂。他们发现，在怀孕和哺乳期间暴露于邻苯二甲酸酯会导致负责产生炎症的Th2 免疫细胞的特定抑制因子发生表观遗传变化。邻苯二甲酸酯被归类为有毒物质，可以通过皮肤、食物或肺部进入我们的身体，它们似乎能够通过DNA甲基化来关闭基因，这是我们的身体在胚胎发育过程中使用的一种常见的生物学工具。换句话说，我们生活中的人造物不仅会影响我们自身的免疫系统功能，还会影响我们后代正在发育的免疫系统。

虽然天然物质不是应对过敏的灵丹妙药（它们可能是有害的，比如镉和毒葛），但谨慎使用居家和涂抹在皮肤上的产品将是一个很好的开始。显然，我们的免疫系统需要休息一下了。

维生素D和我们久坐不动的室内生活方式

我们工作和休闲习惯的改变，也可能是最近过敏增加的原因之一。无论我什么时候与过敏症专家交谈，他们经常提到的一个理论是，现代人倾向于长时间待在室内。尤其是儿科过敏症专家，他们更有可能提到，与过去的50~100年相比，今天孩子们的日常生活方式发生了多么大的变化。

当我与美国国立卫生研究院的帕梅拉·格雷里奥坐下来交谈时，她很快提到，我们生活在很多阴影中。我们的皮肤需要太阳的紫外线来产生维生素D，皮肤接收的紫外线减少意味着我们产生的维生素D更少，而维生素D水平的降低也可能是导致过敏的其中一个小原因。研究发现，维生素D对防止过敏有一定的保护作用（尽管这一证据存在争议），表明我们搬到室内正在无意中伤害我们。

纽约市埃利奥特和罗斯林·贾菲食物过敏研究所所长斯科特·西歇雷尔博士是我为撰写本书采访的第一个人，也是第一个提醒我维生素D可能在过敏过程中发挥作用的人。他告诉我，一个人住得离赤道越远，自身免疫病和过敏症的发病率往往就越高。这一事实让免疫学家开始思考维生素D可能与免疫系统疾病有关，因为高纬度地区的人暴露在阳光下的时间更少。

"但这就是全部原因吗？"西歇雷尔在桌上摊开双手问我，"在高纬度地区，以农业生活方式生活的人可能更少。在全球的不同地区，人们可能会接触到不同的事物。这太复杂了，我们只是不知道全部情况。"

他的同事格雷里奥同意这一点。她指出，世界各地的人们也有着截然不同的饮食习惯，而这一事实，再加上阳光较少，可能会对免疫系统产生复合效应。她告诉我，过敏的诱因可能有若干因素——包括我们喜欢在室内活动的生活方式，我们可能需要采取一些干预措施来扭转这些因素对免疫系统功能的影响。

过敏煤矿中真正的金丝雀

21 世纪的生活方式和人为造成的环境变化导致了过敏的激增，在我看来，支持这一观点的最有力证据是：几千年来陪伴我们的物种——狗、猫、鸟和马，都经常过敏。[52] 其他那些既不在我们家里也不在我们身边的物种，就不会过敏。

宠物的症状和我们的症状非常相似：猫会打喷嚏、打鼾、哮喘、呕吐、过度梳理毛发；狗会皮肤出疹，不停地抓挠和梳理；马会咳嗽和哮鸣。它们过敏的原因可能和我们是一样的。毕竟，它们的免疫系统暴露在同样的天然物质和化学物质中。狗最常见的过敏原是什么？尘螨。马排名第一的过敏原是？人工包装的马饲料。猫通常对牧草、树和杂草的花粉过敏。因为人们的皮肤也会脱落，所以猫和狗也可能对人类的皮屑过敏。听起来耳熟吗？

由于世界各地的人们比以往任何时候都更愿意给他们的宠物提供最好的照顾，许多主人花了大量的时间和金钱试图消除他们的伴侣动物的过敏症状。与人类的治疗方法一样：服用抗组胺类药物和类固醇，或者接受免疫疗法。挑战在于，我们不知道问题到底有多大，因为与人类的情况不同，我们没有关于宠物过敏及其发病率的良好数据。我们知道它们出现了过敏的情况，但我们不知道发病率是否在上升，或者是不是只因为兽医和宠物主人越来越善于识别这些迹象。

为了更好地理解过敏如何以及为什么影响我们的宠物，我开车去了纽约州的伊萨卡，拜访了康奈尔大学兽医学院的专家。我和伊莱娅·泰特·沃伊诺博士坐在位于伊萨卡郁郁葱葱、连绵起伏的青山之间的办公室。我几乎感觉自己身处农场，这在一定程度上是对的，因为这所学院里养了很多研究动物和动物病人。泰特·沃伊诺博士的办公室宽敞明亮，井井有条。我们面对面地坐在一张桌子前，沐浴着午后的最后一缕阳光。

泰特·沃伊诺博士的职业生涯是从研究寄生虫和免疫应答开始的。她解释说，对寄生虫的免疫应答与人类和狗的过敏反应中的免疫应答相似。（当然，面对蠕虫，这些反应是保护性的，而在过敏的情况下，这些反应是导致痛苦症状的原因。）通过研究狗对蠕虫（一种寄生虫）的免疫应答，我们可以了解到很多与过敏有关的基本免疫功能。

对狗的研究可以让我们在小鼠模型之外观察过敏是如何起作用的。几十年来，小鼠一直是免疫学领域的主要研究对象。但是，正如我们在本书前面看到的，小鼠不是人类，要预测人体内会发生什么，小鼠并不总是最好的模型。这就是为什么过敏症研究人员越来越有兴趣超越小鼠模型来研究这种疾病。由于一些较大的动物，如猫和狗，有天然的过敏性疾病，它们可能是学习跨物种基本免疫学以及进行过敏条件药物测试的好模型。

"你可以通过观察人类来了解狗，也可以通过观察狗来了解人类，"泰特·沃伊诺博士说，"你看到的是一种在非常相似的环境中产生的自然发生的疾病。我的狗睡在我的床上，它们暴露在许多类似的环境刺激下。"

另一方面，小鼠被限制在实验室里，生活在严格受控的环境中。小鼠也是典型的近亲繁殖的动物。与泰特·沃伊诺一起工作的狗都是彼此间无关系的狗，而且以传统的方式出生。事实上，她是与饲养员合作将狗纳入她的研究的。她强调，自己研究所用的狗是被当作宠物对待的，因为它们确实是宠物。它们不是实验动物，它们和主人一起生活在家里。这是一个重要的细节，可以让研究人员思考我们共同的生活环境、习惯和医疗实践中哪些组成部分可能会影响陪伴我们的物种和我们自己。

宠物过敏为解开过敏之谜提供了潜在的线索。如果我们能理解动物的早期免疫应答，我们也许就能更好地理解人类的基本早期反应。这是我们不了解哺乳动物的事情之一：免疫系统对它所遇到的东西的最初反应，以及随后做出的一系列反应。最终，我对康奈尔大学的访问让我相信了一件事：我们的宠物就像我们一样，是过敏这座煤矿里的金丝雀。我们的亲密伙伴患有过敏症的这个事实表明，人类正在做的一些事情刺激了所有的免疫系统。

肉类过敏之谜

到目前为止，我们已经看到，没有一个单一的因素可以充分解释过去两个世纪里过敏症的增加，但工业化以及随之而来的环境和文化生活方式的变化，似乎起着关键作用。我撰写本书时，哮喘发病率最高的地区是英语国家和拉丁美洲；哮喘发病率最低的是东欧、地中海、非洲农村地区和中国。相对不富裕国家的移民在移居到较富裕国家后，一般在 2~5 年的时间里会患上过敏症。其他免疫疾病，如自身免疫病，往往也会出现类似的增长。随着经济的发展，我们的免疫系统出现故障的概率也会上升。

美国国立卫生研究院的阿尔基斯·托吉亚斯博士强调了这种联系："随着社会的发展，许多事情都会发生变化。毫无疑问，环境暴露和生活方式与我们所看到的有关。"

斯科特·西歇雷尔博士是这样说的："从更复杂的角度来看过敏，你最终看到的是许多从系统中以不同方式相互作用的节点中追踪出来的网络和线路。你需要一台超级计算机梳理出基因和环境通路中发生的不同影响。所以……这很复杂。"

所有这些都很复杂，因为我们的生物学本身就非常复杂，而且很古老。正如我们所看到的，部分问题在于我们的环境和生活方式变化得太快，以至于我们那些缓慢演化的系统无法跟上。

另一个能跟上所有这些复杂变化的是……科学家自己。对过敏原因的研究既困难又昂贵。

"自从开始研究过敏症以来，人们一直对过敏症的来源有不同的看法，"斯坦福大学的史蒂夫·加利博士提醒我，"其中一直都有错误，比如回避花生。随着我们对过敏的了解越来越多，关于过敏原因的理论也发生了变化，并反映出当时已知的情况。所以，我想说，没有确凿的证据，你无法确定什么才是罪魁祸首。"

我们没有唯一的确凿证据。但我们确实有几个确凿证据，它们同时起作用。用我的比喻来说，一整片森林里的小范围野火形成了一道巨大的烟幕——阻挡我们扑灭过敏之火的烟幕。为了说明因果关系有多复杂，让我们来看看最新的过敏症状：肉类过敏。

我第一次听说肉类过敏是在和同事吃饭的时候。当时，我们正在为部门的一个新职位进行面试，按照惯例，我们招待了当天的候选人。当我们翻阅菜单时，我们正在为这份工作争取的这位出色女性，一位从事农业水污染问题研究的人类学家，说自己不能吃任何红肉。

"几年前的夏天，我被蜱虫咬了一口，就对所有红肉都过敏了，"她说着点了一份鸡肉，"这对我来说没什么大不了的，我也不会出现严重过敏。我只是特别、特别不适，还会出荨麻疹。"

当时我正在为这本书做研究，我对此产生了强烈的兴趣。我想知道关于她的一切。她研究生毕业后开始一份新工作时，和她的伴侣搬到了田纳西州。作为一名狂热的自然爱好者和农场研究人员，她花了大量的时间在户外，在河流流域漫步，在草地和耕地相邻的农场边缘漫步。换句话说，她一直在蜱虫的天堂里。虽然对她来说，远足回家后发现一两只蜱虫并不令人震惊，但她最近被诊断出α-半乳糖过敏，也就是人们所知的哺乳动物肉类过敏，这完全是一个意外。

α-半乳糖过敏是21世纪的一种过敏症。与呼吸道、皮肤和食物过敏不同，α-半乳糖过敏是在21世纪初首次被发现的，这使得它成为一个可以说明过敏的原因是我们的免疫应答、气候变化、人类对自然环境的生态改变，以及我们的生活方式的综合体的完美案例。这种过敏之谜的部分解惑，需要科学家团队研究一种新型抗癌药物引发的奇怪免疫应答。

让我们把目光投向托马斯·普拉茨-米尔斯博士。

普拉茨-米尔斯是弗吉尼亚大学医学院过敏和临床免疫学部门的主任。在美国的第二波新冠疫情防控期间，我们在电话里聊了一个多小时。他是英国人，爱交际，和蔼可亲，经常打断我们的谈话，讲一个笑话或一个关于他亲戚的故事（老实说，他们是一群了不起的人）。首先，他告诉我，他不喜欢别人说过敏是"流行病"。在他看来，使用"流行病"这个词会让花粉热、哮喘、湿疹和食物过敏的发病率显得像是瞬间急剧上升的。更有趣也更真实的是，花粉热的发病率首先上升，然后哮喘的发病率在 20 世纪六七十年代开始飙升，再之后的 20 世纪八九十年代，湿疹和食物过敏的发病率开始抬头。最近，我们开始看到越来越多的过敏症与此前不同，因为它们不受 IgE 抗体反应的影响。其中一种是嗜酸细胞性食管炎，我们将在下一章再次看到它，还有一种就是 α-半乳糖过敏。

α-半乳糖过敏通常被归类为食物过敏，但它是对大多数哺乳动物中发现的糖类分子（半乳糖-α-1,3-半乳糖，简称 α-半乳糖）的免疫应答，而不是对蛋白质的免疫应答，后者往往更典型。它是由蜱虫叮咬引起的，这个过程类似于免疫系统对通过皮肤屏障渗漏的花生蛋白变得敏感的过程。蜱虫叮咬我们时，它的唾液会渗透到我们皮肤的屏障内。蜱虫的唾液本身就会刺激我们的细胞，通常会导致被咬处周围的皮肤发痒，但唾液中也可能含有痕量的 α-半乳糖。如果蜱虫的最后一餐来自鹿等产生 α-半乳糖的哺乳动物的血液，这种可能性就更大。一旦我们被蜱虫咬了，我们的细胞就会学会将 α-半乳糖（一种无害的糖类分子）与蜱虫（一种有害的寄生虫）联系起来。在一些人的身上，这种结合会产生一种新的过敏症状，这种过敏由摄入含有这种糖的肉引起。

目前，α-半乳糖过敏正在美国蔓延，因为主要导致它发展的蜱虫——孤星蜱，由于火蚁（蜱虫的捕食者）领地的扩张、气候变化和各种其他生态环境的影响，正在向北推进。孤星蜱已经在远至美国康涅狄格州西南部、科德角和加拿大等地被发现——比它们的正常活动范围更靠北。（尽管鉴于最近气候变化的级联效应，很难说什么是"不正常的"。）

发现α–半乳糖过敏的故事漫长而曲折。这就像一个谜题，托马斯·普拉茨–米尔斯是破案的首席侦探。

"嗯，一切都是从西妥昔单抗开始的，"托马斯说，"西妥昔单抗是一种用于治疗癌症的单克隆抗体。我们知道这种单克隆抗体在美国弗吉尼亚州引起了很多反应，整整两年之后它才面向公众上市。"

事实上，有趣的是，就在美国食品和药物管理局（FDA）决定不允许西妥昔单抗上市的消息公布而导致英克隆（西妥昔单抗的开发商）股价暴跌的前一天，玛莎·斯图尔特抛售了 4 000 股的股票。在她因此被判入狱后，这种药物的研究突然中断了。此后很长一段时间里，人们对这种药物失去了兴趣。然后，慢慢地，研究开始恢复。就在人们对西妥昔单抗重新产生兴趣的时候，阿肯色州的一家癌症诊所报告了一则首次注射西妥昔单抗后死于过敏反应的病例。还有其他几名患者报告了对该药的负面免疫应答，这意味着癌症患者并不是突然对药物过敏，他们事先就已经对药物过敏了。问题是：怎么会这样呢？

由于托马斯在免疫学方面的专长，他被请来调查此事。他询问自己能否弄到参加试验的病人的血清，特别是从使用试验药物之前的病人身上抽取的血液。进行试验的百时美施贵宝公司急于找出问题所在，帮助托马斯与田纳西州范德堡大学的肿瘤学家取得了联系。最终，托马斯收到了大约 40 名患者和 40 名对照组成员（也来自田纳西州）的血清样本。他的研究小组测量了每个样本的抗体反应，发现对西妥昔单抗反应不佳的患者对药物分子有 IgE 抗体反应，表明存在过敏反应。没有抗体反应的患者，则对药物没有反应。

他们的兴趣被激发了，并开始研究一种新的过敏性免疫应答，他们测试了来自得克萨斯州的另一组患者，其中只有一名患者产生了抗体反应。令人困惑的是，托马斯和他的团队测试了来自波士顿的受试患者的样本，什么反应也没有看到。这时，汤姆意识到他们在实验室里看到的现象与癌症无关，也与服用药物无关，而是与在田纳西州中部居住有关。

"患者对α–半乳糖——一种人体内没有的哺乳动物的低聚糖——有 IgE 反

应。"托马斯解释说,"所以,我们对这种糖有抗体,但我们的身体中没有这种糖分子。"

他的团队将发现发表在了《新英格兰医学杂志》上。[53] 然后,托马斯和原论文的第二作者贝鲁·米拉库尔去英克隆制药公司会见了负责糖基化(一种稳定化学分子的过程)的生物化学家。这种抗癌药物所用的单克隆抗体是在实验室里利用细胞生产出来的。正如托马斯解释的那样:"90%的单克隆抗体是用中国仓鼠卵巢细胞系制造的,而这种细胞系不产生 α-半乳糖。"这意味着,即使患者碰巧对 α-半乳糖过敏,大多数单克隆药物也完全可以安全使用。然而,西妥昔单抗是用一种不同类型的细胞制造的,这种细胞确实产生了 α-半乳糖。现在,托马斯和他的团队有了确凿的证据和实验方法来测试 α-半乳糖。托马斯精神振奋,想要明确证明是 α-半乳糖引起了免疫应答。

"我让我的团队立即从当时人还在诊所里的受试者身上采血,并第一时间告诉我谁有这种抗体!"托马斯回忆起顿悟的那刻时轻声笑道。

在对每个人进行检测之后,托马斯发现一些病人对 α-半乳糖的反应呈阳性。

"他们都在讲一个愚蠢的故事,声称如果他们吃了猪肉,4 个小时后就会出荨麻疹。"托马斯回忆起他最初放走的那些沮丧的病人。乍一看,这个故事似乎很荒谬,因为大多数食物过敏都发生得很迅速,大约在摄入食物后 20 分钟出现。"如果一个对花生过敏的孩子在麦当劳就餐时不小心吃了花生,他们甚至在离开麦当劳之前就会知道。"

托马斯还告诉我,食物过敏症专家经常会听到病人自述出现反应的原因,而这些反应不可能是真的。通常情况下,是反安慰剂效应在起作用。换句话说,一个相信某种食物会引起负面反应的人,在摄入这种食物后往往会出现这种反应,即使这种食物实际上并没有问题。[54] 在实验室中发现 α-半乳糖反应之前,患者的延迟反应似乎不可能发生。但从他的团队的初步发现来看,托马斯意识到他的病人报告的可能是一种真正的过敏反应,只不过以前从没有人见过这种反应。

现在，托马斯和他的研究小组有一个不同的难题要解决。人们最初是如何对 α–半乳糖敏感的？所有这些案例的共同点是什么？

首先，表现出 α–半乳糖反应迹象的人位于 7 个州：弗吉尼亚州、北卡罗来纳州、田纳西州、肯塔基州、阿肯色州、俄克拉荷马州和密苏里州。将这些病例标在地图上，看起来就是横跨美国的长条。托马斯给他的一名实验室技术人员分配了一项任务，让他找出这些地理位置上还有什么其他东西。

在谷歌上搜索了几天后，实验室技术人员声称他唯一能找到的与实验室数据相匹配的是美国疾病控制与预防中心的落基山斑疹热病例图，这是一种蜱虫传染病。托马斯的第一条线索是 α–半乳糖反应也可能由蜱虫传播。他又把视线投到所有 α–半乳糖阳性反应的病人身上，发现他们都有一个共同点：他们在户外的时间都是超出一般量的。

"他们热衷于园艺、远足、骑马、打猎，应有尽有。"托马斯说。

从气候变化的角度来看，这是 α–半乳糖过敏变得非常有趣的时候。作为美国顶尖的免疫学家之一，以及过敏学领域的一位受人尊敬的历史学家，托马斯认为，我们以前没有见过 α–半乳糖过敏的原因之一是，在过去的几十年里，我们一直在改变我们的生态系统。

美国康涅狄格州媒介生物学和人畜共患疾病中心的首席科学家和州昆虫学家柯比·斯塔福德三世博士登场了。

斯塔福德在追踪蜱虫种群方面有 30 多年的经验。我在 2021 年 11 月下旬与他进行交谈，那是一年中第一次真正寒冷的日子之一，尽管日平均气温尚未持续降至零下 1 摄氏度以下。我想更多地了解气候变化，比如冬季天气变暖以及生态变化（外来植物物种的增多等）是如何影响蜱虫的习性的，尤其是对导致 α–半乳糖过敏的蜱虫有何影响。

在美国，最常引发肉类过敏的蜱虫是孤星蜱。孤星蜱并不是特别挑食。虽然它们经常在鹿和野生火鸡身上被发现，但它们也能寄生于中型哺乳动物（中等大小的哺乳动物，如浣熊）和鸟类身上。但与携带莱姆病的蜱虫（那些是黑腿蜱）不同，孤星蜱通常不以田鼠或花栗鼠等较小的啮齿动物为食。直到最近，它们的典型地理分布范围还是美国南部。一些生物和社会因素导致它们的活动范围扩大到新的北部地区，而在它们正常的栖息地，它们的数量也出现了爆炸式增长。

但是，在过去的几十年里，导致孤星蜱和其他所有蜱类繁殖的最大因素是什么？是哺乳动物宿主的爆炸式增长。对孤星蜱来说，白尾鹿和野生火鸡的数量骤增。

斯塔福德说："今天，美国白尾鹿的数量可能比殖民者开始消灭鹿种群之前还多。"

在殖民时期的美洲，蜱虫和鹿的数量和种类都很丰富。18 世纪 70 年代中期，一位名叫佩尔·卡尔姆的芬兰博物学家出版了一本关于他在北美旅行的书。在书中，他提到了孤星蜱有多糟糕，抱怨说他几乎一坐下就有蜱虫爬到他的身上。但仅仅一个世纪之后，纽约昆虫学家科·芬奇·奥斯汀在他自己的书中指出，在卡尔姆报告的蜱虫肆虐的地区，没有发现蜱虫。这是什么原因？很可能是因为鹿种群数量急剧下降，以及人类为了耕地和燃料而砍伐森林。

"在 1896 年的康涅狄格州，"斯塔福德说，"据估计，整个州只剩下 12 头鹿。那时，由于鹿的数量过少，该州开始控制狩猎，令鹿种群的数量开始增加。"

一些新英格兰地区的州甚至从其他地方进口鹿来试图解决这个问题。斯塔福德说，他们对野生火鸡和野猪也采取了同样的举措。但是今天，像康涅狄格这样的州遇到了相反的问题——白尾鹿的数量太多了。随着猎人的数量减少，剩下的猎人进入私人土地的机会变少，狼和熊等天敌的缺乏，以及社会对扑杀鹿群这一想法的抵制，鹿的数量急剧增加。

"我们也为鹿提供了理想的郊区栖息地，"斯塔福德说，"我们还为它们提供好看的沙拉槽。"

这意味着它们身上所寄生的蜱虫种群——包括孤星蜱，其规模也在迅速增长。斯塔福德看到越来越多的孤星蜱被提交到康涅狄格州蜱虫检测实验室。虽然与黑腿蜱相比，孤星蜱的比例仍然较低（到 2020 年，孤星蜱占总数的比例略低于 4%），但它们的数量正在显著增长。

斯塔福德说："所以，我们谈论的数量并不是很庞大，但时间已经很紧迫了。"

明白了吗？

撇开双关语不谈，普拉茨－米尔斯知道，更多的孤星蜱意味着更多来自孤星蜱的叮咬。孤星蜱的叮咬有一个独特之处：往往会发痒。但携带莱姆病的蜱虫通常不会引起瘙痒。换句话说，孤星蜱的叮咬会引起明显的免疫应答。

"所以，这种蜱虫的唾液中有一些成分会引起已经有糖抗体的病人产生 IgE 抗体反应。"托马斯解释说，"我们的身体里没有这种糖，所以我们可以在肠道里产生相应抗体。"

即使是不会对肉类过敏的人，在食用肉类时也会产生针对 α－半乳糖的抗体。但是，请注意这个重要的转折，并不是每个人在被孤星蜱叮咬后都会产生 α－半乳糖抗体。即使有人产生抗体，他们也不一定会有负面的免疫应答。有些人有反应，有些人没有反应。托马斯估计，在一般人群中，大约有 1/5 的人体内存在 α－半乳糖抗体。但这种疾病只发生在其中一小部分人的身上。

"我们搞不明白这点。"托马斯说。

在澳大利亚，人们也对 α－半乳糖过敏，引起 α－半乳糖过敏的蜱虫也会引起严重过敏反应。但在美国，它不会引起严重过敏反应。托马斯认为，了解其中原因的关键在于了解蜱虫唾液的成分。蜱虫加上它的唾液很可能会引发过敏反应。换句话说，在食用红肉之前被蜱虫叮咬，是造成肉类过敏的"神奇配方"。

当我问他 α－半乳糖过敏是否有遗传因素时，托马斯告诉我蜱虫更喜欢叮咬某些人。

"如果你把四个人放在蓝岭山脉上，"他说，"其中两个人会被蜱虫覆盖，另外两个人不会出现这种情况。为什么？也许他们闻起来不一样。服用立普妥（一种流行的降胆固醇药）会改变皮肤的气味吗？洗澡会改变气味吗？"

这些细微的差异对孤星蜱的口味来说可能很重要，这是我们还没有完全理解的。其中会有遗传因素吗？当然可能，但也有可能是你那天涂了大量的除臭剂，或者在淋浴时用的沐浴露造成的。或者是你因为身体状况而服用的药物造成的，这也在一定程度上是由你的基因决定的。

托马斯认为，α–半乳糖过敏也可能与构成我们肠道微生物组的细菌组成的变化有关。（回想纳格勒的工作，万物皆有联系！）有些人的肠道里可能存在某些细菌，即使他们被孤星蜱咬过并且有α–半乳糖抗体，这些细菌也可以防止α–半乳糖过敏的产生。研究还表明，如果你是 B 型 Rh 阴性血，你更有可能患上新的蜱虫传播的肉类过敏，但没有人知道原因。[55] 最后，在α–半乳糖过敏的人群中，50%的人对花粉、尘螨等过敏，50%的人对任何东西都不过敏。

"这与花粉热或食物过敏的人不是同一个基因群体，"托马斯说，在解释了很长时间后他回到了我最初的问题，"所以，我不太清楚这是否与基因有关。"

就像之前的大多数过敏反应一样，关于α–半乳糖过敏的发现越多，我们对它的起因的疑问就越多。2009 年，α–半乳糖过敏病例的报告有 24 例；截至 2020 年，报告病例超过 5 000 例。[56] 不过，α–半乳糖过敏在普通人群中的真实发病率仍不清楚，α–半乳糖过敏的风险也不清楚。撰写本书时，科学家尚无法预测谁会在被蜱虫叮咬后患上这种疾病，甚至无法预测哪种蜱虫会引发这种疾病。

给当今和未来父母的一句话

在我们探讨现代生活方式和日常习惯如何引发过敏问题的结尾处，我希望我们停下来再次认真思考伊丽莎白和她的孩子们的故事。伊丽莎白认为自己是孩子严重食物过敏的间接原因，这种错位的内疚感与她想要尽可能好地照顾孩子的愿望密切相关。孩子的痛苦导致了她的痛苦，任何读到这篇文章的父母或照顾者肯定都有同感。伊丽莎白决定让病重的婴儿在急诊室接受抗生素治疗，因为他们正在努力避免可怕的感染，这个决定肯定是正确的，尤其是在感染之后如果不及时治疗，可能会产生更危险的后果。然而，她的懊悔在多年后仍挥之不去。在与许多过敏症患者的护理人员交谈后，我确信很多人有这种想法。

我们为确保孩子拥有最好的生活所做的努力，可能经常会引起焦虑，因为我们必须在他们的童年早期做出成千上万个微小的选择。对许多父母来说，这种不安甚至在怀孕期间就开始了，因为他们首先要研究如何最好地预防严重过敏等负面结果。有人读了我在这里收集的所有证据后，可能会对自己做出必要的剖宫产或没有母乳喂养的合理选择感到不安——在当时的情况下，这些决定绝对是正确的。

在信息时代，想让我们自己和孩子可以健康快乐，我们该做什么、不该做什么？我们被各种各样的建议轰炸着，从合法的基于证据的医学网站，到可疑的在线视频。从某种意义上说，这本书也没有什么不同。人们可以阅读书中的任何信息，并用它来尝试"调控免疫系统"。我不推荐这么做。你能做的最好的事情就是遵循能获得的最好的医疗建议，因为免疫学家对免疫系统在如何对新的和不断变化的环境做出反应方面有更多的了解。

换句话说，过敏症患者和他们的父母，急需给自己休息的时间。我们都没有能力成为自己过敏的原因。现实远比这复杂得多。

关于过敏的原因，没有简单的答案，只有难以回答的问题

在我们对过去两个世纪里过敏急剧增加的潜在原因的探索之旅即将结束之时，我们了解到了什么？我们发现，虽然基因在我们的免疫系统功能中起着重要作用，但它并不能充分解释，也不能预测谁会出现过敏症状。我们发现，虽然我们生活的环境——自然的世界和人造的世界，肯定是导致过敏的原因，但也不是唯一的原因。我们的习惯和行为对整体健康和免疫功能有很大的影响，但它们也不能完全解释我们的免疫系统发生了什么。发生在我们身上的事情，是过去200年来我们改变了的行为方式，以及这些行为对环境和我们自身

生物学机制产生影响的结果。事情就是如此简单，又如此复杂。

芝加哥的湿疹专家彼得·利奥希望人们不要再去追寻湿疹的根本原因了。他认为，这是一个错误的问题，特别是根本原因可能并不能简单归纳。但通常情况下，他的病人不想听到真相——他们出现症状的原因比任何一种理论所暗示的都要复杂得多。但无论如何，利奥试图对他们实话实说。

"我告诉他们，这是一团乱麻，"他说，"有皮肤屏障的问题，有免疫系统的问题，还有神经末梢的问题，然后，还有行为方面的问题……"

食物过敏症专家帕梅拉·格雷里奥希望我强调这一点，说到底研究人员试图寻找单一原因的尝试是错误的。她认为，这传递了一个不准确的信息，即我们只需要找出问题所在，就能解决所有问题。如果公众认为过敏是一个简单的问题，那么随着几十年时间的流逝，还没有找到一个直截了当的解决方案，人们只会越来越沮丧。而且，正如我们将在本书第三部分中所看到的那样，我们对过敏的大多数解决方案其实都是不完美的。

格雷里奥说："我想说的是，这没有单一的原因，我们需要明白，其中可能有遗传易感性，最重要的还有环境暴露，解释一个群体中过敏增多的正确原因，可能并不适用于另一个群体。环境因素有很多不同的变化。"

在辛辛那提儿童医院，一次关于污染对哮喘影响的讨论中，尼鲁·库拉纳·赫尔希博士总结得最好："没有单一的原因。如果真的有，我们就会发现它，我们就会弄明白它。这是多种因素的结合，对于不同地理区域和不同遗传背景的人来说是不一样的。有时候，把责任推到某些事情上比认真审视我们在做什么，以及我们是如何造成这个问题的更容易。因为每个人都在参与制造这个问题。作为一个社会，我们应该在哪些事情上做得更好？作为个人，我又该做些什么来促进这一点呢？这些都不是简单的问题或答案。这些都是难题。"

第一部分
我们如何
认识过敏?

第二部分
我们为什么
会过敏?

第三部分
我们能如何
应对过敏?

- 当前有哪些治疗过敏的方法?
- 过敏有可能治愈吗?
- 我们的社会可以在哪些事情上做得更好?
- 个人该做些什么来促进过敏现状的改善?

自 1819 年发现花粉热以来，医生和过敏症患者一直在寻找可能减轻症状或彻底治愈过敏的医学治疗方法。但正如我们刚才所看到的，如果疾病的原因不仅仅是生物性的，我们寻求的治疗方法可能就不是基本的药物解决方案了。在第三部分中，我们将审视过去和现在为应对日益严重的过敏问题所做出的所有努力。从抗过敏药物的大生意到社会和政府为帮助处理日益增多的环境问题而制定的政策，我们将看到，解决我们所受刺激的方法和它们的诱因一样复杂。

过去、现在和未来的过敏治疗

无法停下来的埃米莉·布朗

埃米莉·布朗告诉我："食物过敏根本不在我的考虑范围之内。"

在成长过程中，她患有花粉热和哮喘，但这就是全部了。现在，她仍然对环境过敏，她的丈夫也对环境过敏。但他们家里没有人对任何食物过敏。

"我在有孩子之前教过学前班，我班上确实有几个孩子对食物过敏。"埃米莉说，"但那是我过去唯一一次接触食物过敏。直到我有了孩子，它才再次出现在我的个人生活中。"

2011年，埃米莉的大女儿出生了。她从出生起就患有严重的湿疹。"她睡得不好，"埃米莉解释说，"而且常常腹部绞痛。她就不是一个快乐的孩子。"

在这个新家庭中，埃米莉和她的丈夫正努力应对女儿的不适。后来，女儿6个月大时出现了大便带血的情况。埃米莉带她去看儿科医生。静待观察吧，她回忆起医生当时这么对她说。

2011年，针对孕妇和新父母的指导方针与现在不同。2016年之前，给父母的建议是避免在婴儿的饮食中引入花生或草莓等常见过敏原。埃米莉怀孕的时候还在吃这些东西，但在哺乳期间，她决定听从医生的建议，等了整整一年才让她的大女儿接触花生。

"我第一次给她吃花生酱，她的脸立刻就肿了起来，"埃米莉回忆说，"她长了荨麻疹。这非常可怕。我不知道该怎么办。"

埃米莉立即打电话给她的儿科医生，医生告诉她给孩子服用苯海拉明。当她的女儿去做过敏测试时，他们发现她对花生、牛奶、鸡蛋、小麦和大豆敏感。埃米莉记得医生给她开了一个EpiPen的处方，并告诉她不要吃这些食物。当要避免的食物清单是如此之长时，一切就变得不容易了。

"我记得离开的时候我在想，好吧，我们现在吃什么？我该怎么做饭？"

埃米莉的妈妈同样感到困惑。埃米莉最好的朋友也是如此，她是一名住院实习第三年的妇产科医生。作为一名医科学生，埃米莉的朋友在医学院只上过一个小时关于过敏的课。很快，埃米莉意识到她必须依靠自己，她开始在网上搜集资料。首先，她打扫了厨房，阅读了所有食物上的标签，扔掉了所有含有她女儿敏感的过敏原的东西。埃米莉的妈妈给了她一张全食超市的礼品卡，帮助她补充库存。

埃米莉休了一年假，陪着她年幼的女儿，体验那种特殊的亲密关系，学习如何做一位母亲。她的计划一直是回归工作，但食物过敏的诊断让这个计划变得不可能了。她工作的幼儿园不允许埃米莉把她的女儿带进来，因为她的女儿有"太多"的过敏症。如果她的女儿不能和她一起工作，埃米莉就会因为负担不起托儿费而无法回归工作。一个学前班老师需要找一个愿意接收她女儿的学前班，我明白这有多么讽刺。在与患有严重过敏症的孩子的父母交谈时，我经常想知道他们是如何找到所需的资金来应对诊断对他们共同生活的影响的。

"我总是告诉人们，这有点儿像一场完美风暴，"埃米莉说，"我们的开支大幅增加。日用品账单的金额一夜之间变成了原来的4倍。我预感收入会减少，虽然这还没有真的发生，但我们一直为此做着准备。我的丈夫是一名社会工作者，他已经6年没有加薪了。所以，当时的情况真的很拮据，但我们还是挺过来了。我的意思是，真的，真的很拮据。"

埃米莉停顿了一下，喘了口气。

"然后那年春天，我的母亲去世了，"她的声音平静但坚定，"关于这件事，我没有在公开场合过多谈起。我提起这件事的唯一原因是，有时候我认为人们会理所当然地假设，当你经历困难的时候，会有家人或其他人来帮助你，对吗？但并不一定会有这样的人。我母亲去世了，对我来说，我失去了大部分熟悉的支持。"

当埃米莉发现自己怀上二胎时，她和家人面临的情况变得更加复杂了。当这种情况发生时，埃米莉的丈夫建议他们全家参加美国妇女、婴儿与儿童特别营养补充项目（WIC），因为再多一个孩子，光靠他的工资很难养活这个家。埃米莉在一个体面的中产阶级家庭长大，没有人接受过任何形式的联邦援助。但她也知道，她的丈夫是一名社会工作者，他一直在建议他的客户报名参加WIC。

埃米莉记得丈夫对她说："我们已经在这个系统里交了钱，就加入吧。这只是暂时的。"

所以，埃米莉报名了。

在我们的谈话中，埃米莉强调了她对WIC的支持是多么感激，这是一个多么了不起的项目。但与此同时，它对食品品牌和规格的限制阻碍了埃米莉为她过敏的孩子寻找食物的能力。联邦援助计划根本不是为患有严重食物过敏症的家庭设立的，这些家庭唯一真正的治疗选择是避免接触令人反感的过敏原。

"我们是这个项目应该支持的典型代表，但我们无法完全参与其中，因为我们需要的食物不在援助范围内，"埃米莉解释说，"我们面临很多挑战。你只能买到 32 盎司[①] 的玉米饼。而且出于某种原因，商店里符合条件的玉米饼可能是 16 盎司的。在这种情况下，你就不能买它。你只能把它留在货架上。你没有任何替代品。"

---

① 1 盎司 ≈ 28 克。——编者注

在埃米莉的案例中，她的女儿不能吃任何含有小麦的产品，但WIC项目批准的标准面包是全麦面包。更不用说小麦了，正如埃米莉很快向我指出的那样，杂货店货架上几乎每种加工食品都含有小麦。

对我来说，这种情况听起来就像一场噩梦。埃米莉告诉我情况比这更糟。当你参加食品援助计划时，你会被限制只能购买你所在县的食品。所以，如果邻县的超市有你需要的东西，你还是不能买。同一家连锁店的可售产品可能完全不同，这取决于你在哪个县购物。

"我碰巧住在最穷的县，"埃米莉解释说，"而我们就挨着最富有的县。所以，当我谈到获得食物的途径时，有层层阻碍。"

当埃米莉打电话给州WIC办公室解释她的情况时，她被告知要拿到医生的证明，才能给女儿服用一种特殊的婴儿配方奶粉。但当她打电话给儿科医生时，医生解释说，她的女儿在这个年龄应该吃固体食物，而不是配方奶粉。然后，当她带着医生告诉她的信息回到WIC时，WIC办公室让她打电话给当地的食品银行，因为他们帮不了她。但当她打电话给食品银行时，他们也说了相同的话，因为他们包装食物的方式使得所有东西都暴露在面粉粉尘中，而面粉粉尘中含有小麦麸质。大型食品银行向埃米莉推荐了一个较小的当地食品分发站，因为当地的食品分发站倾向于从全食超市等杂货店回收食物。最后，埃米莉找到了一家当地的食品分发站，它在下午一点钟开门。她提前半个小时到了那里，但队伍已经排满了整栋楼。她发现人们为了能选到最好的食物经常提前三个小时排队。第一天，埃米莉最后排了好几个小时的队。

"你知道，当你看着购物车从你身边经过，当你饥饿的时候，你就会满怀希望，希望那里会有你需要的食物，"她一边说，一边不断地回忆那一天，失望和幻灭在她的声音里展现得明明白白。"当我进去的时候，那里只有两个土豆和一罐莎莎酱。对我的家人来说，这是食品分发站里唯一安全的食物。"

那一刻让埃米莉清楚了一点，低收入食物过敏症患者面临一个更大的问题：他们唯一可用的治疗选择是食物回避。

埃米莉认为："当食物回避成为普遍的护理标准时，获得安全食品就不仅仅是维持生计的问题了。这是一个治疗的问题，因此它应该被纳入援助计划的保障范围。应该有一种途径来确保所有患者都能获得治疗。"埃米莉说，这个问题有部分原因在于美国社会和医疗体系固有的权力不平衡。"还有一种流行的观点认为乞丐不能挑剔，对吧？这毫无尊严可言。"

对埃米莉来说，无过敏原食品的可得性事关为每个人提供保障。她的家人以前从未接受过援助，只是因为孩子被确诊过敏才需要它，即使是这样，援助也只是暂时的。但对她和她的家人来说，保障根本就不存在。所以，埃米莉创办了一个非营利组织，致力于解决这个问题。这个组织名为食物平等倡议，为密苏里州堪萨斯城的大约 150 个家庭提供服务，但埃米莉希望能够将其扩展到其他地区。埃米莉说，她创办非营利组织的动机是，她知道自己不可能是唯一一个需要解决这个问题的人。

"我知道还有其他家庭也是这种情况，但我知道他们出于种种原因而没有出来大声疾呼，因为这样的经历不会让任何人感到舒服。"

埃米莉解释说，这个过程的每一步都充满了羞耻。她想要改变这种状况，她知道自己擅长做研究和为别人挺身而出，所以她深入其中。她下定决心，不仅要帮助自己和自己的孩子，还要帮助所有喜欢他们的人。所以在 2015 年，埃米莉借了 500 美元，为食物过敏的人开办了一个食品分发站。这是全美国第一家过敏友好型、无麸质的食品分发站。

她笑着说："我总是和人们开玩笑说，这个食品分发站是我的第三个孩子，因为从这个想法诞生到我们真正开业花了 9 个月的时间。"

她与食品分发站合作，协商货架空间，然后自己采购货架，并培训当地食品分发站的工作人员和志愿者，帮助食物过敏家庭采购。埃米莉估计，在她所在的地区，有 8 000~1.5 万人有资格获得这项服务，但她只能为 150 个家庭提供服务，也就是估计需求的 1%。钱是主要问题，但埃米莉也想确保食物平等倡议组织更多地关注价值而不是体量。如果她能更专注于更好地服务，那么即使只能覆盖更少的人，她也愿意做。

"虽然我们确实想为更多的人服务，"她说，"但我们希望确保提供的服务是有意义的，它能增加价值，而且是以一种有尊严的方式完成的。"埃米莉确保没有人在食物平等倡议组织排队。她的服务是预约制的，所以家庭不必为了获得食物而浪费时间，这些时间可以用来找工作或做其他事情。

埃米莉直言不讳地指出，过敏的诊断和治疗在种族和经济方面存在明显的差异。黑人和西班牙裔儿童被诊断为食物过敏的可能性要小得多，而最终因过敏反应进入急诊室的可能性更大。他们也不太可能获得良好的医疗保健和新的治疗方法，如花生过敏的口服免疫治疗（OIT，详见第 9 章）。

"让我难以置信的是，食物过敏实际上被认为是一种富裕的、白人的疾病，"埃米莉说，"你会听到过敏症专家说'好吧，我没有见过任何有色人种的病人'。我认为这就是我们开始看到内隐偏见起作用的地方。医生并没有做任何恶意的事情，但是当他们看到黑人病人或波多黎各病人进来的时候，他们连问的问题都不对。在诊断方面确实存在明显差异。"

作为过敏儿童的母亲和一家食物过敏非营利组织的负责人，埃米莉认为，我们需要为急诊室的病人提供更好的信息，并提供更好的后续护理。

"在这些社区中，有些人缺乏知识，这并不是因为他们无能或不想依从，而是因为他们根本没有途径获取知识。这真的是一个难题。"

过敏的治疗也有同样的问题。虽然埃米莉对所有新的过敏药物和治疗方法感到兴奋，但当她看到这些研究时，她感到不安，因为绝大多数试验的受试者都是白人。她特别提到了一种名为 Palforzia 的药物，这是一种新近获得 FDA 批准的花生过敏治疗药物，90% 的研究受试者是白人。

"当我和有色人种患者谈论 OIT 时，他们从未听说过。在我看来，这似乎是一种有色人种患者没有要求的、从未听说的、未被纳入研发的疗法——就是完全被遗漏了。这感觉像是富人的解决方案。"

她担心，只有白人患者会接受 OIT 治疗，而黑人患者（以及其他所有人）只能将食物回避作为治疗选择。她想知道，如果有可能，我们会在什么时候才能根据每位病人的需求来设计解决方案，而不仅仅是针对白人或富裕病人的需求。现在，埃米莉将自己的整个人生都用于对过敏症领域的健康和公平的追求。她知道有色人种和贫困患者获得治疗有多困难，因为她亲身经历过这一切。

在他们的女儿被诊断出过敏后不久，埃米莉丈夫被解雇了。为了养家糊口，他在一家呼叫中心找到了一份新工作，但这份工作不提供医疗保险。埃米莉的家人不得不继续参与医疗补助计划，他们也因此失去了接触过敏症专家的机会。

"我们社区的私人过敏症专家都不接受医疗补助计划，"她解释说，"你唯一能去的地方是学术中心，但是要等很长时间。我曾尝试去学术中心治疗，仅仅预约成功就花了 6 个月的时间。"

就在埃米莉创办非营利组织的同时，她的小女儿病得极其严重。她的小女儿一岁的时候被诊断为生长发育不良，并接受了喂养治疗。大约在 4 岁的时候，她的小女儿被诊断出患有一种罕见的食物过敏症，叫作嗜酸细胞性食管炎。患有 EoE 的人在食道内壁积累了嗜酸性粒细胞，这是一种白细胞。这些细胞会对食物过敏原产生负面反应，并会引起食管的刺激、疼痛和收缩，从而导致食物吞咽困难。EoE 是一种罕见疾病，大约每 2 000 人中有 1 人患该病。幸运的是，堪萨斯城有一家 EoE 诊所，埃米莉的女儿在那里接受治疗。为了帮助诊断病情，诊所的医生给她开出了一系列需要排除的食物：先是牛奶，然后是有 4 种食物不能吃，接下来是 8 种食物，最后是 8 种食物加牛肉和鸡肉。

2019 年，埃米莉作为受邀演讲者参加了一场过敏会议（她说，受邀是她唯一能负担得起的方式）。在会上，埃米莉与一位顶级的 EoE 研究人员交谈，他建议她尝试一种限制饮食加口服类固醇的治疗方案。埃米莉照做了，她的小女儿的病情得到了缓解。现在，埃米莉的小女儿 7 岁了，还处于病情缓解期，尽管他们不知道她所有的过敏诱因。（正如我们已经看到的，有时在最好的情况下也不可能弄清楚。）下一步不使用类固醇，需要一种补充营养配方奶粉，但这不在密苏里州的保险范围内。为了避免支付每月 3 000 美元的费用，埃米莉和她的丈夫将不得不考虑搬到保险可以覆盖这笔开销的州。类固醇起了

作用，但副作用一直令人担忧。埃米莉必须密切监测小女儿的皮质醇和内分泌
水平，以防类固醇损害她的器官；如果激素水平发生变化，就可能需要调整剂
量。如果发生这种情况，她的小女儿可能会失去缓解期。通常，孩子们长大后
不会摆脱EoE，这是一种终生障碍。

* * *

埃米莉·布朗的过敏治疗故事既独特又是那么常见。它突出了过敏症患者
及其家人在最初的诊断后经历了哪些考验和痛苦。正如我们所看到的，过敏
的确诊过程是复杂的，而过敏的治疗过程则更加复杂。每个病人的症状都是不
同的，因为每个病人的生物反应都是不同的。这可能会使过敏的治疗变得极其
困难。

除此之外，在过去两个世纪的大部分时间里，过敏治疗并没有取得进展。
直到最近，我们一直被相同的治疗方案所困扰。所有的方法都有优点和缺点，
没有一种能令病情得到全面、持久的缓解。在本章的其余部分，我们将回顾
治疗过敏症患者的历史——从19世纪的吗啡和哮喘香烟，到今天的诺华茁乐
奥马珠单抗（Xolair）和美国食品过敏研究公司Aimmune Therapeutics的药物
（Palforzia）。我们将看看哪些改变了，哪些没有改变，以及过敏症患者在缓解
最严重的症状时所面临的困难。最后，我们将看到，对于我们受刺激的免疫系
统，尽管更好的预防和缓解的希望可能就在遥远的地平线上，但目前还没有简
单的"治愈"方法。

过敏护理的过去和现在

在1868年写给医生朋友奥利弗·温德尔·霍姆斯的信中，著名的废奴主义
者、牧师亨利·沃德·比彻抱怨说，他无法找到任何能够治疗自己的花粉热的

方法。霍姆斯回复说："砾石是一种有效的药物，应该可以从 8 英尺深的地方挖到。"霍姆斯对比彻的绝望友好地开玩笑，可能是因为他对当时流行的过敏治疗方法深感沮丧。在那个时代，即使是医生自己得了过敏症，比如约翰·博斯托克医生和查尔斯·哈里森·布莱克利医生，尽管具有数十年的自我实验和临床实践经验，他们也没有办法缓解自己身上最严重的症状。随着我们对免疫功能的科学理解在 20 世纪不断加深，我们中的许多人都对比彻的不幸感到同情。直到最近，治疗过敏的方法基本还是一样。

为了更好地说明在过去的两个世纪里，治疗过敏的医学方法是如何变化的，我们将跟随 3 位典型的患者，见证最常见的过敏反应所需的各种治疗方法。这里介绍的每位病例都是基于我采访过的、与之互动过的、在历史文献中读到的或从临床医生那里听到的患者的虚构组合。我把他们塑造成白人，属于中产阶层和精英阶层，他们有良好的医疗保险，居住在城市或郊区，相对容易接触到过敏症医生。至少从历史上看，大多数过敏症患者都是富裕的城市白人，而在撰写本书时，这些群体仍然最有可能获得最好的治疗。在本章的后面部分，我们将继续探讨过敏症护理的严重而持久的社会问题。

呼吸道过敏和哮喘

珍妮弗是一个年轻、健康、不到 30 岁的女性，从小就患有季节性和环境性呼吸道过敏。她特别容易受到橡树、牧草和豚草类花粉的影响。她还患有中度到重度哮喘，除非花粉浓度攀升得太高或者她过于劳累，否则她的哮喘控制得相当好，尤其是在夏天的户外。作为一个一生都在进行踢足球和玩垒球之类运动的人，避免户外活动对珍妮弗来说并不是一个好选择。有几次，特别严重的撞击让她进了医院。

19 世纪至 20 世纪 30 年代：如果像珍妮弗这样的人生活在这个时期，她可能会有几种不同的治疗方案可以选择，尽管没有一种选择会特别有效。首先，她的家庭医生可能会建议她尽量避开肮脏、被污染的城市空气，这些空气被怀疑是导致她患病的原因。任何树木、花朵、气味或灰尘等似乎会导致哮喘发作的物质，都要远离。简而言之：从她附近清除所有已知的过敏原。

呼吸道过敏的病人经常被要求取下窗帘，拿走地毯；取下所有的画和其他"积灰的东西"，以便进行彻底清洁；用涂油布或湿布擦拭所有家具，甚至要擦拭弹簧床垫；清洗地板和散热器；处理掉家里的动物。在温暖的植物生长季节，珍妮弗可能也会被建议关闭所有的窗户，尽可能地待在室内。

如果她的家庭特别富有，珍妮弗的医生可能会建议她在夏季的几个月里收拾家当，逃到山区或海边。从 19 世纪末开始，较富裕的病人前往位于高山或沙漠的"疗养胜地"，以躲避城市的空气和花粉，这是很常见的现象。在美国东半部，大型豪华酒店如雨后春笋般出现在阿第伦达克山脉和白山国家森林公园附近，以满足花粉热、哮喘和支气管炎等病患者的需要。在美国西部，科罗拉多山脉和亚利桑那沙漠成为受欢迎的旅游目的地。

历史学家格雷格·米特曼向我解释说："今天美国图森的哮喘患者的比例高于全美其他地区，因为有大量哮喘移居者涌入，他们不仅增加了人口的基因负荷，还带来了桑树和橄榄树等植物，使沙漠绿化，最终加剧了他们的过敏症。（种植这些树木的后果将在第 10 章讨论。）

如果珍妮弗的家庭没有足够的钱搬迁，也不愿意接受这个想法，那么她可以使用各种各样的药物来预防哮喘发作，或者控制她在肺部和鼻腔受到刺激时的最严重症状。在 1934 年写给医疗从业者的一篇文章中，塞缪尔·费恩伯格博士推荐了以下几种可能的治疗方法：哮喘粉末和香烟、碘化物、酒精饮料和钙等。[1]肾上腺素也被用于治疗突发的急性哮喘发作。

控制呼吸道过敏的另一个标准选择是注射花粉提取物。脱敏，正如它的名称所表达的，是 1911 年在伦敦首次引入的方法，其目的是对过敏原"建立免疫力"，在过敏开始之前就减少攻击。[2]作为这种疗法的候选人，珍妮弗有 3 种方法可供选择。第一种，她的医生会通过她皮肤上的小划痕引入微量的过敏原，这被称为皮肤法。第二种，她的医生会给她皮下注射过敏原，并控制剂量。在这种情况下，医生需要制作他们自己的配方，其中含有困扰珍妮弗的当地过敏原。第三种，她的医生会将一小滴含有一定量过敏原的溶液直接滴入她眼睛的结膜囊中，产生轻微的眼部反应。随着时间的推移，通过小剂量的反复注射，其效力逐渐增加，珍妮弗的免疫系统可能得到训练，最终能够耐受令人反感的过敏原。但脱敏并不会在每个病例中都成功（关于这些早期治疗的总体成功率的数据基本上是不存在的）。如果这些不同的治疗方法都没有效果，那么珍妮弗可能被注射更多存疑的针剂。在当时，医生试图用牛奶、钙、硫、松节油和少量结核分枝杆菌等其他物质来启动病人的免疫系统的做法并不罕见。临床医生的期待，注射这些物质可以引起耐受性，并有助于缓解症状。患者也可以注射自己的血清溶液或从呼吸道收集微生物或"寄生虫提取物"，特别是似蚓蛔线虫（也被称为大蛔虫，是最常见的人类寄生虫）。[3] 一位著名的早期过敏症专家注意到，一些医生正在尝试注射流感和伤寒疫苗、肠道细菌和蛇毒。他抱怨这些针对过敏症治疗的许多实验都缺乏实证，认为大多数只不过是"毫无价值的垃圾的副产品"。[4]

"如果其他所有方法都对珍妮弗不起作用，她可能会接受手术用于纠正呼吸道异常。到了 20 世纪 30 年代，切除呼吸系统疾病患者的扁桃体和腺样体是一种常见的做法，尽管很少有证据表明它起作用了。珍妮弗也可能被教授了一系列特殊的呼吸练习，结合新的姿势（挺直背和放松肩膀），并接受定期按摩，以促进"活动胸壁"的发育。[5]

20 世纪 40 年代至今：随着几十年的流逝和医疗技术的发展，过敏症专家试验了防过敏室、空气过滤式口罩和带有特殊装置向鼻腔喷射二氧化碳的洗鼻器；还有电疗、放射线疗法（或使用紫外线）和 X 射线疗法。[6] 根据医生的做法，珍妮弗可能已经接受了这些尝试性疗法中的某一种，以试图控制她的季节性过敏发作。

但几十年来，呼吸道过敏和哮喘的典型治疗方法基本保持不变。2022 年，对于像珍妮弗这样因外部过敏原导致过敏性疾病的患者，标准的治疗方法仍然是回避。回避过敏原是首选的治疗方法，因为将过敏原从患者的环境中清除或让患者从过敏环境中离开，意味着免疫系统不会接触到任何触发因素，也不会产生反应。例如，如果恼人的过敏原是猫的皮屑，这可能是可行的（尽管在情感上并不容易）：一个人可以把猫送人，把家里猫的皮屑清理干净，以后不再碰猫。但这种方法显然不适用于我们这些像珍妮弗一样，对更普遍存在的东西敏感的人，比如树或草的花粉和尘螨，即使不是不可能，这些东西也很难从我们的家里完全清除。

防止过敏性疾病的第二道防线，同样自 19 世纪以来基本没有改变，即彻底清洁和重新调整生活环境。例如，如果某人对啮齿动物、尘螨、蟑螂或霉菌过敏，那么定期打扫房间，清洗所有床上用品，清除这些害虫的食物来源、水源和进入房屋的通道，可以减少与这些令人讨厌的过敏原的接触。人们经常向病人推荐空调和空气过滤设备，因为这些新技术可以过滤空气中的部分或大部分如花粉之类的过敏原。像珍妮弗这样的季节性过敏症患者也被告知一到家就要洗澡，把皮肤和头发上的花粉洗掉，并立即更换衣服。避免直接接触过敏原所需要的全部努力，对于中度至重度过敏的患者来说，都是繁重且令人疲惫的。而且大多数时候，尽管我们尽了最大的努力，也不可能完全避免。

珍妮弗的第三道防线是试图通过使用一种或多种药物来控制最严重的症状。当下，21 世纪 20 年代初的珍妮弗使用的处方药物对于 20 世纪 40 年代（甚至更早）的珍妮弗来说都很熟悉。

"我们仍在使用已经用了一个世纪的药物。"美国西北大学的罗伯特·施莱默尔博士向我解释说，"你知道，人类并没有发生太大的变化，药物也没有发生太大的变化。我们只是在不断添加新的或更好的版本。"

近一个世纪以来，治疗轻度至中度呼吸道过敏的一线药物之一就是抗组胺药。抗组胺药是至今仍可以给过敏症患者服用的最古老的一类药物。1937年，人们在研究豚鼠的免疫功能时意外发现了它们；到 1942 年，抗组胺药已经广泛用于一般用途，并作为一种有点儿效果的治疗方法迅速流行起来。抗组胺药的作用原理是与免疫细胞的组胺受体结合，阻止受体与组胺结合，从而防止组胺反应的发生。在写这篇文章的时候，美国已经批准了 10 种第一代和第二代抗组胺药，像珍妮弗这样的人可以服用它们来控制流鼻涕和眼睛发痒，这些药物可以在药店柜台买到，也可以通过医生开处方获得。

在我们讨论呼吸道过敏的现代治疗方法时，施莱默尔指出，第二代抗组胺药，如盐酸西替利嗪片和盐酸非索非那定片，往往比第一代药物的副作用更轻。虽然第一代抗组胺药仍然有效，但它们有镇静作用，而且可能经常干扰精神集中和任务处理（任何曾经把苯海拉明作为临时助眠剂服用的人都可以证明这一点）。较新的药物不具有镇静作用，并且避免了第一代药物的大多数最严重的副作用。

那么，为什么还要继续生产第一代抗组胺药呢？如果它们的副作用如此剧烈，为什么还会有人开处方或使用它们呢？简短的回答是，第一代药物更具干燥效果，因此可以更有效地对抗鼻塞，而鼻塞通常伴随着轻度至中度呼吸道过敏。虽然第二代药物对终止组胺反应同样有效，但对鼻塞没有任何帮助，所以一些像珍妮弗这样的病人实际上更喜欢在花粉季节的高峰期服用更老、更烈的药物。

我想在这里简短地说一下，像珍妮弗这样的病人通常会对特定品牌或类型的抗组胺药产生非常强烈的依恋和信仰。在对过敏症患者的采访中，我经常听到他们对药物治疗方案的详细解释，听到一种药物如何在多年内发挥良好作用然后突然失效的故事，或者一种新的抗组胺药改变了某人的生活，或者他们对某种牌子的抗组胺药产生了耐受性。说了这么多，也承认了这么多，但没有科学研究表明，患者确实对这 10 种已获批准的抗组胺药物中的任何一种产生身体上的耐受性。这一课题的研究人员认为，过敏症患者停止服用他们的处方，或者想要改变他们的处方，是因为在服药期间持续存在严重的过敏症状，而不是药物随着时间的推移变得不那么有效。也有可能是花粉负荷更大或更多地暴露于更高水平的过敏原，导致患者的症状更严重。换句话说，我们觉得自己正在服用的药物没有效果，是因为它们有时确实不起作用。[7]

“现代药理学更关注所谓的未满足的需求。”施莱默尔说，“未满足的需求指向所有患严重疾病，但通常有效的药物对他们不起作用的人。”

他给我举了一个相关的例子。70 年前，很多像珍妮弗这样的人饱受哮喘的折磨，甚至濒临死亡。因为许多当时已有的药物并不能有效地控制他们的疾病。随后，口服类固醇被开发出来并被批准普遍使用。但是，这些口服类固醇对哮喘患者来说是非常危险的：随着时间的推移，类固醇的使用会对身体组织造成严重损害。

"但这总比死于哮喘好，"施莱默尔耸耸肩说，"顺便说一句，同样的药物仍然存在，但由于吸入性类固醇药物的发展，哮喘的死亡率已经大幅下降，而这是对口服类固醇药物的改进。吸入性类固醇只对局部有效，它们不会像口服类固醇那样产生可怕的副作用。所以，有时还是服用同样的药物，让它们变得更好，并改进它们。至于抗组胺药，现在已经有好几代了。每一代都得到了改进，类固醇药物也是如此。"

哮喘的治疗与季节性过敏的治疗类似，不过增加了新的药物来控制更严重的症状。你可能见过有人使用吸入剂来控制呼吸或帮助预防发作。这些吸入剂含有不同的药物，具体取决于病人的需要。

通常，哮喘患者的呼吸系统症状是通过一种被称为 β 受体激动剂的药物来控制的。β 受体激动剂是用于短期治疗以控制症状的支气管扩张剂。美国批准使用的药物有 6 种。一些是短效吸入剂，如沙丁胺醇、盐酸左旋沙丁胺醇和吡布特罗；另一些则是长效吸入剂，如沙美特罗、福莫特罗和维兰特罗。基本上，这些吸入剂是我们使用麻黄碱的现代方式，而麻黄碱是一种 100 年前医生会为病人开具的改善肺部呼吸能力的药物。

长效吸入剂只在要控制慢性或持续性哮喘的情况下日常使用。医生一般不建议长期每日使用，因为如果连续每日使用，3 周后你就会发现肺活量下降以及肺部反应性增加。[8] 短效吸入剂通常用于暂时控制症状或在剧烈运动前使用以防止症状出现——比如，珍妮弗的足球比赛。持续使用 β 受体激动剂吸入器的副作用包括身体颤抖、不安感和胃部不适。

吸入性皮质类固醇（通常被称为类固醇）是所有对 β 受体激动剂无反应的持续性哮喘患者的一线治疗药物。目前，美国批准使用的吸入性皮质类固醇制剂有 8 种。一旦最严重的症状得到控制，像珍妮弗这样的病人就会重新使用最低剂量的类固醇来控制病情。鼻用糖皮质激素是另一类皮质类固醇，用于治疗过敏性鼻炎，被认为是安全有效的，因为它们能提供有针对性的局部治疗。这些喷雾剂，包括丙酸氟替卡松鼻喷雾剂、内舒拿（糖酸莫米松鼻喷雾剂）和曲安奈德鼻喷雾剂在内，经常被推荐作为长期和季节性变应性鼻炎的一线治疗药物。

现在有一类全新的治疗哮喘的生物药——单克隆抗体，但价格昂贵。（如果这听起来很熟悉，那很可能是因为单克隆抗体被用于治疗新冠病毒感染。）度普利尤单抗以"达必妥"的名称上市，是一种治疗哮喘和湿疹的新型高效抗体。目前，使用它平均每年需要花费 3.6 万美元。如果能够真正治愈过敏或完全消除症状，那么这个价格可能是值得的。但是，正如施莱默尔提醒我的那样，这些新型药物也不是没有副作用。使用度普利尤单抗的患者大约有 25% 会发展成结膜炎，它还会导致嗜酸性粒细胞（我们身体组织中发现的一种白细胞）升高。正如我们在埃米莉·布朗的小女儿身上看到的那样，免疫细胞水平的升高可能会带来更大的麻烦，比如 EoE。

"所以，这种药物不是万灵药。"施莱默尔说，"但就目前而言，它是我们拥有的最好的药物。"

"想想看：30 年前，我们基本上只有抗组胺药可用，而且对我们所有人来说，很明显它们几乎不起作用，"美国国立卫生研究院的阿尔基斯·托吉亚斯博士告诉我，当时我们坐在他的办公室里讨论可用的过敏治疗方法，"它们几乎不起作用，但这是我们唯一的药物。直到最近，我们面临的挑战仍是缺乏治疗方法。如今，这已经不是问题了。我们有一些非常复杂的治疗方法，但其中一些每年要花费 3 万美元——那么，我们如何大规模实施呢？医生面临着一个全新的问题。作为一名医生，你不应该关心任何其他事情，而是尽可能地提供最好的治疗。但是，医生正在被成本效益轰炸。"

总之，珍妮弗现在的治疗选择比以往任何时候都要好。最终，她会尽一切努力来控制自己的病情。在草类花粉特别严重的一天，她可能不会去踢足球。她可能会给自己买一个空气净化器，每天服用抗组胺药，或者在每年的3~10 月使用 β 受体激动剂吸入剂。在夏季的几个月里，草类花粉浓度很高，她可能会携带一个更强的类固醇吸入器到比赛场地，以防止发作或帮助控制已经触发的发作。所有这些加在一起可能会让珍妮弗在大多数时候感觉更好，但她和其他像她一样的人可能仍在努力控制着最严重的症状。当然，所有这一切也取决于她的保险将涵盖什么、自付率是多少，以及她能负担得起多少费用。

食物过敏

戴维的父母第一次发现问题是在他 6 个月大的时候，他们试图给戴维吃少量的花生酱，而他突然出了严重的皮疹。在给他们年幼的儿子做了测试后，戴维的父母发现他对坚果和鸡蛋过敏。多年来，戴维有几次因为意外接触过敏原而被送进急诊室，这让他和他的父母都很害怕。现在戴维已经 10 岁了，他小心翼翼地避免不慎摄入任何会触发的过敏原，但有时在参加游戏约会或生日聚会时，他会感到焦虑。

19 世纪至 20 世纪 30 年代：如果戴维出生在这个时期，他患上食物过敏的可能性要小得多。对食物有不良反应的孩子都接受了相同的治疗方案。在早期关于"消化道严重过敏反应"或胃肠道食物过敏的医学文献中，专家警告说，过度喂养婴幼儿是严重过敏反应的直接原因，因此应该回避这种做法。为了帮助控制过敏反应，所有易致敏的食物都要从孩子的饮食中清除。最后，在严重的情况下，单靠回避是不够的，建议进行休克治疗，以及全流质饮食和"注射樟脑油、乙醚和肾上腺素"。[9]（不出所料，休克疗法没有效果。）

然而，到了 20 世纪 30 年代，治疗戴维这种过敏症的标准建议是食物回避。著名的食物过敏症专家阿尔伯特·罗博士认为（他的观点很大程度上是错误的），食物回避会帮助病人在逐渐重新加入他们敏感的食物时脱敏。罗博士还试验了"蛋白质疗法"，向病人注射牛奶或结核分枝杆菌（类似方法被用于治疗呼吸道过敏症患者），但发现在他病人身上的结果"令人失望"。为了防止婴儿发生食物过敏，罗博士给孕妇的建议如下：怀孕期间不要过度饮食；婴幼儿时期不要过度喂养；不能断断续续给婴儿喂特定的食物——他们的饮食应该是一贯性的；不要过早喂养已知在他人身上会引发过敏的食物（正如我们已经看到的，最后一条建议最终会被证明是极具灾难性的）。[10]

在亚瑟·科卡博士关于过敏的书中，他建议医生根据患者食物过敏的特定原因设计个性化的治疗方法。预防或防止过敏，应该始终是任何治疗计划的第一步。[11] 如果病人病情发作，那么抑制症状的第一选择应该是肾上腺素，其次是麻黄碱。其他治疗方法包括休息、宣泄（或净化）、24~48 个小时的饥饿、对抗刺激（用药膏刺激皮肤），以及保护病人不受极端温度和风的影响。

但在大多数情况下，除了回避会引起过敏的食物，戴维和他的父母几乎没有什么有效的治疗选择。当时人们对食物过敏知之甚少，因为一开始很少有病人会出现过敏症状。我们需要几十年的时间对食物过敏进行研究，以改善治疗和护理。

20 世纪 40 年代至今：尽管世界范围内的患者数量不断增加，但今天的食物过敏症专家所能提供的治疗方法仍然非常有限。食物回避仍然是过敏标准的治疗方案。这一建议通常包括从家中清除所有含过敏原的食物；如果无法完全避开这些食物，也要警惕烹饪用具的交叉污染。今天，戴维的父母可能会首先改变自己的饮食习惯，以确保戴维不会意外地接触到家中的鸡蛋或坚果。外出时，他们会尽量确保戴维点的食物或吃的食物中没有任何过敏原——这通常比人们想象的要棘手，尤其是在社交聚会上。避开过敏原和避开严重过敏性事件的努力可能会让人筋疲力尽。

"人们已经绝望了，"美国国立卫生研究院的食物过敏症专家帕梅拉·格雷里奥博士说，"食物过敏没有治疗方法。除了 EpiPen，我没有什么可以给你用的。"

除了确保戴维能够避开所有的过敏原，他的父母可能还会携带 EpiPen，以防戴维不小心吃了含有过敏原的食物。EpiPen 是最著名的肾上腺素自动注射器品牌，立即注射肾上腺素可以延缓导致严重过敏反应的生物过程，在严重的情况下，这一过程甚至会导致死亡。使用肾上腺素通常能够给像戴维这样的病人争取额外的时间，可以撑到被送到医院抢救。

然而，最近的一项研究发现，52% 患有危及生命的过敏症的成年人根本不使用EpiPen。[12] 在医生要求使用的患者中，只有 89% 的人按处方注射了。一开始就没有按处方购药的研究参与者表示，原因是注射器的价格高昂，而且他们之前没有发生过严重的过敏反应。哪怕是按照处方买了EpiPen的人，他们中有约 21% 的受访者表示不知道如何使用。另有 45% 的患者表示在他们出现严重反应的那一刻，手边并没有自动注射器，这使得处方实际上毫无用处。

肾上腺素自动注射器本身并不小，需要在特定的温度范围内储存（因此，例如在炎热的夏天，不能方便地存放在车载储藏箱里）。许多过敏症患者私下告诉我，随身携带自动注射器不切实际。尤其是青少年和年轻人，他们认为，要在派对和其他聚会上随身携带注射器，往往既尴尬又不方便。然而，像戴维这样年纪较小的孩子的父母几乎总是带着EpiPen，而且大多数学校都有应急用的EpiPen。

对像戴维这样的食物过敏症患者来说，除了避开过敏原和携带肾上腺素自动注射器以防意外接触，唯一可行的治疗方法就是免疫疗法。免疫疗法被定义为这样一种过程，通过长期给病人接触少量的过敏原，来建立免疫耐受。通常只有在一个人患有严重的过敏症，而且抗组胺药和食物回避等其他疗法不能有效控制最严重的症状的情况下，医生才会推荐使用免疫疗法。治疗过程可能需要数年时间，其效果因人而异（对于呼吸道过敏尤其如此）。我们不知道为什么免疫疗法会起作用，但这个过程确实可以改变我们潜在的免疫机制。作为一种治疗食物过敏和呼吸道过敏的疗法，免疫疗法不仅在预防症状方面有希望，而且在减少像戴维这样的病人一生中会经历的过敏事件的数量方面也有希望。

免疫疗法有三种基本类型：皮下、舌下和口服。皮下疗法和舌下疗法用于环境过敏，如珍妮弗的情况；口服疗法用于治疗食物过敏。对于这三种类型的免疫疗法，患者通常在临床环境中接受治疗。重要的是要直接观察免疫疗法的治疗过程，在罕见的情况下，患者会对治疗期间给予的微量过敏原产生严重过敏反应。像珍妮弗这样接受舌下疗法的病人，会被给予滴剂或片剂。片剂被放在舌下几分钟，直到开始溶解，然后吞下；滴剂放在舌下一定时间，然后吞下或吐掉。接受皮下疗法的患者在治疗开始时，每周或每两周进行一次。药物剂量持续 3 年，之后大多数患者可以安全地停止治疗并保持其保护作用。免疫疗法的积极效果可以在停止治疗后持续数年，但不会永远持续下去。像戴维这样接受口服疗法的病人将在临床监督下摄入低剂量的食品致敏原。最初的治疗需要几个小时，因为需要监测患者在摄入过敏原之后的反应。此后两周内，患者继续在家中每天服用预设量的过敏原。戴维需要每两周回到儿科过敏诊所，增加预设的过敏原的剂量，然后监测有无任何反应。这部分治疗过程被称为"增加剂量"，并持续几个月。在增加剂量阶段结束时，戴维需要继续摄入一定量的过敏原来维持他的脱敏水平。（如果你觉得口服疗法在这一点上仍然令人困惑，请不要担心。我们将在第 9 章中更深入地了解新的口服疗法的工作原理。）

舌下、皮下和口服疗法可能的副作用是舌头、口腔或喉咙肿胀，以及口腔瘙痒，在极少数情况下会出现严重过敏反应。在接受皮下治疗期间，注射部位的严重肿胀是罕见的，但可能会发生。这三种形式的免疫疗法通常被认为是安全的治疗方法，但效果各不相同。[13] 直到最近，大多数过敏的黄金标准治疗一直是皮下疗法。在过去的研究中，研究者发现皮下疗法更有效，尽管舌下疗法被认为是一种更安全的治疗方法（简而言之，这意味着它引起的过敏事件更少）。与缓解症状的药物不同，皮下、舌下和口服免疫疗法会积极改变患者的整体免疫功能，帮助免疫细胞在做出反应之前学会耐受更多的抗原。

有趣且有些问题的是，只有一些用于免疫疗法的过敏原提取物是通过 FDA 的规定标准化的，并根据被称为生物等效过敏单位（BAU）的标准效价水平进行校准。免疫疗法中使用的其他提取物是通过测量提取物中含有过敏原的具体数量来标准化的（通常以单位体积重量来计量）。

换句话说，正如我们之前多次看到的，并没有太多的全球标准化。每个制造商都选择遵循某个标准来制作它们的提取物。直到最近，这也意味着并非所有的免疫疗法都是相同的。在同一地区工作的两名过敏症专家可能会使用来自不同制造商的不同提取物。病人的反应也会有所不同。

对许多人来说，免疫疗法根本不起作用。如果患者有花粉热等环境过敏的症状，情况尤其如此（这就是为什么我没有将皮下或舌下免疫疗法列为针对珍妮弗对橡树、牧草和豚草过敏的治疗选择）。如果患者在接受免疫疗法一整年后没有得到任何改善，建议停止治疗。目前，研究人员正在开发一种简单的血液测试，这种测试可能能够在患者接受免疫疗法之前预测免疫疗法是否有效。[14] 这样的筛查测试将节省患者的时间和金钱，减少不便以及在接受这种广泛治疗时经常出现的情绪困扰。

值得注意的是，在研究这本书的过程中，我采访过的过敏症患者中只有少数人尝试过免疫疗法。在尝试过的人中，有少数人发现它是有益的。大多数人在几个月到一年后就停止了治疗，他们告诉我，他们看不出这在缓解症状方面有多大的好处，而且厌倦了每周或每两周去看一次过敏症专科医生。与我交谈过的成年食物过敏症患者中，没有一个人尝试过免疫疗法；有些人提到，他们害怕摄入大量可能会杀死他们的东西。口服免疫疗法也会引起胃部不适、口腔刺痛和皮疹等反应。有些患者不愿意接受治疗，至少在最初的几个月里，这种治疗会给他们带来很多不适。许多年幼的孩子发现这种治疗本身就是焦虑的导火索，因为免疫疗法的症状和他们以前在过敏事件开始时有过的症状十分相似。

有一种新的FDA批准的花生过敏口服免疫疗法的标准化制剂，自2020年1月起上市，名为Palforzia。如今，戴维的父母可以选择Palforzia这种治疗方法，以显著提高戴维对意外接触花生的耐受性。它已经展示了惊人的效果，能让患者食用少量花生而不会产生严重的免疫应答。对戴维和他的父母来说，这可能意味着他们的焦虑会减少很多。

但正如我们将在第9章看到的，像Palforzia这样的免疫疗法并不能"治愈"食物过敏。我采访的一位食物过敏症专家不止一次地提醒我，虽然Palforzia有帮助，但它只对一种过敏原有效：花生。大多数过敏症儿童对多种过敏原都有反应。针对食物过敏的免疫疗法也必须无限期地维持下去，否则其效果会随着时间的推移而减弱。也就是说，免疫疗法并不是治疗食物过敏的灵丹妙药。卡里·纳多博士强调，专家有必要督促自己做得更好，并且认为FDA批准一种新药物是远远不够的："我们不应该只是坐下来为目前针对食物过敏的治疗方法鼓掌，因为这些方法仍然存在安全问题。"

最终，戴维的父母必须在传统的治疗方案（食物回避外加紧急情况下使用肾上腺素自动注射器）与免疫疗法之间做出决定。目前，这是他们仅有的选择，但它们都不是完美的选择。

特应性皮炎或湿疹

埃玛，6岁，喜欢小猫小狗，但对它们极度过敏。她从小就有严重的湿疹。她的皮疹可以持续数周到数月，而且她有睡眠障碍，在学校也无法集中注意力。通常情况下，她的脸颊、肘部、膝盖和手部的皮肤会发炎。埃玛的皮肤会发痒并呈鲜红色，她经常因抓挠导致开放性溃疡。有时，她的病情严重到她的手部皮肤上会产生脓液。

19世纪至20世纪30年代：从历史上看，与埃玛病情相同的患者会被简单归类为皮疹患者。"湿疹"一词在18世纪中期被创造出来，但直到20世纪30年代才被认为是一种过敏性疾病，当时"特应性皮炎"一词首次被使用。直到现代，这种疾病的典型治疗方法仍是使用各种药膏（由天然材料制成的膏状物质，类似于现代的皮肤面膜疗法），或者在某些情况下通过放血治疗。随着我们对免疫系统的了解不断深入，许多早期的医生开始将湿疹与患者的饮食联系起来，特别是牛奶的摄入。通过限制饮食来控制疾病暴发是很常见的。但埃玛的家人没有太多的选择，也没有有效的治疗方法可供选择，只能让埃玛自己忍受痛苦，希望能摆脱这种状况。

20世纪40年代至今：直到最近，大多数湿疹的治疗方案都很糟糕。在与数十位过敏症专家和许多患有湿疹的人交谈后，我认为，湿疹是所有过敏性疾病中最难治疗的。首先，正如彼得·利奥博士向我指出的，大多数特应性皮炎患者不知道是什么引发了这种疾病的暴发。可能是环境过敏原，也可能是他们正在使用的东西里含有的某种化学品，也可能是像热量或运动这样简单的东西。因此，通常回避过敏原不是单一选项。

特应性皮炎的症状令人难以忍受。几十年来，试图控制病情的患者一直处于一种双输的局面。

"它就在你的皮肤上，所以任何人都可以随时看到它，"英国布莱顿和苏塞克斯医学院以及皇家亚历山大儿童医院的儿科皮肤科医生杰西·费尔顿博士在一次Zoom视频远程通话中告诉我："它会表现出来，尤其是当皮疹出现在脸上时。它会一直影响皮肤的舒适度，从而影响你做的每件事。它还会影响你的注意力，影响睡眠。这不仅仅是对孩子睡眠的剥夺，还有对整个家庭的影响。"

当我问她如何治疗像埃玛这样的特应性皮炎患者时，她给我讲了一个患有严重湿疹的5岁女孩的故事。这个病例非常痛苦，于是医生给这个孩子注射了免疫抑制剂，这是最后一道防线。

"这个孩子告诉妈妈，要把家里的每一面镜子都遮盖住，因为她不忍心看自己。"费尔顿说，"她才5岁。她被自己鲜红、破碎、干燥脱皮的皮肤，折磨得十分痛苦。"

一般来说，轻微的湿疹最初都是通过日常护肤来治疗的。患者被要求每天在患处涂抹几次特殊的保湿剂，尽管最近的研究表明，很少有证据表明保湿是有预防作用的。在持久的轻度至中度病例中，局部使用皮质类固醇是一线治疗方法。目前有7类不同的外用皮质类固醇，从最强效（二丙酸倍他米松）到最弱效（氢化可的松）排序，医生会相应地开具处方药。湿疹患者出现细菌感染并不罕见，所以医生可能会开具抗生素软膏和口服抗生素这类处方药，以帮助控制皮肤问题发作。医生建议对病人的任何食物过敏或呼吸道过敏进行治疗，因为它们可能会导致湿疹突然发作。二线防御措施包括全身性皮质类固醇（口服或注射）和免疫抑制剂。这两种情形更严重时的选择都有效，但一旦停止治疗，它们就会产生反弹效应。换句话说，成功治疗湿疹实际上可能会使湿疹恶化。免疫抑制剂还有一个令人讨厌的副作用：因为它们起作用需要通过部分关闭一般的免疫应答，所以实际上可能会增加感染的风险。

费尔顿说，对像埃玛这样的病人来说，治疗湿疹很困难，不仅因为治疗很残酷且往往不起作用，还因为它给每个人带来了精神上的伤害。"妈妈和爸爸在涂面霜的时候会感到很内疚。"她解释说，"这对孩子来说非常不舒服。每天晚上都有争吵。所以，家长都在努力配合治疗；与此同时，孩子对他们大喊大叫，让他们不要这么做。这真的太难了。"

治疗也很难，因为每位患者的情况都不一样。通常，当他们进入费尔顿的办公室时，他们已经经受了很多。

"当我看到病人的时候，他们已经经历了一切，"她说，"他们可能做过个人过敏测试。他们可能出国治疗过。他们正在购买各种各样的面霜，他们花了很多钱买面霜，却因为没有任何帮助而感到非常沮丧。"

费尔顿博士做的第一件事就是试图弄清楚她面前的病人的情况。她把每一例特应性皮炎都描述成一团纱线，全都缠在一起，解开线团需要耐心。她也在一些正在开发的新疗法上看到了希望，包括抗 IgE 单克隆抗体和 Janus 激酶抑制剂（我们将在第 9 章更深入地研究这些药物）。单克隆抗体"达必妥"是第一个被批准用于治疗特应性皮炎的生物药。费尔顿认为，这是一种变革性的新疗法，是第一种对最严重的湿疹病例显示出真正希望的新疗法，但要通过英国国家医疗服务体系批准开处方仍有各种各样的障碍。（我也听到过类似的抱怨，说很难让一些美国医疗保险公司覆盖这些费用。）

不过，尽管要获得使用许可有很多麻烦，费尔顿还是很高兴有了新的选择。如果使用类固醇药物，你必须定期进行血液检查，以确保治疗不会影响患者的肝脏或肾脏功能。尽管如此，费尔顿还是会在治疗皮肤问题时使用它们，因为她发现，使用几个月后，它们非常有效（通常可以清洁皮肤，没有反弹效应）。而最流行的口服类固醇之一——泼尼松不需要血液监测，而且可以提供急需的缓解，但对患者来说不是一个好的长期选择（原因是血压升高之类的副作用）。局部使用类固醇可以减轻炎症，但也会增加血管形成，使皮肤变薄，并引起免疫并发症。局部钙调神经磷酸酶抑制剂（TCIs）的副作用比类固醇少，可以帮助减轻瘙痒、炎症和干燥，但长期使用可能会增加患癌症的风险

（正如动物研究证明的那样）。随着新型生物制剂的研发，人们的担忧将会减少。[15] 而且，如果你能在一年的时间内控制皮肤的反应，大多数像埃玛这样的孩子在停止治疗后就不会反弹。

"儿童的免疫系统真的很神奇，"费尔顿说，"这在成人身上是不会发生的。"

但有些患者即使使用达必妥也会失败。西奈山伊坎医学院的艾玛·古特曼–亚斯基博士在美国国家湿疹协会发表的一篇文章中警告说，这些新药都不能"治愈"特应性皮炎。（虽然很多孩子成年后湿疹确实会"消失"，但他们潜在的特应性仍然存在，并可能在未来的某个时候突然发作——比如，当他们的免疫系统功能因年龄或压力而受到损害时。）与旧的治疗方法一样，这些新药可能会在几年内有效地清理患者的皮肤，直到免疫系统适应它们。而在那之后，病人的病情可能会再次发作，需要改变治疗方式，这就需要更新、更好的药物治疗。

这种"未满足的需求"的循环将继续下去，直到我们对所有过敏性免疫应答的潜在生物学机制有了足够了解，从而从一开始就能防止它们发生。在此之前，像埃玛、戴维和珍妮弗这样的病人就陷入了一场"猫捉老鼠"的游戏，困在他们躁动的免疫系统和我们现有的治疗方法之间。我们对过敏的工作原理了解得越多，我们就越能更好地预防和治疗过敏。

明天的疗法？

过敏症专家和过敏症患者都同意的一点是，目前可用的治疗方法还远远不够好。虽然已经取得了进步，但我们仍然主要使用 100 多年（或更久）之前发现的东西。然而，新的科学技术的发展正帮助我们在过敏治疗方面取得转机，也许为我们铺平了一条新的前进道路。未来几十年即将"上线"的所有创新都将有一个共同点，那就是机器学习和新的实验室技术。

今天，科学家所能获得的计算能力之大令人难以置信，而且在加速发展，这带来了对更为复杂的算法的开发——这些算法可以帮助免疫学家对他们几十年来积累的大量患者数据进行分类。其中一些努力已经让人们看到了希望。

瑞典的研究人员利用计算机算法发现了两种新的生物标志物（几个基因），可以帮助皮肤科医生区分刺激性湿疹和接触性皮炎（一种由毒葛或香水等物质引起的皮肤刺激）。[16] 因为仅根据可见症状很难区分这两种免疫应答，所以误诊很常见。还有两种不同类型的湿疹：过敏性、接触性湿疹和非过敏性、刺激性湿疹（由化学物质或运动等事件引起）。使用这些生物标志物开发的新诊断测试可能还有助于区分湿疹的类型，并促进更好的治疗。

生物技术公司 AllerGenis 获得了著名食物过敏症专家休·桑普森博士的授权，进行过敏原线性表位（抗体附着的蛋白质的一部分）分析研究。该公司利用免疫学研究开发诊断和治疗过敏症的新技术。目前，该公司正在使用机器学习（一种人工智能）来预测牛奶过敏免疫疗法的结果，准确率为 87%（高于目前可用的和更常见的血清测试的准确率）。它使用个体抗体反应的免疫测定数据来预测免疫疗法的有效性。

为了利用大数据的力量，美国蓝十字与蓝盾协会（美国最大的医疗保险提供商之一）和哈佛大学的研究人员合作，看看人工智能是否能改善过敏症患者的治疗效果。[17] 这一开创性的合作希望利用保险公司的患者数据宝库，找出哪种治疗方法更有效，以及对谁更有效。这样的研究可能会促成更个性化的治疗方案，在过敏治疗的早期阶段消除试错需求……并且在此过程中会为医疗保险公司节省大量资金。

其他研究人员正试图利用新的实验室技术和免疫学领域数十年的研究成果，寻找新的生物学机制来靶向治疗。最近，丹麦奥胡斯大学的研究人员发现一种抗体，这种抗体可能会阻止 IgE 附着在细胞上，从而阻止组胺的释放。[18] 拉荷亚免疫学研究所的科学家正试图通过阻断信号蛋白来阻止哮喘发作期间肺部有害 T 细胞的积累。[19] 美国西北大学的研究发现，针对在肥大细胞中发现的一种叫作布鲁顿酪氨酸激酶（BTK）的酶的抑制剂可以阻止过敏反应的升级，从而防止严重过敏反应的发生。[20] 该研究在试管中使用了 3 种不同的 BTK 抑制剂来阻断肥大细胞中组胺和其他致敏信号的释放。[21] 这一发现可能开启了一种药物研发的可能性，这种药物可以预防过敏症患者发生危及生命的过敏反应。

与此同时，美国国立卫生研究院正在利用学术、政府和工业研究实验室的集体力量，发现新的过敏通路和新的治疗方法。最近从美国国立卫生研究院退休的享有国际声誉的免疫学家马歇尔·普劳特博士告诉我，免疫耐受网络项目（一个美国国立卫生研究院资助的合作项目）正在进行一些与未来过敏治疗有关的最有希望的研究。普劳特解释说："它有一个模型，提出了过敏原+的方法，即过敏原与一些协同分子的结合，可以加速耐受性的产生。"他的意思是使用另一种分子来加速训练免疫系统耐受过敏原这一过程，这种分子也许是免疫系统已经识别并且不会产生负面反应的东西。免疫耐受网络项目的目标是在过敏性疾病出现之前进行治疗。

同样，许多新的科学研究都集中在部署免疫疗法技术或疫苗上，以帮助治疗过敏。BM32 是一种正在开发的针对草类花粉的新疫苗，目前正处于临床2 期试验中，它可能会将花粉引起的呼吸道过敏症状减轻多达 25%。[22] 与传统形式的免疫疗法相比，该疗法所需的剂量要少得多，副作用也更少。瑞士正在开发的另一种疫苗 HypoCat 通过对猫自身的主要过敏原（称为 Fel d 1）免疫而起作用。疫苗产生与 Fel d 1 结合的抗体，以减少分泌物。这意味着接种过疫苗的猫会产生较低水平的过敏原，从而减轻人对猫的皮屑过敏。该公司也在研究基于类似原理的犬用疫苗。澳大利亚弗林德斯大学正在测试一种新的蜂毒疫苗，该疫苗使用 advax 佐剂（与用于提高流感疫苗效力的佐剂相同），可以显著加快免疫疗法的速度。[23] 目前针对蜂毒过敏的疫苗，需要在 3 年的时间里注射 50 针。对一种旧的免疫疗法进行的新研究发现了新的证据，表明湿疹可以用过敏注射（或免疫疗法注射）来治疗，这将扩大特应性皮炎患者的治疗选择。[24]

杜克大学的研究人员将免疫疗法的基本理念提升到了一个新的水平，他们正在使用纳米颗粒"重新训练"免疫系统，使其能够耐受食物过敏原。[25] 纳米颗粒装载了细胞因子（一类用于细胞信号转导的小蛋白质）和抗原，然后被输送到病人的皮肤中。一旦进入体内，它们就会进入淋巴结，在那里它们可以以更友好的方式将抗原引入我们的免疫细胞，从而提供预防严重过敏反应的保护。依靠类似的原理，美国西北大学正在进行的前沿研究表明，含有麸质的纳米颗粒可以帮助训练乳糜泻患者的免疫系统，使其对麸质变得耐受。[26]（提醒：乳糜泻不是过敏症。它是一种因摄入小麦引发的自身免疫应答。）患者的巨噬细胞（可以包围并杀死其他细胞的大型白细胞）会吸收颗粒并将其送回免疫系统，从而提高免疫耐受性。在一项临床试验中，美国西北大学的纳米颗粒治疗显示，接触麸质的患者的免疫炎症水平下降了 90%。换句话说，纳米技术作为一种诱导更强耐受性的新方法，显示出巨大的前景。我们希望，一旦完全开发，这种治疗方法就可用于预防具有遗传易感性的个体的过敏性疾病。

过敏性疾病的另一种可能的"治疗方法"依靠的是优良的老式（至少相对而言老式）基因技术。昆士兰大学的研究人员利用最新的基因技术进行细胞操作，已经能够消除动物体内 T 细胞的记忆，使它们的免疫系统耐受致敏性的过敏原蛋白。[27] 这项研究使用了一种哮喘过敏原，但科学家认为，同样的原理可能适用于其他类别的过敏原，如蜂毒或贝类。这条科学探索路线的最终目标是能够开发一种单次注射的基因疗法，该疗法能够改变患者 T 细胞的决策过程，提高对任何数量的过敏原的耐受性。

另一方面，基因研究人员正试图设计缺乏导致大多数食物过敏的蛋白质的遗传修饰生物体。亚利桑那大学的艾略特·赫曼博士正在努力改造一种大豆，这种大豆不会产生引发大豆过敏人群免疫应答的蛋白质。[28] 这种大豆与一种更常见的品种杂交产生极少量的有害蛋白质。有些猪对大豆更敏感，赫曼正对这些猪进行试验（这些猪和我们中的一些人一样，天生就有这种敏感性）。我们正在等待结果，可能很快就会有一种对抗食物过敏的新工具：少抗原食物。

尽管所有这些科学研究都很有前景，但我们必须记住，从科学研究到新疗法的过程是非常缓慢、成本昂贵的艰难历程。

"现在，我们实际上已经进行了大约 50 年的免疫学研究，已经能将其应用于真正帮助病人，"辛辛那提儿童医院的马克·罗滕伯格博士说，"但我们还不能治愈过敏。"

话虽如此，罗滕伯格告诉我，他确信今天进行的研究将有助于为未来的治疗铺平道路。对过敏背后的生物机制进行基础科学研究，或者我们通常所说的"基础科学"，是科学进步的关键。正如我们在本书的历史部分所看到的那样，我们对免疫学理解的大部分进步都是"偶然"取得的，或者是在聪明人跟随他们的直觉或天生的好奇心的情况下做出的。罗滕伯格主张自由和公开地分享研究成果，以推进治疗过敏的目标，而不仅仅是将这些知识作为治疗症状的权宜之计。事实上，他为人所知是因为他创建的一个网站，网站名为EGIDExpress，他在上面向公众发布自己的数据。

"有太多的繁文缛节和太多的监管，"罗滕伯格解释说，"尽管我们有一支伟大的团队，但我们仍受到时间和资金的限制。从发现到新药被FDA批准，需要30年的时间。如果你的孩子患有这些疾病，这段等待时间就很长了。"

这是我从几乎所有研究过敏症的科学研究人员那里听到的。他们需要更多的资金，这样他们才能招募更多的人才，购买更多的技术设备，做更多的研究。如果不加大对基础免疫学的投资，我们离更好的过敏治疗和"治愈"还有几十年的时间。

关于替代医学、安慰剂效应和寻求宽慰

当我正在曼哈顿中城的一位皮肤科医生的办公室里做我的年度癌症筛查时，我跟她说了这本书的事。知道有人在写一本基于证据的书，让她松了一口气，因为她知道病人经常自己做研究——通常是通过谷歌和WebMD（美国互联网医疗健康信息服务平台），并试图自我诊断和自我治疗他们的皮肤问题。她告诉我，在治疗这些患者的同时不与他们在网上或朋友那里听说的信息（有时是虚假或误导性的）做斗争，已经很难了。然而，最让她恼火的是，她是一

个拥有多年经验的皮肤科医生，她的侄女得了湿疹，而她的嫂子在治疗时却不听她的建议。她的嫂子在视频网站优兔上听信一个在南非居住的人的话，买了一种补品，而我的皮肤科医生知道，这种补品对侄女的病情没有任何帮助。

"这真的，真的，真的很令人沮丧，"我的皮肤科医生一边说，一边用放大镜扫视我皮肤上散布的雀斑和痣，"我理解她非常想帮助自己的孩子。我只希望她能听我的，听科学的。"

我很纠结如何在这里谈论替代疗法，虽然我不想给那些没有科学证据支持的理论提供太多背书，但我也不想让那些尝试过替代疗法的人感到被忽视或羞愧。我也能理解，为什么当生物医学无法缓解某些人最严重的症状时，他们会转向其他地方寻求帮助。在最糟糕的情况下，过敏会让人感到恐惧、痛苦和疲惫。治疗既关乎科学，也关乎希望和信念。安慰剂效应是真实存在的：如果你相信某些东西起作用，它可能会对你的病情产生可见的、可衡量的影响。所以，如果病人从中得到一些缓解，我们能说针灸或洞穴盐疗之类的方法不起作用吗？

"人们会寻找任何有帮助的东西，"我在美国国立卫生研究院拜访帕梅拉·格雷里奥时，她告诉我，"无论是中草药还是其他。"

与我交谈过的过敏症专家或研究它的科学家中，没有人谴责努力寻求解决问题的办法的病人。但几乎所有人都表现出沮丧的情绪，和我的皮肤科医生一样。专家还强调，并非所有的替代或补充疗法都是一样的：中草药、顺势疗法和针灸是少数可能有实际好处的疗法，目前正在纽约市西奈山伊坎医学院等地进行临床试验。[29] 在对照研究中，服用益生菌、灵气按摩、脊椎指压疗法和食用当地蜂蜜几乎没有显示出任何益处。[30]

许多为这本书接受采访的过敏症患者都提到，他们曾尝试过一种或多种替代疗法。一些人报告说，他们的症状有所改善。有些人告诉我，这些治疗似乎也起过一点儿作用，然后就失败了。大多数患者在做出治疗决定时综合了多种信息来源，包括他们的全科医生、过敏症专家、药剂师、有类似过敏症的朋友、家庭成员，有时还包括在线支持小组中的陌生人。作为一名医学人类学家，我认为替代疗法可以、将会而且可能应该在治疗过敏方面发挥作用——理想情况下是与生物医学相结合，因为它们不仅为患者提供了潜在的缓解（通过活性物质或安慰剂效应），而且可能更重要的是会给人带来希望。

根据与我交谈过的许多专家的说法，最好的方法是综合治疗，或者使用多种方法和治疗来照顾过敏症患者。印度昌迪加尔研究生医学教育与研究所的米努·辛格博士认为，瑜伽对她的病人有帮助，她经常在传统的生物医学治疗之外给病人开瑜伽处方。她发现，通过练习瑜伽，她的病人通常能够学会控制自己的呼吸，从而更好地控制哮喘。辛格告诉我，新的生物疗法的发展比旧疗法贵 10 倍，但这对她贫穷的病人来说没有什么不同。不过更便宜的治疗方法，比如吸入器，也存在一些问题。辛格的患者的父母和祖辈总是担心自己家的孩子会对吸入器或类固醇药物上瘾。当孩子的情况开始好转时，他们就会开始避免使用药物。

辛格还指出，过敏诊断测试很昂贵；胸部 X 射线扫描和 CT（计算机体层成像）也是如此。整个过敏症测试可能要花费 1 万卢比[①]，全科医生会做这些测试，但不知道如何解读结果。她说，进行一次细致合用的过敏史问诊大约需要一个小时，大多数医生不愿意花这个时间——或者说他们不能，因为他们的诊所里挤满了病人。辛格建议，倾听病人心声的时间是最好的良药。

"很多时候，他们如果说出病情，就会感觉好多了。"辛格告诉我，"之后，他们就会听你的。他们把孩子的健康托付给你，所以我们真的需要倾听他们的心声。"

最终，这可能是治疗过敏最有效的替代疗法：只需花时间倾听患者的声音，真切地看到他们的处境和遭遇。这可能是最初吸引人们选择补充疗法从业者和治疗方法的原因。在芝加哥经营一家综合湿疹治疗中心的彼得·利奥告诉我，他会尽可能多地花时间和病人在一起，和他们一起尝试不同的疗法和治疗方法。从根本上说，辛格和利奥知道，患者在寻求缓解过敏症状的过程中真正想要的是得到倾听。

---

① 1 万卢比约合人民币 870 元（以 2024 年 3 月中旬汇率换算）。——编者注

关于种族、社会阶层、地理位置和获得高质量护理的机会

埃米莉·布朗的女儿第一次被诊断出食物过敏时，她去网上搜索相关信息和支持团体。最后，她发现了一个在堪萨斯州堪萨斯城郊区见面的当地团体。每个月，埃米莉开车 45 分钟去参加这一团体的会议，会议通常在一个购物中心的帕内拉面包店举行。

"我什么都吃不起，"埃米莉解释说，"当时我们很拮据，往返的油费是额外支出。这是我仅有的短途旅行，是我整个月的重头戏。"

支持小组里其他妈妈的孩子们年龄各异，所以埃米莉发现，从已经经历过她目前困境的人那里听取建议是非常有帮助的。

"我觉得去那里很有价值，但仍然很尴尬和困难。我是那群人中唯一的有色人种，当然也是最穷的，我记得他们都在谈论他们的过敏症医生，"埃米莉回忆道，"我没有去看过敏症专科医生。我们只看过儿科医生，即使当时我们有保险，我也负担不起专科医生的自费部分。我去看儿科医生只花了 25 美元，但去看过敏症专科医生要花 50 美元。当你买不起食物的时候，你就会慎重对待花掉的每一分钱。"

基本的过敏护理和支持团体并不像人们通常认为的那样容易获得。至少在美国，获得医疗保健和负担得起的治疗取决于一系列因素，包括患者的肤色、地理位置和经济状况。这并不是得到诊断然后接受治疗那么简单。

"这种疾病对有色人种患者的影响尤为严重，"埃米莉说，"当你看到患者权益组织时，你看不到有色人种患者。这应该一直是一个信号，表明有些事情出了问题。"

埃米莉认为，低收入食物过敏家庭的困境在很大程度上是不可见的，即使是专注于对食物过敏的教育和支持的非营利组织，如食物过敏研究与教育（FARE），也看不见这种困境。我可以向你保证，低收入哮喘和湿疹家庭的困境也是如此。获得过敏治疗的共同点是可支配收入和医疗保险。

在女儿被诊断出食物过敏后的最初几年，埃米莉一家靠食品援助生活了 9

个月，靠医疗补助生活了 1.5 年。她提醒我，每个人都容易受到挫折，不应该有人认为自己永远不需要公共服务。埃米莉认为，应该确保这些服务尽可能地稳健提供并响应我们的所有需求，符合我们所有人的利益。她还担心，所有的私人捐款都将用于资助科学研究，而不是投入像她这样的非营利组织项目。

她说："如果所有的钱都用于治疗研究，我们就无法为有需求的家庭带来良好的个体层面的结果。"

历史学家格雷格·米特曼在我们的谈话中附和了埃米莉的观点。他质疑的是，我们一直以来的重点是开发更好的药物，而不是改善我们的环境。换句话说，我们可以决定拿出 1 000 万美元，尝试让住在市中心的孩子更早地获得吸入式类固醇，或者我们可以投入同样多的钱来开发专注于健康环境方面的干预措施——比如，柴油排放量较高的公交车站的落点与低收入住房之间存在的关系。格雷格和埃米莉真正想问的是：所有家庭有平等的机会获得医疗保健、早期诊断和健康的环境吗？

"很难说我们的钱花在哪里是最好的，"格雷格说，"因为我们从来没有做过比较研究。每个人都认为，改变基础设施比提供药品更昂贵。"

但是，如果我们对待过敏症护理的方式是错误的呢？如果预防过敏最终比治疗便宜得多呢？而且，更有针对性的是，即使我们真的开发出了更多像达必妥这样的神奇药物，谁又能买到呢？穷人、"低种姓"群体、有色人种、接触不到过敏症专家的农村居民、发展中国家的公民，是否有机会用上这些更新、更有效的治疗方法呢？

当我们讨论过敏症治疗和护理时，阿尔基斯·托吉亚斯又提到了医疗保健费用的问题。他认为，医生不应该承受这种心理负担——担心为患者提供的医疗费用过高；医生只应该关心哪种治疗方法最有效。但在没有全民医保和药品补贴的情况下，这是不现实的。

"执业医生正在被体制、保险公司和伴随体制而来的一切打倒，所以这制造了一场大冲突。"托吉亚斯说，"对我来说，这是过敏症护理的另一个主要挑战。"

随着过敏率上升和我们的免疫系统变得越来越躁动，过敏症治疗的市场在不断扩大。事实上，20 世纪过敏率的上升，为迎合过敏症患者的商家创造了无穷无尽的利润。接下来，让我们来看看目前金钱在全球范围内治疗过敏性疾病中所扮演的复杂角色。

过敏治疗这门大生意

　　和其他慢性疾病一样，过敏也是一门大生意。全球过敏症患者已经数量惊人且稳步增长，这意味着各个行业，从制药公司到食品制造商，再到化妆品公司，都可以从创造新的或更好的诊断工具、过敏药、吸入器、肾上腺素自动注射器、无过敏原产品线、无过敏原食品，以及其他迎合全球数百万过敏症患者需求的产品和服务中获得巨额利润。引用医学历史学家马克·杰克逊的话："在千禧年之际，过敏意味着金钱。"多少钱？很多。让我简要介绍一下最新的预测：

- 预计到 2026 年，过敏诊断（检测）和疗法（治疗）的全球销售额攀升至每年 520 亿美元。这相当于坦桑尼亚全年的国内生产总值（GDP）。
- 预计到 2027 年，中国在过敏症治疗方面的支出将达到 87 亿美元。
- 2020 年，在新冠疫情防控期间，全球抗过敏药物市值估计为每年 248 亿美元，其中仅在美国就花掉了 67 亿美元。市场分析人士预计，到 2027 年，全球数字将增至 350 亿~390 亿美元，年增长率约为 6.8%。
- 到 2030 年，无过敏原食品市场价值有望达到每年 1 080 亿美元。

这些都是非常巨大的数字。本章的其余部分将通过三个不同的故事，讲述生物医学科学与商业之间动荡的关系。这三个故事都审视了金钱——特别是资本主义医疗体系对利润的追求——是如何影响过敏治疗的发展和可得性的。首先，我们将通过2016年的EpiPen定价丑闻来探讨最坏的情况。其次，我们将通过最近FDA批准的生物药度普利尤单抗来探讨最好的情况。最后，我们将了解政府是如何资助基本过敏机制的学术研究，并刺激各种风险资本为新的生物技术初创企业提供投资，从而开发创新的过敏诊断或治疗方法的。

故事1：EpiPen丑闻

如果你不知道EpiPen是什么，那么你是幸运的。EpiPen在数百万过敏症患者的生活中无处不在，特别是中度至重度食物过敏的患者或任何其他可能因意外暴露于抗原而发生严重过敏反应的人。EpiPen是一种获得专利的6英寸长的自动注射器，里面装有肾上腺素。市面上还有其他品牌的肾上腺素自动注射器，但是EpiPen仍然是紧急使用的首选处方。自从1987年上市以来，EpiPen已经成为救命的肾上腺素注射器的代名词。就像使用"舒洁"代替"纸巾"一词，当过敏症患者跟我谈论他们的自动注射器时，他们直接用"Epis"或"EpiPens"代称。在美国，当有人需要注射肾上腺素时，他们要的就是EpiPen。这在很大程度上是因为EpiPen是第一款自动注射器，并且一直以易于使用闻名。几十年来，过敏症患者开始依赖EpiPen来应付最坏的情况：过敏反应导致的死亡。医生和病人信任这个品牌，因为它是可靠的，并且挽救了许多人的生命。

但是，还有另一个因素在起作用：EpiPen的市场营销力度很大。迈兰制药2007年收购了生产EpiPen的公司后，就开始在公众宣传运动中大力推销自己的新产品，宣传严重过敏反应非常真实且日益危险。当时，食物过敏率正在飙升，新闻中充斥着儿童和青少年因意外吃了含有花生的饼干或吃了含有鸡蛋的食物而过早死亡的悲惨故事。过敏反应事件的增加给了迈兰一个推广其救生产品的机会。2014 年，迈兰与迪士尼乐园和度假区合作，推出了一个网站和几本针对严重过敏家庭的儿童图书，这只是这种不易察觉的广告活动的一个例子。

除了增加 EpiPen 的营销预算，迈兰还开始雇用许多游说者。根据公共廉政中心的数据，2006—2016 年这 10 年间，迈兰制药公司雇用的游说者比其他任何一家美国公司都多。（目前在华盛顿特区工作的注册制药游说者有 1 587人。）他们共同的努力得到了回报。FDA 改变了该药物的适用范围，将那些仅有严重过敏风险的人包括在内，而不限于已经经历过严重过敏症状的人。

迈兰的努力还包括 2010—2014 年在 36 个州进行游说。既然已经有了FDA 的支持，为什么还要花这么多钱讨好州议员呢？迈兰想要的是什么？答案是：让各州立法要求所有公立学校能提供肾上腺素。

立法要求在学校设置自动注射器的确是迫切的需要，因为在发生严重过敏反应的情况下，迅速向其注射一两剂肾上腺素可以挽救患者的性命。然而，这样的法律可能也对迈兰等生产此类医疗器械的药企十分有利。每个颁布类似法律的州都意味着有成千上万的学校突然需要自动注射器。2012 年，迈兰创设了 EpiPen4Schools 项目，为参与的学校提供免费的入门工具包（4 个免费的自动注射器），并为其未来购买 EpiPen 提供折扣。[1] 捐赠 EpiPen 是可抵税的，这也极大地提高了 EpiPen 的品牌知名度。

尽管在道德上有瑕疵，但迈兰的所有营销和游说都非常有效。迈兰应急肾上腺素自动注射器的市场份额从 2007 年的 90% 上升到 2016 年的 95%，几乎形成了垄断。

顺便说一句，在为这本书做研究的过程中，我了解到一些关于我父亲去世的新信息。据我父亲的女朋友说，我父亲知道他对蜂毒过敏，但在 1996 年去世之前，他从来没有因蜜蜂叮咬产生过严重过敏反应。20 世纪 90 年代初，他的医生给他开了一支 EpiPen，这是"适用范围外的"，我父亲此前从未有过严重过敏反应（当时，只有经历至少一次严重过敏反应的人才会被开这种药），医生还建议我父亲在蜜蜂和黄蜂出没的季节随身携带一支EpiPen，"以防万一"。但因为没有任何严重过敏反应的历史，我父亲的保险不能覆盖处方的费用。我的父亲是一个非常务实的新英格兰人，他自己计算了一番，计算出他的风险低于自付的EpiPen费用和夏天随身携带的不便。最后，他确实为这个决定付出了生命的代价。如果仅仅10年后他被诊断出患有蜂毒过敏，他就可以通过FDA的新药品适用范围获得他的处方——这可能会挽救他的生命。

2016年夏天，迈兰制药公司将EpiPen标准两支装的处方价格提高到了600美元出头。每年约有360万患有严重或危及生命的过敏症的美国患者，被开具了这种获得专利的、装满了精确的救命剂量的肾上腺素自动注射器的处方。别担心，我来帮你算一下：按这个价格计算，EpiPen的制造商每年从其品牌销售中获得约21.6亿美元的收入。这个数字本身就足够令人震惊了。但这个故事还有其他内容。回到2008年，那时迈兰刚刚获得EpiPen的专利权，过敏症患者当时只需支付103美元就能获得完全相同的处方。[2]在没有任何真正的市场竞争对手或值得信赖的仿制药的情况下，迈兰制药能够在短短6年的时间内将其最受欢迎的品牌药物的价格提高500%以上。每隔几年，迈兰就会把售价提高几百美元，直到2016年最后一次涨价之前都没有人抱怨过。

那年夏天，过敏症患者和严重过敏儿童的父母在社交媒体上抗议。没有医疗保险或保险范围很差的严重过敏症患者，该怎么办？新价格几乎让美国中产阶级和贫困家庭的每一个人望而却步。根据时任美国总统奥巴马于2013年签署的联邦授权的《学校获得应急肾上腺素法案》，许多学校都被要求为患过敏症的学生储备肾上腺素注射器，因此迈兰的定价也给美国本已紧张的教育预算带来了压力。人们开始购买小瓶的肾上腺素，并在空的注射器里装上相同剂量的肾上腺素，要求医疗服务提供者向他们演示如何给自己或孩子注射，这比EpiPen或其他自动注射器便宜得多，但风险更大。

尽管美国全国一片谴责，迈兰还是保持了EpiPen的价格稳定。然后，在2018年夏天，过敏症患者不得不应对供应短缺。许多新闻报道都报道了惊慌失措的家长（那些仍能负担得起处方的人）试图寻找库存的 EpiPen。在供应短缺的整个过程中，如果你能找到货源，一份标准包装两支装的 EpiPen 的处方价格一直保持在约 600 美元。[3]

EpiPen 的故事是一出非常常见的道德剧，突出了患者权益团体、医生和其他医学协会与制药公司之间不断的斗争。但如果你觉得故事讲到这里就结束了，那你就错了。这个故事将变得更加混乱和模糊。

2017 年 8 月，美国司法部起诉迈兰在医疗补助计划下向联邦政府收取过高的 EpiPen 费用，迈兰为此支付了 4.65 亿美元的和解费。[4] 同年，迈兰的竞争对手赛诺菲对迈兰提起了反垄断诉讼。[5] 美国证券交易委员会开始调查迈兰的价格欺诈行为。2019 年，迈兰同意在与美国证券交易委员会的和解中额外支付 3 000 万美元。[6]

在这一切发生的同时，为了帮助人们获得拯救生命的应急肾上腺素，FDA 于 2018 年 8 月批准了 EpiPen 和 EpiPen Jr 的第一个仿制版本。由以色列梯瓦制药公司生产的仿制自动注射器的工作原理与 EpiPen 基本相同；它们具有相同的剂量和有效性，并将在第二年可供购买。值得注意的是，梯瓦的仿制药并不是市场上 EpiPen 这种肾上腺素自动注射器的第一个替代品，Adrenaclick 和赛诺菲的 Auvi-Q 是已经上市多年的两种替代品。如果没有好的医疗保险，Auvi-Q 的售价很高，两支售价为 598 美元（远低于几年前我刚开始写这本书时 5 000 美元的峰值价格）。虽然 Adrenaclick 的价格要便宜得多，两支售价为 109 美元，但其注射机制与 EpiPen 不同。这让很多家长和病人，甚至一些医生感到害怕，因为大多数有肾上腺素注射经验的人用的都是 EpiPen。正如一位母亲所解释的那样："如果有紧急情况，你真的希望有人当场研究怎么给你的孩子注射更便宜的药吗？"梯瓦的产品是第一个复制 EpiPen 注射机制的仿制版本，所以它可能比原始版本要好得多。

或者，至少它本来有可能更好——如果迈兰没有先发布自己的仿制药。

预料到来自梯瓦的竞争，迈兰开始销售自家药物的无品牌版本，价格几乎是之前的 1/2——两支装为 320 美元。市场上没有第三种可行的仿制药的情况下，梯瓦不得不以与之相当的价格（目前两支装约为 300 美元）销售，以保持对迈兰的新仿制药的竞争力。2019 年，制药公司普强（辉瑞的仿制药部门）和迈兰合并成立了晖致，但目前药品定价（截至撰写本书时）保持不变——品牌药每支为 650~700 美元，仿制药每支约为 350 美元。尽管定价丑闻告一段落，但 EpiPen 品牌和信誉的长期营销阴影仍需要一段时间才能消散。

这段 EpiPen 丑闻的简史真正暴露出的是市场驱动的医疗体系的硬伤。与可能需要在短时间内开一两次处方或治疗的急性疾病不同，过敏或糖尿病等慢性疾病需要长期的控制和护理。这意味着在几个月、几年，甚至终生的时间里需要多次处方和治疗。食物过敏通常是终生的（尽管有例外），但自动注射器会过期，每年都需要更换。它们也不能在 15~30 摄氏度范围以外的温度下储存，否则里面的肾上腺素会降解，因此不得不更换。这为制造它们的公司带来了稳定的收入来源。肾上腺素是一种生产成本低廉的药物（每毫升不到一美元）。注射器的制造成本也不高，估计每支为 2~4 美元，但确切的成本尚不清楚；而且药物输送机制本身的任何微小"改进"都可以为价格上涨提供理由，这使得公司声称它们需要收回研发成本。显然，药物的发现、测试和生产都需要花钱，但我们应该提出的更大的社会问题是：过敏症患者应该为一种救命药物支付多少钱？谁来承担这笔费用？任何答案都会带来严重的后果。

例如，印度昌迪加尔研究生医学教育和研究所的米努·辛格博士告诉我，印度没有 EpiPen，它实在是太贵了。严重过敏的患者会随身携带小瓶肾上腺素，并在食物过敏发作时去看医生。因此，印度的严重过敏反应的死亡率远高于美国（据估计，印度的死亡率为 1%~3%，而美国的死亡率为 0.3%）。在美国，伊利诺伊州是第一个要求医疗保险公司为有需要的儿童支付 EpiPen 全部费用的州。[7] 然而，在其他州，如果父母有保险，他们通常要与保险公司共同支付。所以，你所在的州不同，你获取自动注射器的方式也不同，这意味着你的死亡风险是不同的。这是一种简单而可怕的关联。

故事 2：达必妥的前景和价格

在为本书调研的 5 年里，达必妥这种用于治疗哮喘和湿疹的注射剂，比任何一种治疗过敏的药物在谈话中出现的次数都要多。当我提出下面这个问题时，它在每个人的答案中都是焦点。我的问题是：现在有哪些新的治疗方法让你兴奋？其中一个答案是"一些像度普利尤单抗这样的新生物药，显示出巨大的前景"。对于一些人，尤其是皮肤科医生来说，度普利尤单抗的临床试验给他们带来了希望，他们的典型药物库急需更新。他们告诉我，它在清理皮肤方面的效果简直好得令人难以置信。尤其令他们兴奋的是，他们能够为患有最严重、最持久的湿疹或特应性皮炎的病人提供这种治疗。

度普利尤单抗在市场上的品牌名是达必妥，是再生元制药和赛诺菲合作的产品。活性分子本身是由再生元在赛诺菲的大量资助下发现的。2021 年秋末，在与两家公司进行了几个月的电子邮件往来之后，我与再生元副总裁兼精准医学主管珍妮弗·汉密尔顿博士和赛诺菲全球发展、免疫学及炎症负责人奈米什·帕特尔博士进行了视频通话，讨论了他们突破性药物的开发情况。[8]

可以想象，大型制药公司通常不愿与外界（特别是记者或作家）交谈，尤其是在迈兰丑闻或最近的奥施康定①诉讼之后。我不能责怪它们；制药公司经常被简单地描绘成可负担医疗保健的贪婪敌人，是它们抬高了药品价格。然而，我在这里要讲的故事比这更微妙。这是一个关于在制药公司工作的科学家如何依赖并回馈生物医学研究的故事，而生物医学研究通常是在非营利实验室启动的。

几十年来，在遍布全球的各种不同的学术界和政府性质的实验室中，对过敏通路进行的基础免疫学研究缓慢而细致，这些实验室得到了各国政府的大量资助，美国国立卫生研究院所做的研究也在此列。换句话说，对过敏反应基本机制的公共资助研究产生了可操作的信息。随后，这些信息会在科学期刊或

---

① 奥施康定（OxyContin）是普渡制药生产的一种阿片类镇痛剂，被认为是如今美国阿片类药物滥用危机的罪魁祸首。——译者注

网站公开，这既是出于原则也是有意为之，因为美国国立卫生研究院的总体任务和目标之一是促进世界各地的人类健康。基础科学，尤其是生物医学科学就是这么运行的。

然而，公共资助的研究随后被再生元等营利性公司建立起来，并转化为知识产权。美国联邦政府的资金被用于推动我们对免疫学等学科的科学层面的理解。然后，企业资金被用来将这些进步转化为有效的、可市场化的治疗方法，当然还有巨额利润。反过来，公众也会受益——主流观点是这样认为的，获得更好的医疗服务。

如果说这里有坏人，那就是这个恶性的融资周期本身。如果美国国立卫生研究院的预算被削减或保持不变，正如经常发生的那样，那么用于基础科学进一步研究的资金会减少。我们剩下的是更多的应用科学，或者仅仅是为了生产产品而进行的科学研究，这些产品通常是根据其中的创新量来定价的。

这并不是说再生元和赛诺菲等公司进行的研究和临床试验没有增加价值；它们当然增加了价值，正如我们很快就会看到的，它们的贡献应该得到经济补偿。但我们需要问自己一些关键的问题：制药公司将基础科学转化为像达必妥这样成功的治疗方法，究竟应该获得多少利润？对有利可图的药物的追求，是怎样改变了治疗的最终目标？

这个故事始于 21 世纪 10 年代末。正如美国西北大学的罗伯特·施莱默尔博士在第 7 章中所解释的，药物开发的第一步是找到一个未被满足的需求，然后试图满足它。再生元公司的研究人员在与美国西北大学和西奈山伊坎医学院等学术和临床同行交谈后意识到，目前缺乏针对特应性皮炎（也称为湿疹）的有效治疗方法。他们还知道，过敏性皮肤病严重影响患者的生活质量，有一些新疗法的副作用比目前的选择（类固醇药膏和免疫抑制剂）的副作用少，这可能会极大地改善患者的整体健康状况。湿疹似乎是开始测试他们发现的一种新分子的完美疾病，这种分子似乎能够中断关键的过敏通路。

但要真正理解使用类固醇和使用单克隆抗体（如度普利尤单抗）治疗湿疹的区别，我们需要简单地在科学上绕一段弯路。

从纯粹的技术角度来看，度普利尤单抗是一种针对 IL-4 这种白细胞介素的单克隆抗体（IgG 亚类），而 IL-4 是 T 细胞和肥大细胞产生的细胞因子。（细胞因子是免疫细胞产生的影响其他细胞的蛋白质；换句话说，细胞因子是向其他细胞发出的开启或关闭某些功能的信号。）IL-4 是 II 型超敏反应的关键信号通路的一部分。度普利尤单抗通过结合免疫细胞上的 IL-4 受体 α 来阻止与 IL-4 和 IL-13 过敏通路有关的 2 型炎症。通俗地说，这意味着这种药物可以阻止导致全面过敏反应的细胞信号传导。IL-4 通路参与多种特应性状况的表达——不仅仅是湿疹，这就解释了为什么度普利尤单抗对其他过敏性疾病也有很好的疗效。（我们稍后会回到这个重要的事实。）

通常用于治疗过敏的药物，如类固醇和免疫抑制剂，不像单克隆抗体那样具有特异性。这些药物由小分子组成，可以与细胞上的多个靶标结合，并可能同时影响几种通路。一种药物对身体的影响越广，产生严重副作用的可能性就越大。

帕特尔解释说，类固醇可能会很好地抑制困扰湿疹患者的炎症，但与此同时，它们也会抑制帮助我们身体对抗细菌、病毒或真菌的炎症类型。类固醇靶向的相同生物通路对骨骼生长和肌肉维持等也至关重要。这就是不能长期使用类固醇的原因：长期使用会导致骨质疏松、骨折或增加皮肤感染的发生率。很容易理解为什么医生和病人对局部和口服类固醇又爱又恨，这类药物有利也有弊。帕特尔说，度普利尤单抗等较新的抗体疗法之所以令人兴奋，正是因为它们造成的附带损害通常要小得多。

"我们想要一些特异性的东西，"汉密尔顿说，"因为我们不想要副作用。我们的目标不是成为一种免疫抑制剂，而是针对导致过敏性疾病的免疫系统部分的特异性。"

度普利尤单抗已经在实验室的小鼠模型中显露出前景，但真正的考验是人体的临床试验。

研究人员一看到最初的结果，汉密尔顿就知道，他们手上掌握了一些非常特别的东西。

汉密尔顿回忆说："正是这些痒觉数据让我们感到惊喜。"

这种缓减是戏剧性的，而且比研究小组最初预测的要快得多。研究人员认为，这种药物需要几周到几个月的时间才能缩小皮肤损伤的面积，并显著改善患者的瘙痒程度。但他们错了，大多数患者在一周后就感到缓解。而且由于抗体的靶向范围很窄，它似乎不会像其他治疗湿疹的方法那样引起那么多的副作用。例如，在试验期间，皮肤感染事件没有增加。这种新药看起来甚至以一种积极的方式改变了皮肤的微生物组。

汉密尔顿说："在接受度普利尤单抗治疗后，金黄色葡萄球菌（一种可以在皮肤上存活的细菌）的水平降低了。皮肤上的微生物组变得更多样化，而这是正常的。"

治疗的原理是这样的：每两周，通过预填充注射器注射一次达必妥。对于大多数患者，治疗在初次注射后12~16周开始起作用，并且需要无限期地持续注射以维持效果。因此，它被认为是一种长期治疗，这意味着它的使用是长期持续的。

2017年3月，基于后续临床试验的数据，FDA批准达必妥用于湿疹患者。两年后，FDA批准达必妥用于青少年中度至重度特应性湿疹，显著地拓宽了其适用范围。2020年5月，该药物适用范围再次更改，允许其用于6~11岁的儿童。2022年6月，FDA批准将度普利尤单抗用于6个月至5岁的患有中度至重度特应性皮炎的儿童，前提是这些儿童的疾病不能通过局部处方疗法充分控制或这些疗法不可取。这些批准为该药开辟了广泛的潜在的患者范围。

甚至在达必妥被批准公开使用之前，治疗特应性皮炎/湿疹的药物市场就已经很庞大了。2017年，全球特应性皮炎药物市场总价值为每年60亿美元。其中最大的份额是皮质类固醇，但像达必妥这样的生物制剂有可能取代它们，成为皮炎药物市场收入的最大推动力。在最初获得FDA批准仅仅4年之后，达必妥已经成为年销售额达40亿美元的药物（全球市场价值约为每年60亿美元）。随着度普利尤单抗的药物适用范围的变化，它能够覆盖更多的年龄段和更多的疾病，这一市场份额可能还会扩大；到2026年，全球特应性皮炎市场价值预计将增长到每年超过 130 亿美元。这为试图垄断市场的制药公司带来了大量利润。再生元和赛诺菲公司将获得令人难以置信的巨额利润，如果它们对药物本身或其输送机制进行调整，它们的药物专利有效期将延长 15 年，甚至更长。2020 年 6 月，FDA 已经批准了一种预填充注射器，用于患者自己注射达必妥。虽然药物本身是一样的，但新的给药机制将重启自主给药版本的专利。

不过，达必妥的潜在客户群更大。哮喘患者的临床研究表明，与安慰剂组相比，实验组患者的肺功能有了实质性的改善，严重哮喘的发生率也显著降低。基于初步数据，FDA 于 2018 年 3 月批准了这种新的生物制剂用于中度至重度哮喘患者。2019 年 6 月，它被进一步批准用于伴有鼻息肉的慢性鼻窦炎（一种慢性鼻窦炎症，导致其在鼻腔内生长——换句话说，这是一种非常不愉快的情况）。两年后的 2021 年 10 月，FDA 批准使用度普利尤单抗作为 6~11 岁以嗜酸性粒细胞表型为特征的中度至重度哮喘患者或口服皮质类固醇依赖性哮喘患者的附加维持治疗。2022 年 5 月，FDA 批准度普利尤单抗用于 12 岁及以上，体重至少 40 千克的嗜酸细胞性食管炎患者。在撰写本文时，度普利尤单抗正在进行治疗结节性痒疹、儿童嗜酸细胞性食管炎、手足特应性皮炎、慢性诱导性荨麻疹、伴 2 型炎症特征的慢性阻塞性肺疾病、慢性自发性荨麻疹（或荨麻疹）、原因不明的慢性瘙痒、无鼻息肉的慢性鼻窦炎、过敏性真菌性鼻窦炎、过敏性支气管肺曲霉病和大疱性类天疱疮的 3 期临床试验。我不需要告诉你，所有这些药物适应证上的潜在变化将为再生元和赛诺菲公司增加多少未来的收入——所有这些都来自一种“神奇的药物”。仅从这些临床试验来看，我不认为度普利尤单抗被医学界视为几乎所有过敏相关疾病的潜在一站式疗法是一种牵强的说法。帕特尔告诉我，赛诺菲公司正在与学术机构合作，进行纵向研究，看看达必妥的早期介入是否能阻止特应性反应的进展或湿疹儿童发展为哮喘或食物过敏的进程。（从我所看到的情况来看，我不敢断言不会有这样的结果。）

到目前为止，这一切看起来似乎都是积极的。也许，在阅读这篇文章时，你也开始对这种药物的有效性和治疗其他过敏相关疾病的潜在前景感到些许兴奋。这就是我最初为这本书做研究时所经历的。然而，我一次又一次地从我采访的过敏症专家那里听到，将任何一种治疗方法视为任何过敏性疾病的"治愈方法"是危险的。那些与过敏症患者打了数十年交道的人一次又一次地提醒我，达必妥和其他任何药物干预一样有局限性。

首先，它有副作用。[9]正如我们在上一章所看到的，过敏症专家和免疫学家已经开始担心使用度普利尤单抗可能产生的负面影响，尽管他们仍然对这种药物的整体有效性感到兴奋。到目前为止，数据支持了他们的担忧。在一项对241名使用度普利尤单抗的法国患者的队列研究中，研究人员发现，虽然该药物与最初临床试验中报道的一样有效，但它也产生了更多的结膜炎（38%的患者）和嗜酸性粒细胞增多症（比使用该药前的基线高24%）。[10]嗜酸性粒细胞增多是指嗜酸性粒细胞（一种白细胞）数量增多。通常，嗜酸性粒细胞增多与寄生虫感染、某些癌症和过敏反应有关。另一项研究发现，23%使用度普利尤单抗的患者出现了"新的局部皮肤病"或者新的皮炎斑块，通常出现在脸上。[11]研究人员怀疑这些新的皮肤症状可能是由一种未知的潜在接触性皮炎过敏引起的，并建议患者在使用新的生物制剂之前进行皮肤测试。然而，他们也指出，并不是所有的病例都可以用过敏诱因来解释。

重要的是，许多患者似乎并不介意这种权衡，即使是像眼部溃疡这类严重的情况。在线论坛上的患者和参与美国国家湿疹协会对达必妥定性研究的患者认为，只要它能有效地清理皮肤，他们就不想停止使用该药。许多人对达必妥赞不绝口，并敦促其他人在医生和保险公司允许的情况下尽快使用该药。我认为，这证明了中度或重度湿疹造成了多大的痛苦。正如许多人所说，大多数患有更严重形式的病症的人都会不顾任何副作用，以恢复正常生活。他们认为，这是一种"改变生活"的治疗方法。

公平地说，这就是为什么像珍妮弗·汉密尔顿和奈米什·帕特尔这样的研究人员一开始成为生物学研究者的原因。他们知道像湿疹这样的疾病可能是可怕的负担，他们想帮助患者减轻痛苦。汉密尔顿在办公室的公告板上贴着一封来自度普利尤单抗最初试验患者的电子邮件，提醒自己做这份工作的原因。

"说到底，"她对我说，"我们从事这项工作都是为了改善病人的生活，拯救生命。"对很多人来说，达必妥就是这样做的。

但是，正如临床医生一再提醒我的那样，总会有中度至重度过敏性疾病的患者，这种"灵丹妙药"对他们无效。临床医生报告说，大约 1/4 的患者对达必妥的反应不如最初希望的那样好。根据独立的美国临床和经济评论研究所（ICER）的数据，30%~44% 的患者在使用该药后表现出显著的改善，足以证明其高昂的成本是合理的。然而，也有一些人刚开始使用达必妥时效果很好，后来又恢复到原来的状态。在这些患者中，药物的有效性逐渐减弱。与皮质类固醇等其他治疗方法一样，身体似乎会适应它们，随着时间的推移，它们的效力会降低。通常，这些患者被标记为"非持久应答者"。

斯坦福大学肖恩·帕克过敏和哮喘研究中心主任卡里·纳多博士担心，如果我们过于迷恋度普利尤单抗等药物的成功，我们可能就会停止积极寻找其他更好的治疗方案。或者，更糟糕的是，我们可能会停止寻找永久解决过敏反应的方法。这似乎还没有发生，因为许多新药（其中许多是像度普利尤单抗这样的生物制剂）目前仅用于湿疹的评估。其中一种药物 Lebrikizumab（来瑞组单抗）在临床 2 期试验中显示出比达必妥更好的效果。

最后，并不是每个人都会根据自己的病情被医生开具度普利尤单抗的处方，有些人的情况可能被认为"不够严重"，不必花费如此高的成本。对于轻度至中度或中度至重度特应性皮炎，目前尚无公认的临床定义。正如我们看到的哮喘的定义和分类，这是过敏症护理中的一个常见问题，导致诊断变得更加困难。由于没有标准的全球指导方针和定义，每个医生都被迫结合自己的临床经验和诊断标准来确定患者疾病的严重程度。正如英国儿科皮肤科医生杰西·费尔顿博士向我解释的那样，被诊断为中度至重度病例，对于获得度普利尤单抗等新药至关重要。因为达必妥是如此新又如此昂贵，而且没有更便宜的仿制版本，大多数保险公司和国家医疗机构（如英国国家医疗服务体系）只为最致命和最严重的病例负担达必妥。中度病例可能不包括在内，特别是患者对皮质类固醇药膏或短效免疫抑制剂反应良好的话。费尔顿说，她的病人要想获得达必妥，必须克服很多困难。换句话说，达必妥在治疗多种过敏性疾病方面可能会非常有效，但这只适用于能够获得它的人群。到目前为止，这个数字仍然有限。

多年来，我一直潜伏在各种社交媒体网站上，观察过敏群体的互动。在特应性皮炎和湿疹的讨论中，达必妥的前景令人兴奋。一些幸运的患者甚至发布了惊人的前后对比照片，以证明这种药物似乎具有神奇的能力，可以消除可怕的症状。但是，在同一个帖子中，人们经常抱怨他们的医疗保险公司不为他们报销这种药物。"我真为你高兴！"一位评论者写道，"我希望我能得到达必妥，但我的保险公司不给我报销，因为他们说我的湿疹'对我的生活影响不够大'。"还有一些人分享了如何利用一些能帮助人们负担自付部分，并在没有保险的情况下获得药物的项目的建议。（顺便提一下，所有这些信息都可以在赛诺菲和达必妥的官方网站上找到。）

这种药物的高成本——目前在没有保险的情况下，4周的费用需要3 203.39美元，对许多可能因使用它获益的患者来说是难以承受的。以这个价格计，使用一年达必妥的花费是41 644.07美元。[12]大约80%的医疗保险公司会为达必妥提供保险，但自费金额为每月60~125美元。对预算紧张的人来说，自费部分可能是无法负担的。那么，享受医疗保险或医疗补助的病人情况又如何呢？只有部分医疗计划会完全覆盖达必妥。在至少10年的时间里，不太富裕国家的患者可能无法获得达必妥。然而，达必妥的收入增长的限制条件仅仅取决于最终需要这种药物的患者数量。正如我们在前几章看到的，这样的患者将会有很多。

再生元公司认为，对患者和医生进行有关度普利尤单抗的教育，对于提高它在皮炎药物中的市场份额至关重要。[13]从该公司的角度来看，由于患者长期以来的选择很少，他们需要了解度普利尤单抗不仅是可用的，而且比皮质类固醇或免疫抑制剂的效果更好。如果这听起来和EpiPen的故事很相似，那就对了。至少在美国，直接面向消费者的新药营销是所有制药公司运作模式的重要组成部分。如果他们能宣传一种药物的有效性，病人就会在医生的办公室里点名要求使用这种药物。作为一名熟悉医患互动的医学人类学家，我可以告诉你，大多数医生除了想要促进病人的基本健康和福利，在让病人感到快乐方面都有很大的压力。在资本主义制度下，病人就相当于顾客。作为再生元公司的首席执行官，朗·施莱费尔不仅要让公司的股东赢利，还要让他的客户（病人和保险公司）感到满意。再生元董事表示如果数字保持同样的增长速度，将向他提供 14 亿美元的奖金。到目前为止，达必妥是市场上发展最快的生物药。随着越来越多的人患上过敏性疾病，它的发展并没有放缓的迹象。

像达必妥这样的药物的研发故事，并没有那么容易被提炼出要点。它彰显了制药公司在世界各地非营利研究实验室开展的基础科学研究的方式。这似乎是一种不平衡的交换，尤其是考虑到像再生元和赛诺菲这样的公司将从这些信息中获得巨大利润。但事实是，学术机构没有资源（人员、全球联系、资金）来进行大型临床试验，从而安全地将达必妥这样的药物推向市场。反过来，像赛诺菲这样的大公司没有时间和资源对长期研究进行投资，以更好地了解疾病进展和疾病决定因素等问题，而这正是学术研究实验室擅长的。学术界、政府和药企科研人员处于一种动态的复杂关系中。我们在这里可以看到，它是有效的。但它也会失灵，至少在平衡研究资金和大多数新疗法的成本方面会失灵。帮助病人和获利之间存在着矛盾，正如我们将在下一个故事中看到的那样。

故事 3：商界的学者

我为这本书采访过的免疫科学家和临床研究人员中，有些人拥有两份工作。一方面，他们是大学和/或教学医院里的研究人员。他们的正式职位是教授、临床研究人员或实验室科学家（在多数情况下，同时担任三者）。另一方面，他们是在新的生物技术初创企业中处于领导地位的新手商人。这种组合在现代大学中并不罕见；学术机构越来越多地与企业合作，为校园研究实验室提供资金。在很多方面，这都很有意义。我采访的过敏症专家无一例外都是各自领域的顶尖专家。总的来说，他们了解目前所有关于过敏性免疫应答的知识。任何想要大量产出新的、更好的诊断或治疗方法的生物技术公司，都找不到比他们更适合开发创新产品的人。

然而，在这些安排中也存在明显的紧张关系，与我交谈过的研究人员经常直接公开地谈论这种紧张关系。生物医学专家帮助患者的愿望与公司对盈利的需要之间的固有冲突存在于研究和开发的各个阶段。选择签约的学者往往有一个首要目标：创造更好的东西，帮助更多的人。这是他们中的大多数人希望通过成为这些商业化企业的一部分来实现的。然而，任何明确提及学术界和企业之间的这些安排所涉及的资金的问题，往往都被避开或完全回避了。学术收入稳定在中产阶级水平；理工科教职人员的年薪在9~15万美元，具体取决于他们的资历和所在机构（显然，哈佛大学比内布拉斯加大学的教职工薪水高）。我想，对于许多试图弥合基础科学研究与应用科学研究之间，或大学与商业世界之间差距的学者和医生来说，要取得平衡是极其困难的。

正因为如此，一些专家承认他们试图完全避开利润动机。辛辛那提儿童医院的马克·罗滕伯格博士对生物技术公司经常出现的炒作持谨慎态度，这些公司依赖于获得风险资本投资，而不是受到科学和患者需求的推动。医生和基础研究人员主要担心的是病人的健康，以及如何通过临床护理和研究来改善他们的生活。像罗滕伯格的实验室这样的学术实验室是知识产权的引擎，为制药公司提供好的想法。

"这种事是会发生的，"罗滕伯格说，"发现具有临床转化意义的新通路往往会引起公司的兴趣。现在，公司和风险投资家最热门的话题之一是能够阻止嗜酸细胞性食管炎这类疾病的药物。就算不是每天，我每周也会接到公司打来的电话。10年前？几乎没有人感兴趣。"

对罗滕伯格来说，病人的健康是第一位的。如果他的研究能帮助到别人，他就完成了自己的工作。但是，他对企业所决定的研究方向持谨慎态度，因为企业考虑的研究方向通常以获利为前提。

美国国立卫生研究院的迪恩·梅特卡夫博士向我解释说，这个过程几乎总是一样的。临床环境中使用的吸入器、类固醇和生物制剂必然来自大型制药公司，因为它们有足够的资金和制度来进行研究试验。学术实验室的人将利用美国国立卫生研究院的资金研究过敏反应中的信号转导，但他们没有开发可能影响信号转导的新分子（如度普利尤单抗）的资源——通常是人力和资金。这就是制药公司介入的地方。有关信号转导的学术研究发表在科学和医学期刊上，然后公司实验室根据这些发现开始寻找能够根据需要打开和关闭这些信号通路的分子。

梅特卡夫表示："目前的挑战是，做所有这些事情的成本都非常高。"

这到底有多贵？很难准确地表述。首先，获得与新药研发相关的成本的任何详细信息就像从诺克斯堡挖金子一样困难。制药公司并没有公开它们的成本，估计范围差异很大：每种 FDA 批准的药物的成本从 1 900 万美元到近 30 亿美元不等。不管怎样，这都是美国国立卫生研究院无法承担的费用，其 2022 年的预算总额为 460 亿美元（分布在许多不同的研究中心和所有疾病与健康状况领域）。换句话说，依靠美国国立卫生研究院资助的学术研究人员经常需要寻找其他途径维持研究收支平衡，这就是为什么来自公司的外部资助如此诱人。大多数非营利性实验室没有外部资金就无法生存。几乎每一位学术研究者都必须在基础科学与应用科学（更盈利）之间的汹涌波涛中穿梭。

我采访过的最不愿意参与过敏的商业方面的人之一是芝加哥大学的凯瑟琳·纳格勒博士。当我们在她位于大学校园的办公室里详细谈论她的研究时，她解释说，她曾受到企业家的追捧。起初，她认为自己只是科研人员和免疫学家，肩负着更好地了解人类微生物组的使命。当然，纳格勒一直希望这项研究能对食物过敏症患者产生积极影响，但这只是她试图更好地了解肠道中微生物和免疫细胞相互作用的副产物。然后，慢慢地，但肯定地，这个副产物开始转移到中心舞台。

"对我来说，这不再只是学术研究了，"纳格勒说，"现在，我想做点儿什么来帮助那些为所有这些研究做出贡献的人。我想履行我对他们的承诺。"

纳格勒和她的团队与意大利那不勒斯的一位同事合作,从健康婴儿和牛奶蛋白过敏(CMA)婴儿身上采集了样本,寻找他们的微生物组的关键差异,这或许能够解释他们的病情。他们将这些微生物组转移到本身没有细菌的无菌小鼠中,然后观察健康小鼠和CMA定植小鼠肠道上皮中诱导的基因表达变化。当他们整合了健康和过敏小鼠微生物组的差异,以及他们在小鼠中引起的遗传变化的数据集时,他们发现梭状芽孢杆菌类中的一种厌氧细菌,即粪厌氧棒杆菌,在健康婴儿中明显具有更高的丰度。纳格勒认为,这种特殊的细菌是肠道的"维和部队"之一。它们发酵膳食纤维,制造短链脂肪酸(如丁酸盐),这对我们肠道的上皮细胞或内脏的薄保护层至关重要。粪厌氧棒杆菌也诱导产生调节性T细胞,并调节肠道屏障。

纳格勒所在公司ClostraBio的第一个产品是一种合成聚合物,其目标是将丁酸盐输送到通常产生丁酸盐的肠道部位。她还对潜在的活性生物治疗药物和益生膳食纤维的开发感兴趣,这些物质可以促进肠道中像粪厌氧棒杆菌这样的细菌的生长和健康。纳格勒的联合创始人是一名分子工程师,纳格勒告诉我,经历了与这位合伙人在商业冒险活动中的密切合作,她现在对转化研究的想法产生了兴趣。

"我们正在进行 2 000 万美元的 A 轮融资,以将其带入临床。"纳格勒说,并向我展示了初步研究结果的幻灯片,"我想把我的学术成果转化为治疗方法。"

与许多其他需要持续使用的治疗方法不同,纳格勒希望她的疗法不会是终身的。她希望ClostraBio的疗法将有助于恢复有效的屏障功能,以促进食物过敏症患者的免疫耐受。对纳格勒来说,最好的部分是她的治疗方法将让肠道微生物组变得更好,并且不使用抗生素,而抗生素正是导致问题的主要原因。

对纳格勒来说,跨越基础科学和应用科学之间鸿沟的重要性在于,让在过去几十年里为她的研究做出贡献的人,也就是病人可以真正受益。尽管她曾经(现在仍然)对将科学转化为一种有利可图的治疗方法犹豫不决,但她也看到了这样做能帮助更多的人。如果科学研究不能促进全人类的健康和福祉，那它还有什么意义呢？

从有效到为什么有效

不仅仅是制药公司从过敏症患者身上赚钱。例如，到 2027 年，空气净化器市场预计将达到 283 亿美元。[14] 连锁酒店也开始利用新兴的过敏市场，提供更昂贵的"无过敏原"房间。[15] 过敏友好型或低敏感性的产品随处可见，尽管几乎没有规定什么产品可以贴上"低敏感性"的标签。[16] 据管理咨询公司麦肯锡估计，目前有 8 500 万美国消费者至少在回避一种主要的食物过敏原，他们愿意并习惯于为"安全"的食品支付更多的钱。所有这些都为那些迎合全球越来越多的过敏症患者需求的公司带来了巨大的收入。

然而，正如我们所看到的，治疗性和预防性疗法是过敏市场上最赚钱的地方。像达必妥这样的药物可以为生产商带来数十亿美元的收入，同时也能让相当一部分过敏症患者感觉舒服一些。诀窍在于找到一种平衡，一方面需要改进治疗方法，寻找可能的过敏反应修复方法，另一方面又希望从中获得巨额利润。结论颇为令人不安，我们需要极其谨慎地处理如何使用研究经费，以及由谁来进行临床研究的问题。

当我与美国国立卫生研究院的阿尔基斯·托吉亚斯博士坐下来交谈时，他的思考主要聚焦于资金及其在促进最终会带来更好的治疗方法的科学发现方面的作用。当然，这是一个复杂的问题，也是托吉亚斯非常熟悉的问题。

"到目前为止，美国国立卫生研究院是美国乃至世界上最大的过敏症研究资助者，"托吉亚斯说，并提出了研究资金与利润的问题，"我们正在倡导和资助食物过敏和哮喘的特定研究小组，但我们总是把它们放在一起。我们一直支持过敏基本机制的研究，也支持临床过敏研究。作为一个机构，我们固有的信念是基础科学对于理解疾病至关重要。"

托吉亚斯给我举了一个例子，说明美国国立卫生研究院可以做而那些专注于盈利的人不会做的事。当美国国立卫生研究院资助一项临床试验时，它坚持这项研究应该包括对疾病本身机制的理解。换句话说，仅仅证明一种药物有效是不够的，美国国立卫生研究院想知道这种药物为什么有效。

"人们会说：'好吧，你为什么要这么做？你在测试一种新药；如果成功了，那就很好。'我们的答案是，如果它有效，那就太好了，但它绝不是最终的治疗方法。"托吉亚斯解释说，"我们需要收集信息，收集那些能够告诉我们有关下一代疗法的一些信息，以及我们接下来需要采取什么步骤的信息。没有一家制药公司会这么做。"

即使是捐赠者和有耐心的非营利性组织，也不关心为什么某些东西有效，它们认为这些东西确实有效就够了。重点是结果，而不是基本的生物学机制。但正如托吉亚斯指出的那样，这种方法的问题在于，我们不会扩展知识库。然后，我们就没有机会了解我们的免疫系统是如何工作的以及为什么工作，也不能在真正重要的时候——在过敏反应发生之前，改变它们。资助那些试图更好地了解我们的免疫系统如何运作的基础科学研究，比如目前美国国立卫生研究院对肥大细胞如何释放组胺或免疫耐受网络项目的研究，可能是对有限资源的更好利用，试图找到另一种更好的仅仅预防或治疗我们症状的药物或产品则并非如此。最终，发现一种从一开始就能防止所有过敏反应发生的方法，将抵得上100种新的生物药或治疗方法。只有重新激活政府和社会对基础免疫学的投资，再加上随之而来的社会转变，开始将金钱利润与医疗保健脱钩，我们才能实现这一目标。特别是，"我们"包括所有人，而不仅仅是有能力支付最好的治疗费用的富人、第一世界居民、白人和/或城市过敏症患者。

第
9
章 / **什么使治疗有效?**

我们探讨过敏症护理时,还没有真正讨论的是人——过敏症患者、过敏症儿童的看护人、从业人员和临床医生,如何思考和权衡不同的治疗方案。这些决策过程的核心是对可感知的成本和收益、特定治疗所报告的有效性、可能的副作用,以及患者身体和精神上的整体安全和健康的争论。通常,接受更严重免疫应答治疗的患者需要承担一定程度的风险。一种疾病的解决方案几乎总有可能引起另一种疾病,尤其是当我们谈论像人类免疫系统这样精细平衡和不可思议的东西时。

我想在这里暂停一下,请大家参与一个简短的思想实验。你自己可能有,也可能没有中度至重度的过敏症状;你可能认识,也可能不认识有过敏反应的人。每位读者会对我们在本章将要讨论的问题有不同的熟悉度。所以,在开始之前,我想让大家对治疗决策及其潜在风险有一个共同认识。

我希望你把自己想象成一位家长,你的孩子 5 岁且对花生有严重食物过敏反应。你儿子的过敏症非常严重,他可能仅仅因为接触到微量花生就死亡。每次你带他去参加生日派对、玩伴聚会或者送他去学校,你都会担心。你已经变成了一台复读机,对每一个与他接触或必须以任何方式照顾他的人重复着关于他可能过敏的警告。时刻保持警惕和每天的低焦虑水平让人筋疲力尽。你 5 岁的孩子也开始焦虑，因为他越来越意识到环境中看不见的东西会伤害他。事实上，你的整个家庭生活都受到孩子健康状况的影响，因为让他远离花生本身几乎就是一项全职工作。自从你 4 年多前第一次发现他的过敏症状，你每天都需要让他远离过敏原，这就是现实。

现在，我想让你根据下面的场景回答一个问题：如果你和家人去当地的冰激凌摊，一个新来的青少年售卖员顺手把他们盛过里斯花生酱杯的勺子放在你儿子的泡泡糖冰激凌上，你的儿子因此发生了致命的过敏反应，此时你会选择尝试口服免疫疗法来治疗他的食物过敏吗？（即使这一疗法可能会导致完全相同的反应。）

无论你怎么选择，这都是一个非常难回答的问题。但是，如果你的过敏症专科医生和儿科医生在他们的建议上出现分歧，一个坚持认为新的口服免疫疗法的效果很好，另一个则不愿意向你的孩子推荐这种治疗方法，因为还没有足够的研究表明它的长期有效性或治疗期间不良事件的发生率。然后想象一下，你花了几个小时在电脑前进行研究，聚焦于在治疗过程中发生过敏性休克的那一小部分孩子。你的儿子一生中偶然接触几次过敏原的风险，是否比故意让他暴露在引发过敏反应的微量过敏原中数月的风险更小？

如果他接受了治疗并且成功了，那么假设他出现不小心吃下两颗花生的情况，也就不用去急诊室了。这对你来说很不可思议。但你也知道，由于口服免疫疗法是较新的治疗方法，我们还不知道治疗的积极效果是否会持续 10 年以上，也不知道要维持疗效是否必须无限期地持续下去。如果停止治疗，他通过一系列艰难而紧张的治疗所获得的少量免疫耐受性，可能会慢慢消失。当然，这一切的前提是，你有不错的医疗保险，能够去看过敏症专科医生，而且负担得起每次看病的费用。

现在再回答一遍同样的问题：你会冒着孩子的生命危险去阻止孩子发生严重过敏事件吗？

这些都不是纯粹的假设性问题。它们是非常真实的，每天都有严重过敏症儿童的父母提出这些问题。在为本书做研究的过程中，通过与人们的交谈，我清楚地意识到，临床医生、患者和家长对治疗可能带来的风险和成本的权衡有着巨大的差异。例如，接受口服免疫疗法并不是一个"不需要动脑筋"的决定，但事实远非如此。

这些决定中包含重大的道德和存在判断的问题，包括患有严重或威胁生命的过敏性疾病的人可能愿意忍受多大的风险，以实现对他们的病情的"治愈"，或者至少减轻他们最严重的症状。FDA规定使用获益–风险框架确保生物疗法不会对患者造成不当伤害。根据FDA的说法，该框架"是一种结构化的、定性的方法，专注于识别和清晰地传达FDA利益风险评估中的关键问题、证据和不确定性，以及这些考虑因素如何为监管决策提供信息"。[1]换句话说，监管机构基于临床试验的数据来权衡患者的获益和风险。然而，即使一种新的治疗方法获得了FDA的批准，比如Aimmune公司针对花生过敏的新药Palforzia，也并不一定意味着过敏症专家或患者会认同它的好处大于所有风险。

事实是，任何治疗过敏的方法并不总是对每个人都有效，即使治疗有效，效果也并不总是持久的。治疗可能昂贵、难以维持，因为它们需要持续数年（有时持续终身）。

在下文中，我们将看到不同的利益相关者如何定义什么是对食物过敏和特应性皮炎"有效"的治疗方法，以及患者如何根据FDA批准的新疗法的发展来选择治疗方案。一如既往，这是一个混乱的故事。最后，接受新治疗的选择权在个体手中，并基于其生活经历做出。在没有任何真正的预防性治疗方法的情况下，许多有最严重的过敏症状的患者只有两个真正存在的选择：试验新的治疗方法或者拒绝。

现实世界的案例 1：食物过敏的口服免疫治疗

我们在开始之前，需要了解一些背景知识：正如我们已经了解到的，免疫疗法本身是一个非常古老的想法。过敏症专家已经使用这种疗法 100 多年了，但效果不尽如人意。现在，市场上出现了更新、更标准化、更先进的免疫疗法，比如治疗花生过敏的 Palforzia，其基本原理保持不变。免疫疗法的最终目标是重新训练免疫系统，以使之更好地耐受过敏原。目前，我们有一些针对呼吸道过敏和食物过敏的免疫疗法，它们的效果因治疗个体而异。这还不是一门精确的科学；从严格的生物学角度来看，我们甚至不确定免疫疗法是如何起作用的。我们只知道它们在很多情况下是有效的。

在过去，食物过敏的免疫疗法大多是需要自己动手的事情。从 20 世纪初到 20 世纪 70 年代，过敏症专家通常使用当地的花粉或其他当地来源的过敏原制作自己的过敏原提取物。在整个 20 世纪七八十年代，随着科学的进步，过敏原被标准化，并按照不同的规格制造。今天，过敏原可以订购，过敏症专家只需将其混合和稀释以适应个别患者的需要。[2] 每位过敏症专科医生将决定每位患者的过敏原浓度，治疗方案可能会有很大差异。

特别是对于花生过敏，早期和现在的过敏症专家通常会批量购买花生粉，用它来生产自己的舌下或口服免疫治疗片，在数周或数月的时间里逐渐增加微量的过敏原。正如几位过敏症专家告诉我的那样，这些自制的花生丸制作起来非常便宜。尽管需要运用专业知识来确保每次的过敏原剂量是正确的，但整个过程相对简单。然而，由于药丸没有标准化，剂量上出现错误是可能的，有时的确会出错。今天，除了这种方法（仍然可用），患者还可以选择服用 Palforzia。

Palforzia 是一种由脱脂花生粉制成的处方药。目前，它被指定用于治疗 4 岁及以上的患者，事实上这种治疗在年幼的儿童身上比在成人身上的效果更好。该疗法需要每天服用药物，持续 6 个月，分三个阶段完成，包括初始剂量、增加剂量和最终维持剂量。初始剂量含有 3 毫克花生，并逐渐增加，直到最终维持剂量为 300 毫克。目前，Palforzia 是 FDA 唯一批准的口服免疫治疗处方药；它只用于治疗花生过敏。患者最初要在诊所接受监督治疗，以防出现严重的不良反应。每次增加剂量（含有略多量的过敏原）需在专业人员的监督下给药,但如果患者反应良好,就可以在家中服用其他药物。

用口服免疫疗法治疗食物过敏——无论是旧疗法还是新疗法,都有风险。对于严重过敏的患者,治疗本身可能导致他们经历过敏事件(这就是所有初始剂量和增加剂量阶段的治疗必须在能够获得救生设备和专业知识的诊所或医院进行的原因)。即使病人能耐受这种治疗,它也可能而且经常会引起不适。口服免疫疗法(包括 Palforzia 治疗和传统口服免疫治疗)的副作用包括口腔和舌头刺痛或肿胀、呼吸困难或喘鸣、喉咙紧绷或肿胀、面部或眼睛肿胀、皮肤出现皮疹或瘙痒、胃痉挛、呕吐或腹泻,以及头晕或昏厥,不过可以暂时减少剂量以缓解最严重的症状。在一些患者中,这种治疗可能会引起食道炎症或引发嗜酸细胞性食管炎。在治疗期间,许多患者(及其护理人员)也对这些可能的副作用感到高度紧张,特别是在治疗的初始阶段或增加剂量期间。有些人会因为一种或多种副作用而放弃治疗。

在最近对 1 182 名(4~17 岁)服用 Palforzia 的人进行的一项研究中,大多数人在治疗的最初几周内出现轻度(35%)至中度(55%)症状。[3] 其中 41 名患者发生了严重的反应,占服用该药人群的 3.5%。过敏反应很少见,但在 3 年的时间里确实发生了,比例为 1.2%。随着治疗的进展,它们的发生频率通常会降低。该药的主要副作用是喉咙刺激、胃痛和口腔瘙痒。服用 Palforzia 的患者,4 个人中有 3 个能够坚持到 300 毫克的最终维持剂量阶段。

决定是否接受某种形式的口服免疫疗法,往往依赖于对治疗总体有效性的不同思考方式。不同的利益相关者对"有效"的定义可能会有很大的不同。

观点 1:患者视角

斯泰茜·斯图尔纳运营着社交网站最大的食物过敏小组之一。她在 2015 年开始做这个项目,当时她的家人正在处理她的儿子里德的花生过敏。2013 年,里德在 12 个月大的时候患上了花生过敏。食物过敏小组为同理心、支持和个人故事提供信息和分享平台。斯泰茜告诉我,大多数人加入这个小组是因为他们正在决定用什么治疗方案——比如是否继续服用 Palforzia。其他人在开始口服免疫治疗后加入，有时是为了吹嘘或羞辱其他没有做出同样决定的父母，有时是为了分享他们在治疗过程中遇到的负面经历并寻求支持来渡过难关。作为一名沟通和营销专业人士，斯泰茜希望她的小组能提供科学的分享，超越缺乏证据的信息分享。

"大多数社交媒体群都关注过敏问题。'你的故事是什么，你的故事如何适用于我？'我认为这是有问题的，原因有很多。"斯泰茜在我们第二次关于过敏的电话长谈中解释道。我们的讨论特别集中在像她这样的人如何做出治疗选择。

斯泰茜告诉我，当她儿子第一次被诊断出患有过敏症时，她很幸运地遇到了一位出色的过敏症专家，而其他人就没有这么幸运了。她认为，最新的、基于证据的信息是理解过敏及其治疗的关键。良好的信息可以决定是否与过敏共存。当斯泰茜刚开始加入网络小组时，她很快就对缺乏基于证据的信息共享感到沮丧。有很多轶事和"事实"没有任何引用或链接的支持。到 2014 年 1 月，斯泰茜做了大量研究，她决定成立自己的小组来分享。现在，她的小组约有 1.3 万名成员，他们都是经过严格筛选的：斯泰茜不让任何拒绝引用科学数据支持他们帖子的人留在小组里。

"外面有很多绝望的家庭，"她说，"食物过敏会对你的生活方式产生不利影响。这些压力会产生很多心理健康问题。"

2016 年，里德在过敏症医生办公室接受了花生口服食物激发试验，但失败了。谢天谢地，他的反应相对温和，但仍然需要注射肾上腺素。事实上，里德从未有过严重过敏反应，也从未因意外接触而去过急诊室。他对花生过敏的 IgE 抗体一直处于较低的水平，人们认为他长大后会自然摆脱过敏。正因为如此，里德没有资格参加当时正在进行的 Palforzia 的任何临床研究。她儿子的病情很温和，斯泰茜可以采取"等等看"的态度。不过，对她来说，里德的反应算很大了，她不想冒任何风险。她给自己定了一个期限：如果里德 5 岁时在口服食物激发试验中仍然对花生有反应，那么她会在里德上幼儿园之前尝试口服免疫疗法。

斯泰茜告诉我，里德在面对口服食物激发试验时相对温和的反应，最终在两个方面使她更容易做出决定。首先,她可以明显地看到他有过敏症状(他会出现皮疹和肿胀),他可以从治疗中受益。其次,她很有信心里德能够应付治疗本身,治疗需要他连续几周食用少量花生。里德不像许多孩子害怕危险或致命的食物,他没有任何食物恐惧症。斯泰茜总是小心翼翼地向他解释他的病情,因为她从来不想不必要地吓唬他或让他害怕吃东西。结果,里德比许多过敏的孩子更愿意吃一些明知道含有花生的食物。由于他们的特殊情况,加上她掌握了成功率和潜在风险的最新信息,斯泰茜更容易做出让里德接受口服免疫疗法的决定。

然而,有一件事让她犹豫了一下。她的大儿子患有克罗恩病,这是一种影响食管的免疫紊乱。(克罗恩病通常只影响肠道,但在极少数情况下也会影响食道。)对于嗜酸细胞性食管炎患者,不建议使用口服免疫疗法,因为口服免疫疗法会引发患者的疾病,并导致严重的(通常危及生命的)并发症。斯泰茜最不希望的就是让里德因口服免疫疗法引发额外的问题。

"我想任何人都会说,治疗不应该比疾病本身更糟糕。"斯泰茜说。

最终,为她大儿子诊治嗜酸细胞性食管炎的专家,同意了她继续对里德进行口服免疫治疗的决定,尽管他对这个想法并不关心。斯泰茜又回到了里德接受口服食物激发试验的专家那里,并报名参加了口服免疫治疗。最开始,每次陪里德在诊所吃完药再观察的 45 分钟里,斯泰茜都会感到有点儿紧张。但随着时间的推移,当她看到里德的耐受治疗几乎没有负面反应时,她感到更有信心了。她告诉我,在她的食物过敏小组里,很多家长都有过类似的经历;随着孩子开始取得进步,他们的焦虑减少了,兴奋和希望增加了。斯泰茜认为,这时过敏症专家需要讲明现实情况,以控制父母的期望。仅仅因为患者最初对口服免疫治疗反应良好,并不意味着其余的治疗将会顺利。正如我们看到的,个体的免疫应答有很多变化,所以口服免疫治疗的结果也会有很大的差异。

最后,里德成功地参与了标准口服免疫治疗。最大的障碍是治疗打乱了正常的生活流程,因为他的治疗需要每天服用两次,持续数月。根据斯泰茜自己的说法,这个日程安排对她和她的儿子来说都很艰难。但 6 个月后,里德已经对 8 颗花生产生了耐受性，也就是大约 4 000 毫克花生蛋白。[4] 在那之后，他进行了 3 年的维持治疗，定期服用剂量以保持他的耐受性水平。最终，他的血液中的抗体水平降到了接近零，皮肤点刺试验也呈阴性。这时，他的医生建议里德停止维持治疗一个月，然后再回来接受另一次口服食物激发试验。他顺利通过了测试，吃了 14 颗花生，没有任何反应。现在，里德每周至少吃两次花生，以保持他的耐受性，他非常乐意这样做。斯泰茜告诉我，士力架是一种特别受欢迎的"药物"。

"我们太激动了，当然，这让我立刻成为口服免疫疗法的支持者。"斯泰茜说。"但我必须非常小心，因为我知道绝大多数人最终都不会有这么好的结果。这是非常棘手的——我正在管理一个食物过敏小组，我不希望人们用我的故事来例证他们可能发生的事情。因为，是的，它有可能发生，但可能性并没有那么高。我们非常幸运。"

斯泰茜告诉我，她现在担心的一个问题是许多口服免疫疗法的协议缺乏一致性。每个过敏症专科医生的做法都不一样，这给食物过敏的父母带来了很多困惑和恐惧。基于她自己的研究，她对让儿子接受口服免疫治疗更有信心，但她也理解为什么每个家长都不能或不愿做出同样的决定。

自 Palforzia 于 2020 年 1 月获得批准以来，斯泰茜发现，加入她的团队并接受这种新药口服免疫治疗的人有所增加。她认为这总体上是一种积极的发展，因为 Palforzia 至少在一定程度上使口服免疫治疗变得更容易实现了，即使在无法接触过敏症专家的地区也是如此。因为 Palforzia 是一个标准化的方案，有记录的成功率，更多的医生和病人似乎更适应它。斯泰茜认为，口服免疫疗法的想法本身就是一种很好的公共关系。

因为斯泰茜不仅是一位过敏症患者的母亲，也是一位食物过敏相关工作的活动家，所以我请她谈谈她在社交媒体上看到的，以及她从其他过敏症患者及其家人那里听到的信息。斯泰茜自己也经历过这个过程，并且在社交网站经营着一个小组，人们在那里积极地分享着他们的治疗决定，所以她处于一个独特的位置，可以谈论人们如何看待风险。一般人在决策过程中是怎么做的？

她毫不犹豫地给出了答案。在她看来，最大的问题是，许多人来她的小组时根本不知道任何关于口服免疫治疗的信息。他们被告知自己的孩子是一个很好的候选人，他们正在考虑实施治疗，但他们完全不知道风险是什么。

"我经常惊讶于有多少人发表这样的评论：'嘿，我们明天就要开始口服免疫治疗了，有什么风险？'我就是无法接受这一点。"她说。

总体来说，斯泰茜观察到人们的期望并没有受到证据的影响。例如，他们不知道口服免疫治疗会产生胃肠道并发症。没有人告诉他们，患有严重哮喘的儿童不应该接受治疗。斯泰茜解释说，最糟糕的是，在他们从更了解情况的小组成员那里了解到可能存在的风险后，他们会感到不安。她认为，过敏症专科医生需要更好地向每位患者解释所有的风险和益处。更进一步说，所有家庭成员，而不仅仅是对医疗决定负有最大责任的父母或看护人，需要在治疗问题上达成共识。她告诉我，如果她的儿子有胃病，那么她的丈夫很可能会让他退出治疗。他只是不愿意让儿子感到不舒服，斯泰茜把这件事事先告诉了她的过敏症专科医生。但通常来说，不会发生这种情况。

"总体来说，关于口服免疫疗法有很多错误的信息，"斯泰茜说，"其中很多都是营销术语。我是一名营销人员，所以这让我有点儿抓狂。我只是觉得医疗领域不应该使用营销策略让患者选择某种治疗方法，当然，发明这种治疗方法的公司会从中获得经济利益。我确实认为口服免疫治疗有很多好处，但我也认为患者应该得到更好的指导。"

当一切都说了、做了之后，斯泰茜告诉我，接受口服免疫治疗的决定——无论是通过Palforzia疗法还是更传统的口服免疫治疗——都是个人的决定。

"我是一个要解决问题的人。"斯泰茜在解释她自己决定用口服免疫疗法治疗儿子时说，"这是个人的选择。"她说，每个人对治疗可能带来的风险的适应程度都不一样。

观点 2：专家视角

芝加哥大学的凯瑟琳·纳格勒博士理解患者对口服免疫疗法的担忧，也理解他们决定接受Palforzia这样的治疗时的难处。如果患者熬过了口服免疫治疗所需的所有身体、情感和时间方面的投入，却不得不担心其长期有效性，这是一笔好交易吗？值不值得？

纳格勒对此并不确定。或者至少，她不认为Palforzia或其他口服免疫疗法应该是临床医生为患者提供的唯一治疗方法。那是因为口服免疫疗法并不能"解决"真正的问题，也就是潜在的过敏。

"我要告诉你的是，它永远都不够好，"纳格勒说，"口服免疫疗法的目的是关闭免疫应答。但我们想要改善细菌诱导的屏障反应，从源头阻止过多的过敏原进入血液。我认为，如果不同时做这些，你的情况永远不会比短暂的脱敏更好。即使你一生保持这种状态，也可能还不够好。"

有一些初步的研究支持这一观点。斯坦福大学2019年进行的一项研究发现，任何停止针对花生的口服免疫治疗，甚至以较低剂量继续治疗的患者，都会导致其耐受性显著下降。[5] 在这项研究中，经过24个月的口服免疫治疗后，通过口服食物激发试验的受试者每天服用300毫克的药物或安慰剂。一年后，所有的参与者接受了另一次口服食物激发试验。结果呢？接受维持治疗的一组中，约有37%的人通过了花生的激发试验；而安慰剂组只有13%的人通过了激发试验。这表明终止口服免疫治疗维持剂量阶段会减少保护性脱敏。这也表明，即使患者严格遵守维持计划，他们也可能仍然会对食物产生反应。如果他们摄入少量过敏原，可能不会致死，但他们仍然需要避免食用这些食物。

试图决定是否接受口服免疫治疗的患者，不一定总是能意识到这些结果。他们不知道，即使治疗成功，他们也仍然需要避免食用这些食物。他们可能还需要随身携带EpiPen，以防将来出现不良反应。口服免疫治疗并非食物过敏的完美长期解决方案，尽管人们对它大肆宣传并寄予厚望。虽然它可能会在短期内缓解家庭最大的恐惧，但从长期来看，它的安全性仍然存在非常现实的问题。事实上，在2019年关于Palforzia的报告中，临床和经济评论研究所——一个对医疗治疗的临床效益和成本效益进行独立分析的非营利性组织，指出该药物的"长期结果存在相当大的不确定性"，这是它拒绝推荐这种治疗的原因之一。[6]

使这些权衡变得更加困难的,是个体患者可能产生的反应的不确定性。

正如纳格勒所解释的那样,对过敏原的反应是完全不可预测的。它们的范围可以从轻度(嘴唇肿胀、荨麻疹)、中度(胃痛)到重度(心血管功能关闭和过敏反应)。更重要的是,这些反应是会变化的。某一天,你可能会出现荨麻疹。另一天,你可能会有更严重的反应。(过敏的症状会因过敏原的数量和类型,以及接触方法而有所不同。)即使测量IgE抗体水平也并不总是足以预测反应的严重程度。患者可能有非常低的IgE水平,但在激发试验中仍然有严重过敏反应。反之亦然。患者可能有很高水平的IgE,但根本没有症状。这使得患者和家长很难就口服免疫疗法做出选择,并可能导致高度焦虑,尤其是在反应更常见的第一阶段治疗中。

对于纽约埃利奥特和罗斯林·贾菲食物过敏研究所所长斯科特·西歇雷尔博士来说,关于口服免疫疗法"有效性"的争论集中在对成功结果的定义上,而这首先取决于我们如何理解脱敏。在ICER的最终报告中,专家评审小组指出,"脱敏"作为一个概念并没有得到很好的定义。一个人究竟吃 2 颗花生还是吃 30 颗花生,才算"脱敏"?是IgE水平低还是皮肤点刺试验呈阴性,才算"脱敏"?像"脱敏"这样的术语在临床上究竟意味着什么,目前还没有达成共识。这使得比较使用不同耐受标准的口服免疫疗法研究变得困难。

"通常,他们要求你对不到 1/3 颗花生有反应,才能被纳入研究,"斯科特·西歇雷尔解释说,"他们可能会设定两颗花生的阈值。所以,如果你在研究结束时能耐受 2 颗花生,你就成功了。假设研究中 2/3 接受真正治疗的人,最终都能吃花生。我们提高了患者的阈值,也就是我们所说的成功标准。在安慰剂组,他们和刚开始时没有变化。你可以这样看,然后说我们成功地把 2/3 的人的阈值提高了。因此,我们认为这是一件好事,因为如果你在餐厅提出花生过敏的情况,但最后餐厅还是搞错了,也不会出现大问题。另一方面,接受这种治疗会显著增加严重过敏反应的风险。"

当我第一次采访斯科特·西歇雷尔时,Palforzia仍处于临床试验阶段,没有人知道 FDA 是否会批准它。他解释说，考虑到所有关于严重反应率的数据，他所研究的领域以及过敏会议上展示的争议，都围绕着口服免疫疗法是一件愚蠢的事情还是最好的选择。

"平均而言，从我们目前的研究来看，如果不回避过敏原，患者会有更多的过敏反应和严重过敏，"斯科特·西歇雷尔说，"因此，家庭或个人担心的是导致反应的意外接触。他们通过问很多问题来避免这种情况，也许不在某些地方吃东西，或者根本不买饼干或任何可能的东西。他们可能会发生意外并最终产生免疫应答，但如果你接受这种疗法，每天按照常规剂量服用，有可能会突然出现反应，也有可能在这一治疗过程中出现反应。当你只看研究时，安慰剂组比治疗组有更少的过敏反应和严重过敏反应。这比担心餐厅是否犯了错误更好吗？我不知道答案，但我可以告诉你，当我和一个个家庭谈论这个问题时，有些家庭会说'是啊，我不想这么做'，还有一些家庭会说'早知道昨天就报名'。我认为，这些家庭在日常生活中的经历，以及这些问题对他们的意义，是他们做出决定的原因。"

换句话说，这个决策基于每个人或其家庭如何考虑口服免疫治疗与食物回避之间的相对风险。这种想法在很大程度上取决于他们在过敏性疾病发展过程中所经历的事情。正如斯泰茜之前所说的，这些都是患者做出的非常个人化的选择，并不是每个人都会在治疗过程中选择同样的道路。

在美国临床和经济评论研究所最终的报告中，被要求审查所有关于 Palforzia（其科学名称为 AR101）的数据的专家小组反对将其作为一线治疗药物正常使用。对他们来说，2/3 的研究参与者能够耐受高达 600 毫克的花生蛋白的好处不足以抵消"胃肠道症状、全身过敏反应和肾上腺素使用的显著增加"。[7] 此外，专家组认为，没有证据表明患者的整体生活质量有积极变化，也没有证据表明意外接触花生导致的反应数量减少。

该小组得出结论："因此，与严格回避和快速使用肾上腺素（有希望，但不确定）相比，AR101 只有中等程度的确定性表明它有可比较的、小的或实质性的净健康收益；同时，它有较小（但非零）的可能性存在负净健康收益。"鉴于在剂量递增阶段需要经常看医生，并且不良事件频发，确保患者得到充分知情同意，并在开始使用AR101脱敏治疗之前仔细征求他们的偏好是很重要的。"[8]

换句话说，美国临床和经济评论研究所小组建议打算提供Palforzia的临床医生确保患者了解所有可能的结果，并完全同意治疗。首先，他们可能会出现副作用，并且能接受治疗存在风险。其次，并非所有患者都能从治疗中获得同样的益处，患者需要在不确定长度的时间内继续进行维持治疗。在充分了解所有的可能性之后，病人必须和他的医生一起决定最好的治疗方案。最后要说的是，这是病人的决定。

观点 3：公司视角

Palforzia是由一家名为Aimmune Therapeutics的公司开发的。Aimmune本身是在 2011 年举行的食物过敏研究与教育研究招待会后成立的，食物过敏症患者、过敏症专家、研究科学家和美国国立卫生研究院的代表参加了这次招待会。正如Aimmune的网站上所说，这次会议的目标是"通过确定最有可能获得FDA批准的方法，将重点从资助基础研究转移到寻找食物过敏治疗方法上"。[9]会议的结果是什么？ 2011 年成立了一家名为过敏原研究公司的新公司，该公司于 2015 年更名为Aimmune Therapeutics公司。

从一开始，Aimmune公司的研究重点就是口服免疫治疗。2020 年 1 月，经过近 10 年的研究和临床试验，FDA批准了Palforzia的使用，使其成为美国联邦政府批准的第一种治疗食物过敏的药物。仅仅 10 个月后，雀巢以超过 21 亿美元的价格（通过其子公司雀巢健康科学）收购了Aimmune。这家食品制造商对免疫治疗的第一笔投资（1.45 亿美元）发生在 2016 年，当时Palforzia仍处于早期临床试验阶段。这笔交易之后，雀巢在 2018 年和 2020 年对Aimmune Therapeutics公司进行了后续投资，总计 4.73 亿美元，甚至在收购之前就获得了该公司 25.6%的股权。[10]

Aimmune公司的商业行为和道德准则在其公司网站上公开发布，声明公

司遵守商业道德的最高标准。更进一步，该准则要求"高于商业惯例或适用
法律、规则或法规所要求的标准"。换句话说，Aimmune的目标是成为一家更
好的制药公司，有人可能会说，Aimmune起源于食物过敏倡导团体，它不是
一家典型的制药公司。然而，在被收购之后，它成为也有不那么道德的商业行
为（比如向发展中国家贫困的母亲大力推销其昂贵的婴儿配方奶粉，并为支
持其庞大的瓶装水事业而辩称，获得水不是一种"权利"，而是一种"需要"）
的全球最大食品制造商之一的子公司。[11] 雀巢以每股34.50美元的价格收购
了Aimmune，令该公司的估值达26亿美元，比2019年的股价上涨了约50%。
换句话说，投资Aimmune是一个很好的财务上的举措。为什么？因为Palforzia
和EpiPen一样，拥有处方垄断地位，很可能在未来几十年里成为口服免疫疗
法市场的领导者，因为它是第一个在过敏症患者中获得品牌认知度的产品。有
了雀巢这样的大公司的支持，Aimmune可能会继续成为食物过敏治疗领域的
领导者。

　　在这一点上，你可能想知道一家大型食品制造商对一家食物过敏治疗公
司有什么兴趣。发现雀巢和Aimmune之间的联系时，我一开始也感到困惑。
但随着我收集有关食品标签法（联邦法律要求制造商列出所有已知或可能的成
分）和意外暴露于过敏原的故事，以及对全球食物过敏率不断上升的情况的了
解，我越来越直观地意识到这一点。像雀巢、嘉吉和阿彻丹尼尔斯米德兰这样
的大型食品公司在确保它们的产品有很大的市场份额方面有既得利益。如果食
物过敏症患者的数量继续快速增长，会对公司造成不利。食品包装也受到了食
物过敏家庭的抨击，因为不容易阅读过敏原信息。如果有人吃了某家公司的一
块饼干就死了，这对公司的形象和利润率都会造成不好的影响。如果你是一家
食品公司的高管，那么支持"简单"和安全的食物过敏解决方案是一笔好生
意。[12] 这既保护了消费者，也保护了股东，可谓双赢。从企业的角度来看，口
服免疫疗法是治疗过敏的"有效"方法，因为它降低了企业承担责任的风险。

　　你可能会说，我在这里太愤世嫉俗了，也许确实如此。但在2020年，雀巢
的食品收入为768亿美元。相比之下，它对Aimmune的投资就微不足道了。如

果像Palforzia这样的治疗方法取得成功，就意味着对雀巢产品产生过敏反应的人会减少，诉讼也会减少。两家公司都将从Palforzia的持续成功中获益良多。

现实世界的案例 2：治疗特应性皮炎的 JAK 抑制剂

直到最近，对特应性皮炎的治疗仍非常有限，在缓解湿疹最严重的症状方面的效果远远低于患者或临床医生的期望。通常情况下，局部使用皮质类固醇药膏可以帮助控制一些最严重的症状，但它们的效果是会变的，并且经常随着时间的推移而减弱。医生也不建议长期使用这种药物，因为患者可能会出现严重的副作用，如皮肤变薄或溃疡。更重要的是，一旦停止使用类固醇，患者往往会因治疗后病情反弹而出现严重的过敏发作。正如我们已经看到的，达必妥最近的发展和批准为患者和临床医生提供了一种新的治疗选择，并重新燃起了更有效地控制症状的希望。然而，达必妥并不适用于所有人，也会产生不必要的副作用。

当我与专门治疗特应性皮炎的临床医生交谈并询问他们即将出现的新的治疗方案时，他们经常提到一类统称为Janus激酶抑制剂的新药物。Janus激酶是一类非受体酪氨酸蛋白激酶，有 4 个家族成员，其作用基本上是向其他分子添加一类被称为磷酸盐的化学物质。这种添加向其他分子发出激活或失活的信号。你可以把它们想象成体内不同过程中各种功能的微小开关。在过敏（以及许多自身免疫病）的情况下，JAK是信号传导机制的一部分，它可以帮助激活细胞因子——我们的炎症老朋友。这意味着阻断它们可以帮助抑制由各种免疫反应引起的炎症。

不同的JAK抑制剂针对不同类型的Janus激酶，并用于治疗不同的免疫介导的疾病，从类风湿性关节炎和克罗恩病到特应性皮炎。在临床试验中，它们在控制不同的炎症反应方面带来了巨大的希望。事实上，几种不同的JAK抑制剂药物已经被FDA批准。然而，2021 年 12 月，FDA宣布将 4 种JAK抑制剂贴上黑框警告标签。黑框警告标签是FDA的最高风险类别。如果一种药物在临床安全试验中显示会导致严重或危及生命的副作用，FDA就会要求制造商在药物标签上特别说明并明确强调这些危险。例如，FDA发现，用于治疗关节炎的一类口服JAK抑制剂——托法替布（商品名为Xeljanz），显著增加了血栓、癌症、严重心脏相关事件（如心脏病发作和卒中）和死亡的风险。

接下来，我们需要仔细研究FDA批准的第一个用于治疗特应性皮炎或湿疹的JAK抑制剂（芦可替尼）的科学背景。

2021年9月，FDA批准了一种名为芦可替尼的新的小分子药物，用于特应性皮炎的局部使用，商品名为Opzelura。Opzelura是一种局部使用的软膏，每天两次用于皮肤患处。它只能短期使用，因为常见的不良反应包括荨麻疹和其他感染（细菌、病毒或真菌）。Opzelura通常用于12岁及以上，使用类固醇或达必妥不能很好地控制的轻度至中度特应性皮炎患者。

在3期临床试验中，Opzelura表现良好，大多数患者的耐受性良好，与对照组相比，有50%的患者病情明显改善。[13] 使用该药膏的患者报告在第一次涂抹后数个小时内瘙痒明显减轻，而瘙痒是大多数湿疹患者的主要症状。在这些最初的试验中，没有患者使用Opzelura后在使用药膏的部位出现临床显著的不良反应。

用不用Opzelura？正如你所看到的，这和食物过敏症患者面临的选择是不同的。患有特应性皮炎的人没有死于疾病的危险。话虽如此，湿疹是最糟糕的过敏性疾病之一，因为它会对一个人的生活质量产生巨大影响。在这些独特的情况下，"有效"的定义会根据你和谁交谈，以及你关注治疗的哪些方面而变化。

观点1：患者视角

詹姆斯·汉森是一位勤劳的父亲和丈夫，他住在佛罗里达州，业余时间喜欢运动。我第一次"遇见"詹姆斯是在红迪网有关湿疹的论坛上。我注意到他是使用生物药而不是类固醇的倡导者，所以他似乎是解释湿疹患者在做出治疗决定时的想法的完美人选。2022年1月，在又一波新冠疫情的浪潮中，我们接通了Zoom远程视频通话，讨论了他患有特应性皮炎的经历，以及他最近尝试Opzelura这种新药的决定。

"你正好赶上了我的好日子，"詹姆斯说，"今天我的皮肤感觉很好。如果你在 4 个月前给我打电话，我肯定会满脸通红，干燥脱皮，痛苦不堪。在过去的几个月里，我已经取得了很大的进步，但我一生都在与过敏和湿疹做斗争。"

詹姆斯还患有食物过敏和轻度哮喘，他在婴儿时期就患上了湿疹。在他的人生中，他不记得有什么时候自己的皮肤没问题。事实上，他坦率地告诉我，在他年轻得多的时候，他曾经因为自己的病情有过自杀的念头。在很多方面，他的过敏状况一直是他人生中大部分时间的焦点。

"人们不理解这一点，"他说，"你试图解释自己出了皮疹或发炎，人们会认为你只是在发牢骚，就好像这不是一个真正的问题。但是当我有严重的疾病暴发时，我不想被人看到。我不想见到任何人。我只是很沮丧，只想逃避。"

詹姆斯过敏暴发的诱因是……一切。有时，他的皮肤状况会因局部接触到的东西而恶化；有时是因为他的食物过敏；其他时候，则与压力有关（他的工作压力很大）；而作为一个年幼孩子的父亲（有一个儿子，还有一个孩子即将出生），诱因有时候只是睡眠不足。几十年来，詹姆斯一直试图用类固醇来控制他最严重的症状——皮肤发痒、发红、渗出液体。

"我的想法一直是'无论是什么，有没有能让我尽快感觉良好，看起来很好的东西？'"詹姆斯解释道。"无论医生说什么会有帮助，我都会去尝试。局部使用类固醇在一段时间内非常有用。随着时间的推移，它们就不起作用了，所以他们给我开的类固醇药效越来越强。然后，它们都完全不起作用了，我不得不服用口服类固醇，这让我的皮肤立刻变得干净了。"

但是，正如我们已经看到的，类固醇有可怕的副作用。无论是外用类固醇还是口服类固醇都不能持续使用，詹姆斯已经注意到，由于长期使用，他的皮肤变薄了。詹姆斯陷入了类固醇使用的恶性循环。他的皮肤会变好，但一旦他停止口服类固醇，他的皮肤状况就会反弹——在这个过程中往往会变得更糟。

"我的皮肤好像上瘾了。"詹姆斯说。

詹姆斯告诉我，说到治疗，他什么都试过了。他尝试过整体疗法，比如用油或凡士林。他还尝试过用补品来保养皮肤。但类固醇是唯一有效的东西，尽管它们也没有达到他所需要的效果。最后，詹姆斯使用3种不同类型的局部类固醇面霜：一种用于面部，一种用于身体，一种用于头皮。即使服用类固醇，他也会经常在睡梦中抓挠自己的皮肤，抓自己的脸，醒来时满身是血。说得委婉点儿，类固醇并不能治愈他。事实上，他开始相信，类固醇会让他的湿疹整体上恶化。从那时起，他开始寻找更有效、副作用更小的治疗方法。特别是，詹姆斯想要一种他可以短暂使用的药物，就算停止使用，病情也不会有再次暴发的危险。

"就在那时，我听说了一种名为Opzelura的非类固醇药物，"詹姆斯说，"它不会造成同样的伤害，它不会像类固醇那样使皮肤变薄。所以我想，让我试试这个。"

当我向詹姆斯询问黑框警告时，他说他对使用JAK抑制剂可能产生的副作用做了大量研究。起初，他非常担心，但后来他意识到这些警告是针对口服药物的，而非针对Opzelura这样的局部用药。詹姆斯明白，一种新药还没有长期的安全性记录，所以总是会有风险。但对他来说，可能的好处远远超过了这些风险。

"当你的皮肤真的很糟糕时，生活并不好过。"詹姆斯解释说，"当我的皮肤完全松弛时，我很痛苦。有时候，我觉得冒这些险是值得的。我也看了百分比，研究中有多少人产生了负面影响？如果不到10%，对我来说，这就是一个不错的冒险。我有90%的机会不遇到这个问题。"

当我们谈话的时候，詹姆斯已经接受了几个月的联合治疗：每日服用达必妥，当偶尔出现皮肤问题时，局部涂抹Opzelura。他的皮肤看起来棒极了。在我们的Zoom远程视频通话中，他的小儿子在视频背景中玩耍，詹姆斯说自己很高兴，感觉又"正常"了。他可以睡觉了，也有精力去工作，去陪伴妻子和儿子。很快，詹姆斯和他的妻子将再迎来一个孩子。詹姆斯证明，Opzelura

让他的生活变得更好。至于那些风险呢？他要试着戒掉对达必妥的依赖，并保留 Opzelura 以备将来发作。理想情况下，对詹姆斯来说，一种完全有效的治疗方法应该是治愈他的湿疹——也许还有他的食物过敏和哮喘。但就目前而言，Opzelura 已经足够接近了。

观点 2：专家视角

我问美国西北大学费恩伯格医学院皮肤科和儿科临床助理教授彼得·利奥博士，作为芝加哥综合湿疹中心的创始主任，他如何看待"有效性"与治疗的关系时，他对这个问题本身的回答充满了热情。多年来，他在处理严重的特应性皮炎患者时思考了很多问题，其中许多人患有顽固性湿疹，一直在努力寻找更好的选择来控制患者的病情。

利奥说："这是一个非常好的、非常深刻的问题，它可以让我们深入探究一些其他的问题，尽管它看起来很简单。"

与他在食物过敏领域工作的同事一样，利奥也强调，有效治疗的定义几乎完全取决于患者的观点。从外部来看，我们不可能猜出一个人对自己皮肤感觉如何。这并不总是像看他们的皮肤和评估他们的病变那么简单。

"我有一些患者看起来很糟糕，"利奥解释说，"但他们很开心，根本不想改变什么。另一方面，我有一些非常严厉的患者，我们几乎一直都能把他们处理得很好，但他们仍然非常不开心，想要更多。这两种立场都是真实的，我们工作的很大一部分是要经历共同的决策过程，权衡他们的处境，他们来自哪里，以及他们可能在哪里得到最先进的待遇。"

虽然临床医生可以测量和独立评估皮肤病变的大小、颜色或状况，但皮肤病变的感觉或对患者日常生活的影响等事情无法测评。正如利奥和其他临床医生迅速指出的那样，使用临床症状（如湿疹面积和严重程度指数评分——一种用于评估特应性皮炎严重程度的临床试验量表）不足以决定任何过敏治疗的总体效果。

"我们必须平衡每一种药物的有效性、安全性、耐受性和可得性，"利奥说，"当然，对一个人是可怕的副作用，对另一个人来说也许完全可以接受。"

对于像詹姆斯这样的人来说，增加他未来心脏病发作或患癌的风险似乎不会影响他今天的皮肤外观和感觉。詹姆斯还相对年轻，在其他方面也很健康，所以他对这些风险的权衡可能与有潜在疾病的人不同。另一些人如果看到JAK抑制剂等新药的黑框警告标签，不管这些风险有多小，他们都不会放心。对于其他患者，特别是那些没有好的医疗保险的患者，单支成本可能是决定因素。按照目前的价格，一支 60 克的 Opzelura 要花 2 013 美元。（但如果有好的医疗保险，患者所付的金额可能低至每支 10 美元。）

为了帮助患者选择治疗方案，利奥建议临床医生使用一种相对较新的诊断调查，叫作特应性皮炎控制工具（ADCT）。它要求患者回答 6 个关于他们在前一周的经历的问题。这些问题涉及睡眠质量、皮肤状况对日常活动和情绪的影响程度，以及瘙痒的严重程度等问题。得出的总分可以帮助患者和医生跟踪病情进展，看看他们目前接受的治疗在改善他们的整体健康和生活质量方面是否有效，有助于消除决策过程中的随意性。使用这样的工具，利奥更有信心，他可以判断像 Opzelura 这样的 JAK 抑制剂是否真的能解决他的病人最严重的症状和担忧。

"我认为这种方法是未来，"利奥建议道，"这是向前迈出的一大步。"

观点 3：公司视角

Opzelura 是由一家名为因赛特的生物技术公司制造的。因赛特于 2002 年合并成立，专注于发现和开发用于肿瘤和皮肤病的新生物药。换句话说，该公司试图利用我们不断增长的关于免疫系统的科学知识来治疗各种免疫介导的医疗状况。

Opzelura 局部软膏中的小分子药物芦可替尼，2011 年被 FDA 首次批准用于治疗骨髓纤维化（一种罕见的骨髓癌）。口服芦可替尼的商品名为 Jakafi，可以阻断 JAK1 和 JAK2 这两种 Janus 激酶，并可能导致严重的副作用，如血栓和心脏事件，本章前面已经详细介绍过。外用芦可替尼的典型副作用是腹泻、支气管炎、嗜酸性粒细胞计数升高、流鼻涕和荨麻疹。芦可替尼是因赛特公司的一种盈利药物，2021 年第三季度销售额为 5.47 亿美元，占公司总收入的 70%。其利润率较 2020 年同期增长了 12% 以上。任何一家制药公司都会为这样的同比增长率而欣喜若狂，而这些数字甚至还不包括最近批准的 Opzelura 的销售额。正如我们现在所知道的，过敏症患者的数量没有减少的迹象，所以因赛特公司将从其用于特应性皮炎的 JAK 抑制剂系列药物中获得稳健的利润。当我最初采访患者和临床医生时，Opzelura 也是唯一获得 FDA 批准的药物，因此因赛特公司在其他拥有 JAK 抑制剂的制药公司进行临床试验时享有短暂的市场垄断。考虑到这一切，华尔街分析师预计，到 2030 年，这种药物每年将为因赛特带来 6 亿~15 亿美元的收入。

然而，美国临床和经济评论研究所（ICER）对新的生物药有一些担忧，包括像达必妥这样的单克隆抗体和像 Opzelura 这样的 JAK 抑制剂。首先，独立专家小组指出，这两类药物只有在患者能够显示出其他不成功的治疗方案的历史后，才会被开具处方并被保险覆盖。Opzelura 专门用于轻度至中度特应性皮炎患者，但其 ICER 报告指出（正如我们已经了解到的），目前还没有很好的指南或标准来确定谁属于这一类。[14] 例如，詹姆斯显然有严重的湿疹，所以严格来说，他不属于此类。（临床医生经常不得不使用虚假的诊断代码来为他们的病人获得保险。这种做法很普遍，而且不仅仅与过敏有关。）为了成功地使用这些新药，ICER 认为诊断工具需要改进和标准化。当然，这是一个有价值的目标，但鉴于过敏护理的脱节性质，这个目标很难实现。

ICER 还指出了安全问题，并建议在收集到更多的安全性试验数据之前，不要让患者延长使用这种治疗。虽然这些药物看起来很有希望，但现实情况是，在较长的治疗过程中，我们并不清楚它们对免疫功能有什么总体影响。

就像美国联邦政府批准的新药经常出现的情况一样，在早期阶段使用这些药物的患者是一项大型非对照实验的一部分。通常，特应性皮炎的药物治疗是相互配合使用的，而这使科学研究变得混乱。正如詹姆斯承认的那样，很难说只是 Opzelura 对他产生了影响，还是达必妥和 Opzelura 的联合使用对他产生了影响。但对许多像詹姆斯这样的病人来说，当他们没有其他选择时，成为新药真实世界数据的一部分是更可取的做法。

从企业的角度来看，单克隆抗体和JAK抑制剂填补了皮肤治疗领域的空白，而生产这些药物的公司将获得巨额利润。对他们来说，疗效总是从医学角度（药物是否从临床评估量表上看出改善了患者的健康状况？）和财务计算（药物销售是否稳健，患者群体是否足够强劲，以确保持续增长？）两方面来考量。从这两个角度来看，Opzelura似乎是一个明确的赢家。

话说回来，真正的有效性究竟是什么

我们对人体免疫系统的了解还在不断发展，我们的身体如何与周围世界相互作用的许多方面仍然笼罩在复杂性和不确定性之中。然而，在过去10年中，基础免疫学的巨大进步带来了有希望的创新。新的过敏疗法（比如Palforzia和Opzelura）要求患者和他们的医生仔细权衡潜在的风险和好处。因为它们试图修补我们的免疫功能，所有这些治疗都可能带来副作用。

詹姆斯·汉森经常在红迪网上反复诉说他的治疗之旅，专门讨论与湿疹和局部类固醇戒断有关的话题。他的经历和从临床角度看到的有关Opzelura有效性的科学数据，可能对其他病人同样重要，甚至更加重要。迫切希望找到更有效的治疗方法的人也可以与詹姆斯的个人故事联系起来，而不仅仅是生涩难懂的事实。在他和其他像他们一样的人的故事中，他们不仅发现了新的治疗选择，还看到了希望。

这本书也不例外。书里充满了故事。比如詹姆斯和斯图尔纳等病人的故事，比如斯科特·西歇雷尔博士和利奥博士等过敏症医生的故事。现在，这些故事正在影响着作为读者的你。

再想象一下，如果你的孩子有严重的花生过敏。现在，你会接受Palforzia的治疗，还是选择继续回避接触过敏原？如果你的孩子不愿意吃含有花生蛋白的食物，你会强迫他们吃吗？如果他们出现了胃痛，该怎么办？

你决定怎么做？你觉得自己会对决定有什么感觉？有信心吗？内疚吗？

有希望吗? 焦虑? 以上情绪都有?

　　这些都是中度至重度呼吸过敏、皮肤过敏、食物过敏症患者和护理人员经常面临的困境。在整个治疗过程中,他们对更好的信息、更多与专业医疗保健人员共度美好时光的需求,以及对经济和情感支持的需求,正与过敏率的增长速度同步上升。剩下唯一需要思考的问题是:作为一个社会,我们将如何应对这一切? 对过敏症增加的有效社会或集体反应会是什么样子的呢?

一个社会问题

美国文化中过敏症患者的形象

13 岁时，我喜欢上了《七宝奇谋》。也许你看过这部电影：20 世纪 80 年代史蒂文·斯皮尔伯格的一部电影，讲述了一群学龄前儿童和青少年——"七宝"，试图破译一幅 250 年前的海盗藏宝图，从想在这片土地上建高尔夫球场的房地产开发商手中拯救工人阶级的家园。它的主人公米基·沃尔什，是一个患有哮喘的年轻小伙子。我们第一次看到米基时，他在哥哥举重时使用吸入器，哥哥喊米基"胆小鬼"。

"我不是胆小鬼！"米基大声回应。

在电影的开头，米基的妈妈告诫他的哥哥，由于弟弟的身体状况，要确保米基不出家门。她说："如果他得了哮喘，我不想让他出去淋雨。"

妈妈一走，米基的哥哥就说："你想要有呼吸方面的问题吗？现在你有了。"

然后他抓住米基，把他的头紧挟于腋下，并敲了一下米基的头。

在整部电影中（顺便说一句，当我最近重看这部电影时，它保存得相当好），我们看到米基经常使用他的吸入器。它在每个场景中都有同样的作用：标志着米基明显的紧张、焦虑或恐惧。事实上，他如此频繁地使用吸入器让身为过敏症研究人员的我开始担心。米基使用吸入器的速度在现实生活中是有害的——没有人能快速、连续地吸入那么大量的类固醇或支气管扩张剂。米基由《指环王》中的小演员肖恩·阿斯廷扮演，身材瘦小，戴着牙套。虽然他很勇敢，是七宝的实际领袖，但他也被描绘成一个梦想家。

在电影的结尾（剧透警告），米基和他的伙伴们取得了胜利；他们智胜了一些邪恶的人，拯救了家园。他哥哥的漂亮女友走近米基，作为之前一吻的回应说："你身上好的部分会赶走不好的部分。"作为回应，米基扔掉他的吸入器，喃喃自语着："哦，谁需要它？"

这里传递的信息很明确。面对恐惧后，米基不再"虚弱"或患有哮喘。他不再需要溺爱了，他的勇气治愈了他。我们知道，哮喘是胆小鬼的病，而米基不是胆小鬼。

我在这里提出这部令人愉快的儿童电影是为了说明一个更重大的观点：媒体（通常无意识地）塑造了我们对典型过敏症患者的形象。我成长于20世纪70年代末和80年代初，通过《七宝奇谋》等文化意象，我了解到呼吸道过敏是一种缺陷。除此之外，它还是一种生理上的问题，暗示一个人要么更脆弱（往好里说），要么更像书呆子（往坏里说）。无论是过去还是现在，许多电影、电视节目和小说都将呼吸道过敏或食物过敏与"失败者"、"极客"或文化弱势群体联系在一起。或者过敏症被用作情节点，作为喜剧缓解或作为简单的背景故事。

在长篇电视节目《辛普森一家》中，米尔豪斯是一个"书呆子"角色，他对小麦、乳制品和自己的眼泪过敏。在电影《怪兽婆婆》中，詹妮弗·洛佩兹饰演的角色被她的准婆婆故意安排接触了杏仁。整个场景都是为了搞笑：洛佩兹扮演的角色立即开始咳嗽，并说她的舌头感觉很奇怪；她的脸肿得厉害。喜剧演员路易斯开玩笑说花生过敏症患者在演化上存在问题，并建议"如果触摸坚果会杀死你，也许你应该去死"。文化引导我们以特定的模式思考某个主题。以过敏为例，这些描述虽然表面上可以说是无害的，但可能会产生持久的后果。食物过敏霸凌和电影《彼得兔》就是这样的例子。

在这部 2018 年根据著名儿童故事改编的电影中，一群兔子（当然是由彼得领导的）与老农民麦格雷戈的侄子托马斯展开了一场战斗。麦格雷戈死于心脏病，彼得和它的朋友们接管了整个花园，这时托马斯来收回庄园。一场争夺花园的战斗随之而来。彼得和它的朋友们向托马斯扔各种水果，这一幕引发了许多食物过敏倡导者的抗议。当一只兔子捡起黑莓时，它意识到托马斯对黑莓过敏。兔子们开始把黑莓瞄准托马斯的脸，其中一个黑莓飞进了他张开的嘴里。托马斯一口吞下，立即产生了反应。他把手伸进裤子口袋，掏出一支 EpiPen，刺进自己的大腿上部，并向后摔倒。兔子们以为它们已经打败了他，直到肾上腺素让托马斯重新站起来，使彼得惊呼："这家伙就像某种魔法师。"

人们对这一幕感到不安有几个原因，其中最重要的一点是，它发生在一部针对年幼儿童的电影中，而且是根据儿童故事改编的。这一幕到底要传达什么信息呢？向严重食物过敏的人扔致敏食物，是可以的吗？只要这个人有自动注射器，这样做就可以吗？

在推特和其他社交媒体网站上，"抵制彼得兔"开始成为热门内容。迫于社会压力，索尼公司发表声明称，制片方很后悔忽视了这一严重的身体状况，没有对严重食物过敏家庭的困境"更加了解"。但对很多人来说，伤害已经造成了；数以百万计的孩子观看了这个令人不快的场景。一些家长和倡导者表示担心，将食物过敏霸凌视为银幕上可接受的行为，可能会使其在银幕外看起来更容易被社会接受。

过敏霸凌是一种真实的现象，尤其是在学校中，比如在餐厅和操场。我听过无数个类似的故事，我暂且称故事里的女主为杰米。杰米从小就患有严重的湿疹，她的皮肤在幼儿园时就开始对一些东西产生反应。几年过去，她的皮肤变好了一点儿，只是稍微发红，之后她的皮肤又恢复正常了。1982 年，当杰米上五年级时，她的皮肤问题又一次暴发了。这次的反应很严重，而且持续了很长时间。

"我抓挠得很厉害，我的手和胳膊上都有巨大的伤口，"杰米回忆道，"晚上我会戴上手套，但也会划破手套。我早上醒来，手套会因为伤口而粘在我的手上。"杰米停顿了一下，声音低沉下来，"然后，我开始被别人取笑了。"

一个和杰米同年级的男孩杰克，也住在她的社区，注意到了她的皮肤。在去学校的公交车上，杰克会取笑杰米，并鼓动车上其他男孩取笑她的"鳄鱼皮"。杰克在整个小学和中学期间都在嘲笑杰米。

"这件事在情感上影响了我很长时间，"杰米回忆道，"我不知道他是否意识到他对我造成了多大的伤害。我认为他没有意识到。我的父母去找他的父母抱怨，他的父母只是说男生就是男生，什么也没做。这对我的影响很大。"

至今，那段不愉快的记忆仍在她的脑海中挥之不去。在她的皮肤痊愈后，这段被无情嘲笑的创伤仍持续了很长时间，以至于她认为这是她整个个性基础的一部分。对那些因过敏而被污名化或欺负的孩子来说，这些经历往往会留下永久的社会伤疤。

当我和有过敏症状的年轻人交谈时（作为一名大学教授，我遇到了很多这样的人），我总是问他们被戏弄、被欺负的经历，或者被社会排斥的感觉与他们的情况有什么关系。令人高兴的是，大多数人告诉我，在小学和高中期间，他们并没有真正从亲密的朋友或家人那里感受到任何消极的情绪，现在也没有。话虽如此，但几乎同时，他们也会承认自己不喜欢带着吸入器或肾上腺素自动注射器参加社交活动，也不喜欢在出去玩的时候有朋友对自己的身体状况大惊小怪。如果可能，他们更喜欢与不过敏的同龄人"混在一起"。他们的座右铭似乎是：不要因为过敏的相关需求而干扰正常的社交活动。

埃亚勒·谢梅什博士是纽约埃利奥特和罗斯林·贾菲食物过敏研究所的精神病学家，他对人们不愿携带自动注射器并不感到惊讶。他告诉我，这是年轻的过敏症患者在确诊后的最初几年里经常出现的回避策略的一部分。没有人愿意每次都被提醒他们与同龄人不同，或者他们可能因自己的病情而死。这很可怕，通常不去想它会更容易。如果他们公开和明显表明过敏情况，可以保护他们免受社会阻力。不过，过敏带来的文化形象所支撑的负面耻辱与公然的过敏霸凌之间是有区别的。

"霸凌是一个非常具体的概念，"谢梅什告诉我，"这是一种重复出现的模式，旨在伤害接受者。"

正如电影《彼得兔》所展示的那样，霸凌的目的是伤害。谢梅什对食物过敏症患者中普遍存在的霸凌行为感到惊讶。在谷歌或社交媒体上搜索，很容易就能找到食物过敏霸凌的例子：一个 12 岁的乳制品过敏女孩，她的脸上被抹了玉米片奶酪蘸酱；一个 13 岁的男孩因被人往他裸露的皮肤上放了一片奶酪，被宣告死亡；一个年轻的成年男性回忆数次有人用花生酱三明治把他从午餐桌上赶走。2011 年的一项研究发现，患有哮喘的儿童和青少年可能因为他们的病情而遭受霸凌。[1]

"更值得注意的是，在许多情况下，父母并不知情。"谢梅什说。即使父母直接询问，患有过敏症状的孩子也会隐瞒自己在学校或社交场合的负面经历。只有当像他们的临床医生这样的中立方询问他们与过敏有关的社交活动时，他们才承认自己被欺负过。谢梅什在 2012 年的一项研究中发现，超过 1/3 的孩子遭遇过与过敏有关的霸凌。[2]但在另一项对过敏症患者的父母的研究中，只有 1/5 的人报告说他们的家庭遭遇过霸凌。[3]换句话说，父母不一定知道他们过敏的孩子什么时候出现了社交问题。

谢梅什认为，过敏霸凌是一个更大的社会和文化问题，我们需要做更多的工作来解决。在美国，孩子们经常被建议干脆无视霸凌者。谢梅什说，当父母发现霸凌行为时，他们通常会试图自己解决问题，通常是通过与冒犯孩子的父母交谈。谢梅什认为，这两种方法基本是无效的。

"这不只是孩子的问题，"谢梅什说，"我们需要共同努力来阻止它。"

这就是问题的关键所在：我们需要共同努力，帮助越来越多的过敏症儿童和成人。本章探讨了我们对过敏的文化态度，我们对免疫系统受到刺激的陌生人的同情，以及这对未来过敏和其他环境政策的制定可能意味着什么。最近，关于在飞机上供应花生、过敏午餐桌和无过敏原空间的创建、食物标签法、过敏霸凌，以及电影和电视中对过敏的描述的公共讨论，让人们如何看待过敏预防和护理相关的社会责任的问题走到了聚光灯下。

过敏问题凸显了我们相互联系，并最终因我们的健康和福祉而相互依赖。如果过敏是由我们所做的一切引起的，那么它需要我们所有人来解决。

美国人是如何看待过敏的？

2019 年，在新冠疫情大流行开始的几个月前，我对 1 000 名美国人进行了一项调查，试图更好地了解我们对过敏的一些文化态度和信仰。[4] 调查结果代表了每一个能想到的人群的观点。其中既包括过敏的人（56%），也包括没有过敏的人（44%）。[5] 当我设计调查问题时，我刚刚开始为这本书采访专家和病人。我当时设计的问题是基于我已经做过的历史研究和各种媒体对过敏症患者的报道，而不是基于我在接下来的 3 年里所进行的对话。作为一名人类学家，我怀疑我们将过敏与神经质、女性、城市居民和受过高等教育的人联系在一起的悠久历史，会影响我们对现代过敏症患者的看法。我本以为会发现，美国人认为过敏症患者在某种程度上比不过敏的同龄人"更弱"——无论是身体上还是情感上，或者两者都是。但是，我的发现让我感到吃惊。

我的调查结果表明，大多数美国人并不认为过敏的人比不过敏的人弱。[6] 只有 25% 的受访者表示，他们觉得没有过敏的人的身体更强壮；只有 14% 的受访者觉得没有过敏的人在情感上更强大。这些发现表明，我们对过敏的集体经历正开始改变文化叙事。（作为一个例子，请回顾我们对 19 世纪和 20 世纪初的观点的探索，即过敏的人在某种程度上更虚弱、更神经质——而他们的神经质真切地导致了他们的疾病。）

当我问受访者，他们是否觉得患有食物过敏或哮喘的孩子的父母对他们的孩子过度保护时，大多数人说不是（比例分别为 59% 和 69%）。话虽如此，大约 39% 的人确实认为食物过敏症孩子的父母过于担心孩子了（男性比女性更有可能这样认为）。至少有 30% 的人认为，患有严重呼吸道过敏或哮喘的孩子的父母过于担心孩子的健康。这表明，虽然美国人并不认为过敏的孩子更弱，但我们中的一些人确实认为父母可能对孩子的情况反应过度。

在与不过敏的人的采访和交谈中，我经常注意到一种程度轻微的怀疑，即过敏症患者或他们的看护人可能夸大了他们的症状或情况。调查结果也证实了这一点。大多数美国人表示，他们个人认识至少一个过敏症患者（72%）；略高于 35% 的调查受访者表示，他们认为过敏症患者"有时"会夸大症状。大约同样比例（41%）的人表示，他们个人怀疑他们认识的人在过敏问题上是"假装的"或在撒谎。有趣的是，年轻人（18~29 岁）几乎比老年人（60 岁以上）怀疑的可能性大一倍。话虽如此，大多数受访者并不认为我们对过敏症患者太过宽容；只有 36% 的美国人认为我们过于警惕了（其中大多数人认为我们只是"有点儿"太迁就了）。同样，年龄在 18~29 岁的人比年龄较大的美国人更有可能认为学校、餐馆、航空公司，以及其他机构在接纳过敏症患者方面做得"太过分"。

年轻的美国人更有可能在成长过程中与过敏的同学、朋友或家人在一起。那么，为什么他们更倾向于怀疑过敏症患者夸张，而不太可能希望社会包容这些人群的需求呢？回顾研究结果，我开始怀疑，对过敏的熟悉程度越高，是否会产生某种形式的轻视，或者至少会减少同理心。也许他们对过敏的直接经历使这种情况在其眼中正常化，以至于现在最年轻的一代将过敏视为"正常"生活的一部分，因此并不认为过敏症患者应当得到特殊待遇。

虽然 48% 的美国人认为过敏情况越来越严重，67% 的人认为与 20 年前相比有更多的人过敏，81% 的人认为过敏会对一个人的生活质量产生负面影响，但过敏仍然是最不受同情的疾病之一。当我让人们按照"最不同情"的顺序对 8 种常见疾病进行排名时，花粉热/呼吸道过敏是迄今为止最不可能引起同情或怜悯的，食物过敏症患者排在第二，患有严重湿疹的人排在第三。

哪些疾病被认为更严重，因此值得更多的照顾？心脏病、慢性疼痛和皮肤癌。[7] 45 岁以上的美国人更有可能认为心脏病是最糟糕的疾病，而年轻的美国人（18~29 岁）更有可能认为皮肤癌更值得同情和关注。这与他们所处的人生阶段有关。如果你的年龄超过 45 岁，你更有可能害怕心脏病或慢性疼痛。一般来说，我们更倾向于同情我们可以想象的疾病，以及更有可能夺取我们生命的疾病。

我对这些发现中的大多数感到惊喜，但它们仍然有很多需要改进的地方。从积极的方面来看，大多数美国人都同意这一点，他们认为过敏正在恶化，越来越多的人患有过敏症，并且对生活质量产生了负面影响。从不太积极的方面来看，虽然大多数美国人愿意为过敏症患者提供便利，但他们显然并不总是能够同情过敏症患者的生活经历。遗憾的是，我发现大多数美国人觉得，好像过敏症患者至少有时会对他们过敏的严重程度撒谎，当然，我们并不为此感到惊讶。仔细想想，美国人对待过敏的态度显然是褒贬不一的。如果这些调查结果是正确的，"Z世代"的态度随着他们开始有自己的孩子而改变（他们很可能会这样），那么情况可能会慢慢地向好的方向转变。

但是，所有这些对过敏症患者的意识和同情程度的提高，会转化为未来地方、国家以及整个社会更好的政策吗？

过敏相关政策、条例和法律概览

2015 年，当我登上飞往科罗拉多的航班时，我身后一排的一位年轻女士开始要求她周围的人不要在飞机上吃任何含有坚果的食物。如果有人有这样的零食，她会慷慨地出钱为其购买别的零食。坐在她旁边的男人说他有一根格兰诺拉棒，但不会打开。过道对面的一位老人表示同情，他告诉这位年轻女子，他的孙子也有同样的痛苦。

不久之后，机组人员发出通知，要求所有乘客在飞行期间不要吃任何含有坚果的食物，并通知我们，飞机上的餐饮服务不会提供坚果。在我们前面，可以听到几声不满的嘟囔。我们周围，一片寂静。我回头瞥了一眼，看到那个年轻女子静静地坐进座位，脸颊泛起了红晕。

关于是否在飞机上提供坚果（或其他致敏食物）的决定，并不是由交通部正式规定的，这是由各航空公司自行决定的。在这个道德和伦理的灰色地带，在没有任何正式法律法规的情况下，大多数航空公司都制定了对过敏友好的政策，以帮助保护过敏的乘客。例如，尽管吸入或残留的花生粉尘引起的过敏反应仍然非常罕见，美国西南航空、美国联合航空公司和加拿大航空公司已经完全停止供应花生，即使飞机上没有过敏的乘客，情况也是如此。其他航空公司也会顾及有过敏症状的乘客，但前提是要提前告知。

然而，即使是像这样看似很小的让步，也会迅速引起社会的反应。2018年，当美国西南航空公司禁止在航班上吃花生时，推特、脸谱网和红迪网等社交媒体网站上的评论铺天盖地，既有支持这一措施的，也有批评它的。大多数人对这一举措表示赞赏；其他人则谴责美国人变得多么"软弱"，以及少数人影响大多数人的习惯是多么不公平。一些评论者甚至发誓，尽管有禁令，他们还是要继续在飞机上吃花生。

多年以后，我经常回想起那次飞行。如果当时坐在那位严重过敏的年轻女子周围的人没有听从她的请求，那么我们很可能已经危害到了她的健康。如果有人无视临时禁令执意打开一包混合坚果，即使她的过敏没有被触发，那个年轻女人的安全感也会随着焦虑的加剧而直线下降。在这种情况下，我们——她的同机乘客和人类同胞，将辜负她。虽然那天在我们的航班上没有发生什么值得注意的事情——我们都克制了自己，这位年轻女子也平安无事地下了飞机，但我知道，其他需要依靠公众保障安全的过敏症患者就没有这么幸运了。

2018 年 7 月，凯莉·特拉弗斯-斯塔福德的 15 岁女儿亚历克西发现了一袋被打开的趣多多饼干。亚历克西对花生有严重过敏，她以为这袋饼干和她经常在家里吃的不含坚果的红色包装版本一样，就自信满满地往嘴里塞了一块饼干。

亚历克西立即意识到即将发生过敏反应的第一个迹象——嘴里有刺痛感，

并迅速回家。在等待医护人员到来的同时，亚历克西的母亲凯莉给她用了两支 EpiPen，快速连续地注射了两剂肾上腺素，希望能让亚历克西的过敏反应停止足够长的时间，让她得到急需的医疗护理。但是，尽管了解她的食物过敏情况，对她吃的东西也很小心，并且有 EpiPen，亚历克西还是在吃了一块含有花生的饼干后的 90 分钟内去世了。

凯莉写道："作为一个孜孜不倦地教她什么可以吃，什么不可以吃的母亲，我失落且愤怒，因为她知道自己的限制，知道熟悉的包装，她知道什么是'安全的'。"

凯莉在社交网站脸谱网上发布了一篇情绪激动的帖子，详细描述了导致她女儿死亡的事件，她恳求食品制造商在标签和包装上更加一致。凯莉说，她的目标是防止下一个家庭经历类似的悲剧。当我坐下来读她的故事时，她的女儿不幸去世仅仅两周，凯莉的帖子已经获得了 2 万多条评论，被分享了 79 000 多次。各种新闻媒体纷纷报道这个故事，亚历克西已经成为美国关于过敏，以及我们应该如何应对过敏的全国性讨论的一部分。

虽然大多数报道、回应和在线评论对凯莉的故事表示同情，但一些人对生产趣多多饼干的公司纳贝斯克是否应该对亚历克西的死至少负有部分责任持怀疑态度。纳贝斯克的母公司亿滋国际的一名代表对此事件做了回应，称公司非常重视过敏问题，并尽一切努力确保其产品有清晰的标签，并补充说："我们一直鼓励消费者在购买和消费我们的任何产品时阅读包装标签，了解产品成分信息，包括是否存在过敏原。（提醒：趣多多的包装在正面和侧面的显著位置，通过文字和视觉效果，表明了花生酱杯的存在。）"[8]

随着亚历克西死亡的消息继续传播和发酵，这个事件似乎成了过敏意识水平的分界线，一方面要求过敏症患者提高警惕，另一方面要求食品公司有更严格的标注标签。人们离致命过敏症患者越近，他们就越有可能同意凯莉对更好包装的请求。在这种情况下，并没有产生轻视，而是产生了理解、同情和愤怒。

在与过敏症专家交谈时，每次都有人提醒我，过敏是一个社区性问题。

人们很容易将过敏视为一种轻微的疾病，因为它很少会导致任何人死亡。而且由于过敏对每个人来说都是独一无二的，不会传染，所以它通常被视为个人的医疗问题。但在研究和写这本书的过程中，我开始认为过敏不仅仅是一个个人的、生物学的问题，而且是一个深刻的社会问题。

过敏症患者是我们的环境和日常习惯集体转变的第一批受害者。如果没有周围每个人的合作，他们不可能指望能回避接触过敏原——化学品、花粉、蛋白质。近距离接触时（例如，在飞机上或学校的午餐桌上）不吃某些食物的简单行为等已经成为文化战场。从禁止在飞机上吃含花生的零食到新的食品标签法，每一项旨在帮助过敏症患者的政策都遭到了相当多的公众反对。在环境因素引发的医疗状况中，个人权利和责任与保护和促进整个社区健康的需要之间总是存在着一种紧张关系。（最近在全球新冠疫情防控期间，关于戴口罩、学校和企业关停，以及保持社交距离的辩论明显强调了这一点。）

然而，这两个故事都强调了这样一个事实，本质上，过敏迫使我们提出一些令人不安的问题，即我们作为社会成员对彼此的责任：

- 谁对过敏症患者的健康和幸福负责？
- 谁有义务帮助我们远离过敏原？
- 在公共场所禁止特定食物、香水或特定树木，因为它们不利于每个人的健康，这公平吗？
- 企业应该对我们的整体健康和福祉承担多大的责任？
- 我们是否应该制定条例或法律来限制我们的某些个人权利，以保护我们社区中每个人的整体健康？

这些关键问题反映了制定社会和环境政策的利害关系，不仅是为了过敏症患者，也是为了全人类的健康和福祉。让我们仔细看看这些问题是如何与最近旨在保护过敏症患者的美国联邦和地方法规相关联的。

社会变化的监管：食品标签法和食物过敏

如果你在 1990 年之前长大，你可能还记得，以前你去买包装食品的时候，是没有办法知道它含有多少热量的。早在 1906 年，美国联邦政府就规定了一份成分清单，以帮助遏制不安全食品添加剂和虚假广告的泛滥，但直到 1990 年，随着肥胖率开始以惊人的速度上升（同时患有与饮食有关的严重慢性疾病的美国人数量也在增加，比如 2 型糖尿病患者），美国国会才通过了《营养标签和教育法》（NLEA），规范了包装食品上营养标签的使用。

与此同时，食物过敏率也开始稳步攀升。新的营养标签向消费者提供了更多关于他们正在吃的食物的信息，但它们并没有解决食物过敏症患者在超市过道上面临的特殊问题。埃利奥特和罗斯林·贾菲食物过敏研究所的斯科特·西歇雷尔博士对当时的情况记得很清楚，部分原因是他自己的研究将有助于改变这种情况。

"那时候，标签上写着'天然香料'之类的东西，你根本不知道那是什么意思，"斯科特·西歇雷尔说，"它不必说产品中含有牛奶，因为牛奶可能是一种天然香料。你可以在食物中添加任何秘密成分。然后，它们也使用化学名称。所以，你必须知道'酪蛋白'是牛奶蛋白的另一个词，因为这就是它所代表的意思。"

如果你不知道酪蛋白是什么，而你的孩子又对牛奶过敏，那你可能就有大麻烦了。这正是斯科特·西歇雷尔和他的同事在 2002 年对食物过敏症儿童的父母进行的一项研究中发现的。在 14 种含乳产品的成分标签上，只有 7% 的父母能正确识别出牛奶。只有超过 1/2 的家长能在 5 种含有花生的产品的标签上识别出花生。[9] 这些数字并不乐观。仅举一个例子，我怀疑我们中的许多人都认不出格兰诺拉棒的标签上的 *Arachis hypogaea* 是"花生"的意思（学名）。

对斯科特·西歇雷尔、过敏症儿童的父母，以及大多数执业过敏症专家和儿科医生来说，必须采取措施帮助人们避免接触过敏原。当时最大的食物过敏倡导组织"食物过敏网络"决定帮助追踪这个问题。到 21 世纪初，该组织每年都会收到数百份来自其成员的可信报告，称包装食品的标签信息不充分，因此是危险的。

在 NLEA 通过近 10 年后，FDA 对食品进行了随机审查，发现至少 25% 的食品标签错误或标注不充分，没有将鸡蛋和花生列为配料。由于未标注过敏原而导致的食品召回激增。而且，正如斯科特·西歇雷尔指出的那样，即使过敏原被列在食品标签上，写的也是它们的学名，并非大多数消费者所熟悉的普通名称。在世纪之交，就连 FDA 自己也清楚地认识到，食品标签法严重不足。

2004 年颁布的《食品过敏原标识和消费者保护法》（FALCPA）是唯一一部直接涉及过敏的美国联邦法律。

作为对 NLEA 的纠正，该法律旨在帮助消费者辨别包装食品中的成分。在 FALCPA 颁布之后，制造商被要求列出任何食品中可能包含的所有成分，并使用所有主要过敏原的通用名称。该法案规定，即使是微量的 8 种最常见的过敏原，也必须在任何市售食品上清楚地标明。

虽然这项新的标签法使过敏人群更容易在超市通道中穿行，但该系统远非完美——凯莉·特拉弗斯–斯塔福德的女儿亚历克西还是不幸去世了。FALCPA 最大的问题是，许多不含过敏原的食品是用机器和生产线生产的，而这些机器和生产线曾用于生产确实含有这些过敏原的食品。如果亿滋国际使用与生产带里斯花生酱杯的趣多多饼干相同的设备或机器来制作奥利奥饼干，那么食物过敏的人会面临交叉污染的风险。通常情况下，制造商会在可能受到这种影响的食品上贴上警告或咨询标签。

但是，正如莎拉·贝斯弗在 2014 年《宾夕法尼亚大学法律评论》中解释的那样，FALCPA"没有规定如何列出交叉污染警告，没有规定指导食品生产商如何测量交叉污染或报告任何发现的交叉污染风险，也没有限制要求公司在其咨询标签中标注具体包含的成分。因此，遍览任何附近的杂货店，将会看到各种各样的警示标签，从'可能包含……'到'本产品的生产线也……'，再到'我们无法保证……'，这些警示语中没有一个解释这种交叉污染的风险是如何测量的，在生产过程中的哪一步可能发生这种潜在污染，或者这些交叉污染的风险是通过检测得来的，还是推测或者紧张的法务部门要求加上的。"[10]

现在，大多数主要的食品制造商已经认识到日益严重的食物过敏问题，并开始开设不含过敏原的生产设施，以保证它们的产品可以安全购买。这是朝着正确方向迈出的一步，也减轻了个别过敏症患者的一些负担，确保了他们的安全。话虽如此，在美国国内和全球范围内，预防性过敏标签的做法仍然是不标准化和不受监管的。在持续缺乏法律规范，甚至连 FDA 的指导也没有的情况下，食品制造商只能自行其是。最近一项针对美国和加拿大食物过敏症患者的研究发现，近 1/2 的人以为法律要求提供咨询标签。[11] 1/3 的人认为标签反映了产品中过敏原的含量。有严重过敏史的人更有可能完全避免任何有咨询标签的产品。

换句话说，虽然生产商开始做得更好，但食品过敏症患者仍然很大程度上被困在超市过道里，因为产品标签不清晰，信息不完整。保护食物过敏症患者的责任，几乎完全落在了他们自己的肩上。在缺乏美国联邦监管规则和政策的情况下，食物过敏症患者和他们的家人必须努力教育自己，哪些食物和制造商"更安全"。作为一个社会，我们应该问自己这种情况是否公平、是否可取。我的猜测是，即使我们没有食物过敏的情况，而且不能直接感受到食物标签给病人带来的不确定性，我们也应该同意食物对每个人来说都该是安全的。接下来的问题是：我们应该如何监管食品行业，以确保它是安全的？

环境变化的监管：景观美化和呼吸道过敏

玛丽·埃伦·泰勒自 1986 年以来一直在经营自己的景观业生意。近 40 年来，她一直在特拉华州的家附近护根、割草、修枝剪叶和种植。她有一个为她工作的小团队，其中包括她的丈夫，她热爱自己的工作。

和这个故事相关的有趣事实是：玛丽·埃伦患有哮喘和呼吸道过敏。小时候，她没有过敏症状。但多年来，她患上了过敏症——可能是因为她在园林设计师的工作中反复接触过敏原（正如我们在第 5 章看到的，她与植物学家有着相同的命运）。第一次呼吸道过敏反应发生在她 30 岁左右，在院子里铺了约 4 平方米的覆盖物之后，她就因为哮喘发作进了几次急诊室。多年来，她一直使用急救吸入器、类固醇吸入器和每日服用抗组胺药来控制病情。但现在她减少了类固醇的使用，因为她知道它们会对她的骨密度和牙齿产生负面影响。

"我最大的过敏诱因是猫的皮屑、霉菌和草。"玛丽·埃伦在 2021 年年底的通话中告诉我。我打电话给她，希望她从专业园林设计师的角度介绍自己是如何处理呼吸道过敏的，我还询问了花园设计和种植中有多少花粉因素。"我被覆盖物包围，其中含有霉菌，而且我的身边围绕着小草。所以，当我发现这一点时，我就想，哦，真棒。"

如今，在大多数情况下，玛丽·埃伦会让她的其他雇员处理覆盖物。虽然她拿了相当一部分土壤样本进行测试——这是园艺师的典型任务，自己也种植了一些植物，但她确保自己会洗手。她去任何地方都带着吸入器。如果她发现自己把吸入器忘在了家里，她会立刻掉转车头回去取。

我问玛丽·埃伦，作为一个以植物为生的人，她的过敏性哮喘诊断对她的工作有什么影响？

"我开始非常关注我在园林景观中的位置。"她解释说，"我是否接触了什么东西？我是否靠近过敏触发物？"

像许多其他过敏症患者一样，玛丽·埃伦变得更加适应周围的环境。话虽如此，她告诉我，她的过敏并不会影响她为别人种植什么或如何种植。事实上，她告诉我，园艺师不一定会考虑花粉负荷之类的事情，除非他们的客户要求他们这样做。在她的整个职业生涯中，只有一个女人告诉她，她对花粉高度过敏。玛丽·埃伦对那个女人要求设计花坛感到困惑，直到她意识到那个女人想待在家里，从远处看花坛。

"大多数时候，我都在努力确保我的客户拥有季节性开放的花朵，"玛丽·埃伦说，"他们想要的颜色和植物类型将与其他景观保持一致。这就是我在设计工作中所做的。我从来没有想过'哦，天哪，这会让人打喷嚏吗'之类的问题。"

在我们的谈话中，我很好奇，她的领域是否会考虑呼吸道过敏和花粉负荷。专业的园林景观协会或杂志是否曾触及这个话题？

"我参加了几个不同的景观协会，"玛丽·埃伦说，"但我从来没有遇到过这个话题。我们参加会议是为了了解不同的植物和工具，从来没有谈论过任何关于过敏的事。现在我才意识到，很多高度过敏的人从来不做景观工作，而询问景观美化的人通常希望待在室内，让我们来做这项工作。"

她告诉我，目前专业园林绿化的趋势是使用原生植物。为了应对环境问题，越来越多的人正在推动种植一个地区的原生树木、灌木和草，而不是流行了几十年的外来植物。（还记得第 5 章的榔榆吗？）玛丽·埃伦解释说，本地的原生植物也会产生很多花粉，但至少它们是可用的。当地的蜜蜂、蝴蝶和其他动物都喜欢它，即使原生植物在花粉负荷方面并不比外来植物好多少。

外来植物是指在当地生态系统中原本不存在的植物。如今，有一些地方政府因为花粉问题禁止种植某些植物。美国亚利桑那州皮马县就是一个很好的例子。

橄榄树最早是 18 世纪由天主教传教士引入美国西海岸的。虽然橄榄树原产于地中海以及非洲和亚洲的一些地区，但它非常适合亚利桑那州干旱的沙漠环境。橄榄树几乎不需要水，具有令人难以置信的耐旱性，非常适合在干燥的气候条件下用于景观美化。然而，它也有一个缺点：橄榄树每年有两个月的时间会产生大量花粉，而很多人的免疫系统会对花粉产生反应，从而引发过敏。

皮马县的当地官员注意到，橄榄树正在破坏亚利桑那州作为过敏和哮喘患者胜地的声誉。所以在 1984 年，该县叫停了未来任何橄榄树的种植（顺便说一下，出于同样的原因，该县还禁止种植得克萨斯州桑树，并要求房产拥有者把百慕大草坪修剪整齐）。它是美国第一个因为花粉量大而禁止特定树种种植的县。一年后，内华达州博尔德城也效仿了这一做法。截至撰写本书时，该禁令仍然有效。

皮马县官员声称，在禁令生效仅 3 年后，空气明显更加清新了。然而，皮马县居民的呼吸道过敏症状并没有消失。为什么？还有其他种类的花粉，比如来自豆科灌木的花粉，它们是该地区的原生花粉。

当我打电话给皮马县讨论这项禁令时，没有一个熟悉它的人可以和我交谈。在我为这一节做研究的过程中，我开始注意到一些奇怪的事情。任何地方的政府公园和娱乐办公室的工作人员都不愿意和我讨论花粉。相信我，我试过了。我给几个美国市政部门打了电话，包括纽约和芝加哥，但都无济于事。总而言之，我认为花粉是政治性的，我们可以共同做些什么来帮助季节性过敏症患者。对于我的问题，没有一个"好的"答案，因为我们没有办法摆脱花粉。事实上，任何减少花粉的努力都可能被认为是对环境不友好的。那么，该怎么做呢？

我们要禁止种植非本地的树木和草吗？我们要试着管理任何地理区域内授粉的树木、草和其他植物的数量吗？还是让呼吸道过敏症患者自己去弄清楚，而我们专注于清除空气中颗粒物等更危险的东西？

这些问题的答案尚不清楚。至少在皮马县，对某些物种的禁令似乎并没有那么有效。最后，事实证明，制定环境过敏政策完全不是一件简单的事。但到目前为止，在这本书的最后一章，你可能已经知道这不会是简单的事了。

过敏症的未来

最终，我们的政策和法律反映了我们这个时代的主流文化范式。我们如何看待过敏、我们的媒体如何描述过敏，以及我们对过敏状况的接触和教育程度，都会影响社会对过敏采取什么行动。以下是我认为应该主导未来过敏政策的问题：随着全球过敏率在未来几十年继续急剧上升，我们是否会通过新的法律、法规和文化规范共同努力帮助预防或缓解过敏？我们是否会放弃自己的一些习惯和传统，以帮助使世界成为一个更适合每个人居住的空间？我们会继续要求过敏症患者为自己的病情承担全部责任吗？我们所做的选择将决定我们的世界在未来几个世纪对免疫系统来说有多健康。

后记

重新审视躁动世界中的脆弱之躯

最终，这种持续暴露于低剂量有毒物质的情况会产生多种多样的迟发性病理表现，造成生理上的痛苦，增加医疗负担，降低生活质量。[1]

——勒内·杜博斯，美籍法裔微生物学家，1966

我一直在纠结如何结束这本关于过敏的书。我们已经一次又一次地了解到过敏是多么复杂。无论是从生理意义还是从社会意义上而言，我们都认识到过敏与自身的脆弱有关，我们也认识到在不断变化的环境中生活所面临的挑战。至此，你们已经从本书中发现了太多的令人害怕和沮丧的东西，我很想留下一些乐观的声音。

但严峻的事实是，我们工作过度的免疫系统在 21 世纪并不好过。从不断加剧的空气污染到越来越高的花粉浓度，全球整体空气质量的下降正逐渐使我们所有人的呼吸变得更加困难。但可能摧毁我们的又不仅仅是气候变化或是我们和自然环境的关系，而是我们现在生活方式的方方面面。食物生产和饮食习惯的改变，以及对抗生素的过分依赖，都在促使各地的过敏症发病率不断攀升。化学和工业产品也使我们的皮肤变得更加应激。在过去的 200 年里，我们所做的一切（正如新的 α-半乳糖过敏所证明的那样）正以一种缓慢、不易察觉但又持续的方式刺激着我们，而过敏症患者就像是煤矿环境中的金丝雀，或许现在的他们较常人承受着更多的痛苦，但他们预示着我们所有人未来都要面对的状况。用一位过敏症专家的话来形容，过敏是"气候变化影响健康的范本"。

我们正在这种刺激中不断地走向毁灭。那么问题是：对此我们能做些什么？答案要么是（A）什么都不做，眼睁睁地看着过敏症日趋严重，让我们在21世纪已经不堪重负的免疫系统继续超负荷运作，要么是（B）认识到我们才是导致过敏的主要原因，一同重新思考我们日常的生活方式，转向可持续性的生活，改变我们与周围环境的关系。

虽然我想对大家选择B的概率持更乐观的态度，但就像任何一位好医生都会告诉你的那样，人们并不总是会做对我们最有利的事情，尤其是在要求我们彻底改变自己的思维和行为的时候更是如此。然而，如果我们不重新认识自己与身处的微观世界的关系，我们将何去何从？

2020年1月，当世界开始慢慢地意识到我们正处于一个多世纪以来规模最大、死亡人数最多的全球大流行时，我们与环境的关系被赋予了新的意义——尤其是与我们身边看不见的事物。微观颗粒（无论好坏）无处不在。特别是微生物，一直以来都是我们的同伴；其中一些更是构成了我们重要的组成部分。毫不夸张地说，我们并不完全是人类，我们甚至不能说自己的大部分成分是人类。

此时此刻，就在你的眼睛扫视这一页时，你体内的微生物比你体内的人类细胞还要多。"你"这个整体是微生物和细胞的集合体，它们相互配合来使你看起来和运作起来像是一个"人类"。还记得我们在过敏症历史开篇时讲述的僧帽水母吗？嗯，这就很像你。你只不过是一个有着智能手机和衣物，能够行走的细菌和病毒的集合体。换句话说，你是由亿万细胞组成的共生体，既有人类细胞也有非人类细胞，和地球上其他所谓的高等生物一样。

英国环境、渔业和水产养殖科学中心和埃克塞特大学研究团队的主要成员戴维·巴斯博士提出："我们体内绝大多数细胞都是细菌性的而非人源的，

因此，我们是行走的生态系统——由许多不同生物组成并相互影响的群落。"²

你可能会觉得这是直白的信息，但这一事实是如何体现在我们的过敏传记中的呢？是这样的，如果说人体的免疫系统是为了维持全身有益和有害细胞的平衡而存在，即它是人体的天然监护人，那么一个人体内的微生物组可能不仅是改善健康的关键，更关乎理解免疫系统在最初是如何发挥作用的，就像凯瑟琳·纳格勒博士和她的同行们在本书中有力论证的那样。如果免疫疗法取得了部分成功，那么研究微生物组，或者说研究人体细胞如何与我们体内的细菌和病毒相互作用，也许能够帮助我们揭开过敏症的整个谜团。

如果真的有"治愈"过敏的方法，这个方法一定就存在于和我们关系复杂又是我们赖以生存的，通常被称为"细菌"的微生物中。因为事实证明，有些细菌是我们的朋友而非敌人。无论是在体外或是体内拥有恰当的微生物混合物，对我们的健康和良好的状态来说都是必不可少的。离开它们，我们确实无法好好生活。

而我作为一个成年后一直研究病毒的人，对此并不感到惊讶。病毒和细菌无处不在，它们是生命的基石。在最深的海洋和最干旱的沙漠，在其他任何生物都无法生存的环境中，都有它们的存在。那么，它们又怎么可能不与我们的健康和生存息息相关呢？我为认识到我们是生态系统的一部分，不用与之分离而感到欣慰。如果我们可以重新思考作为人类的意义，并且学会和微生物共存，以及促进和培养我们与它们的关系，那么我认为过敏症有机会像天花或小儿麻痹症（至少到最近）一样成为过去式。

新冠疫情强调了我们亟须更好地了解人类行为对微观世界的影响，以及我们的免疫系统是如何和它们相互作用的。疫情防控期间的研究表明，随着空气中花粉浓度的增加，新冠病毒的感染风险也在上升。事实上，花粉浓度与新冠病毒中44%的感染率变化相关联，有两个原因导致了这种情况的出现。首先，较高的花粉浓度促使免疫应答减弱。事实上，花粉使病毒从已经超负荷运作的免疫系统中逃脱。把花粉颗粒和病毒颗粒想象成从体育场大门涌入的人群，如果病毒颗粒不是混在花粉颗粒中，那么在大门口很容易就能分辨它们并且拦截。其次，病毒可以附着在空气中流通的花粉颗粒上，这样比起正常情况，它们就能飘得更久和更远。这种复杂的环境相互作用以及它对我们免疫系统的影响，决定了我们在大规模流行性疾病中是得以幸免还是屈服于它。更多对基础免疫功能的了解和对我们的免疫系统如何响应不同颗粒的认知，能够帮助我们在未来设计出更有效的预防工具和治疗方法。

就在我写到这里的时候，新冠病毒的奥密克戎变种正在导致新冠病毒感染病例的上升，未接种疫苗的人开始挤满全球各地的医院病房。尽管如此，全世界正逐步从 2020 年 3 月开始实施的长期居家隔离和保持社交距离的措施中走出来。新冠疫苗（其中许多采用了开创性的mRNA——信使核糖核酸技术）在预防严重病例方面也同样有效。虽然免疫学家和病毒学家对我们的免疫功能有更多的了解，但他们对我们免疫系统的响应仍存在担忧。研究人员试图了解，当我们重新与他人接触时，曾经的保持社交距离和隔离的措施会对我们的免疫系统应对暴露的能力产生何种影响。大量警告称儿童回到学校、夏令营和玩耍时可能会比平时更容易生病，因为他们的免疫系统在经历隔离后已经"不在状态"。

事实上，我们并不清楚这次的疫情对我们的身体造成了何种影响，我们只是一场意外的、大规模的自然灾害的一部分，各地的研究人员都在争分夺秒地跟上发展的步伐。抛却新冠病毒造成的所有死亡、经济灾难和社会混乱，不幸中的万幸是：我们将从这场灾难中获得更多对我们的免疫系统的了解。

在这次疫情暴发之初，全世界约有 8 000 名免疫学家。我希望在新冠疫情之后，随着过敏症发病率的上升，很快会有更多的免疫学家会出现。事实上，在我为本书做调研的过程中，我遇到的免疫学家和过敏症专家让我对未来抱有很大期望。与我交谈过的专家无一例外都是我有幸遇到的最聪明、最慷慨、最敬业的人。他们决心破解过敏反应的谜团，减轻我们的免疫刺激，并且利用我们所掌握的科学和技术能力重新平衡和塑造人类与环境的关系。这让我知道我们并非孤立无援，为此我得以更好地安睡，希望你们也是如此。

调研和撰写本书给我带来了很大的改变。我开始寻找帮助自身免疫系统的方法：我摄入更多的天然食品，减少精加工食品的摄入；我保持充足的睡眠和锻炼；我不再每天洗澡，也不再频繁地更换床单；我承诺减少我的碳足迹；我为支持气候变化和环境保护行动的政治候选人投票；我减少了用在皮肤上的"东西"。我呼吁大家利用本书中的信息，重新思考自身的习惯和行为。尽管我们已经对我们自身和自然界造成了很多的影响，我仍然相信我们还有时间去选择选项B。

重新审视父亲之死

现在，我对父亲的死因有了更深的理解。我也明白了我和他之间所有的联系，无论是从基因还是从我们的性格上。我父亲是一个暴躁的人，两次服兵役的经历造成他的这种性格。他经常焦虑和抑郁，这意味着他吃得太多、抽烟太多、喝酒太多。换句话说，他在20世纪处理生活的方式就和21世纪的绝大多数人一样。

一只蜜蜂的叮咬害死了我的父亲，但这并不是唯一杀死他的东西。如果他不抽烟，那天他就不会把窗户打开，蜜蜂也就不会飞进来。他没有携带EpiPen，因为它太贵了。他抽烟是因为他为维持生计疲惫不堪。他努力维持生计，因为他没有接受过大学教育，因为他18岁就去参军了。这一切都是他自己的选择。

现在，我已经过了父亲过世时的年纪，我知道生活有多么复杂。我也经常会因为压力过大而做出各种不合常理的事情，比如不携带EpiPen（但我应该很快会改进）。过敏症让我着迷，因为它是一种出生和生活在这个失衡的世界上就会患上的疾病。它是一种奇怪的"疾病"。它并不是因为你做了什么而产生的，但同时它又是我们每一个人的过错。你没有生病，但你也并不健康。如果你的免疫应答被错误的东西触发，它会在试图保护你的同时杀死你。

我想我父亲从直觉上是能够理解这一切的，因为他经历过一场灾难性的战争，并且成长于动荡的 20 世纪 60 年代，他清楚沟通不畅以及打错了仗的后果。我开始这段旅程，是因为我想要了解曾经发生在我父亲身上，而现在正在我和我许多朋友身上发生的事情。起初，我只是想要找到美国过敏问题的症结所在，但最后，随着我们努力扭转被我们改变的环境，并持续重塑我们身处的世界，我想我开始看到真正发生在所有人身上、发生在人类身上的故事。归根结底，过敏关乎人类的脆弱性，包括生理意义上的脆弱和社会意义上的脆弱。不论好坏，过敏都证明了我们正共同生活在这个越发躁动的世界。而治愈，需要我们所有人共同的努力。

致谢

　　写一本书往往需要多年的团队努力。就我而言，我花了 5 年多的时间进行调研和写作。我第一次萌生写这本书的想法是在向我的好朋友、同为医学人类学家兼作家的埃里克·普莱蒙抱怨的时候，最后他提醒我说，我是一名学者，如果没有任何书籍能够很好地解答关于过敏的问题，那么我自己可以写一本……于是，我就这么做了。埃里克无尽的耐心和高质量的建议成就了这本书现在的模样，我的好朋友、同事，以及同为作家的比利·米德勒特对一版又一版草稿的反复琢磨，帮助我让这本书更经得起推敲。我还要感谢我以前的学生们，他们在本书的最初阶段帮助我收集资料和进行采访，尤其是奥利维娅·施赖伯（她现在正在成为医学博士的路上，我为她感到无比自豪）。

　　我不知疲倦的经纪人伊莎贝尔·布利克读过我写的每一个字，还接听我每一个惊慌失措的电话……即使是在周五下午 5 点以后。任何人都会为拥有她这样的文学经纪人而感到幸运。我出色的编辑凯瑟琳·麦肯纳，她从一开始就清楚地了解这个项目的规模和雄心，并且帮助我将它打造成了我们想要的那本书。任何人都会为拥有她这样慷慨的编辑而感到幸运。

　　我在兰登书屋的团队也同样出色。天知道诺亚·夏皮罗是怎么做到她所做的这一切，但她做得游刃有余。我还要感谢我可爱而勤奋的运营团队：阿伊蕾特·杜兰特、莫妮卡·斯坦顿和温迪·多雷斯廷。同时，也感谢设计团队：西蒙·沙利文和格雷格·莫利卡，是他们创造了你们手中这个精美的实物。当然，还要感谢制作团队：丽贝卡·伯兰特、理查德·埃尔曼和埃达·米中。感谢我的宣传团队：伦敦·金、玛丽亚·布雷克和格雷格·库比什，是他们确保人们能够更多地了解过敏的问题。最后，我想要感谢兰登书屋为这本书提供支持的所有人：出版人安迪·沃德、副出版人汤姆·佩里，出版总监助理埃丽卡·冈萨雷斯，非虚构类编辑总监本·格林伯格。我非常感激能成为兰登书屋团队的一员。

在项目开始时，我有幸获得了美国国家人文基金会的公共学者奖。（本书中表达的任何观点、发现、结论或建议并不代表美国国家人文基金会的观点）。这使得我得以从教学工作中抽出一年的时间来研究本书的大部分内容。它还帮助我支付了一项关于美国人在过敏症这个问题上的信仰和态度的问卷调查的费用。或许你还不知道，问卷调查是非常昂贵的，所以我很幸运能够利用美国国家人文基金会的慷慨资助完成了我的调查。说到这里，我同样要感谢我的朋友威尔·哈特和PSB Insights公司，他们让我免费在他们的市场倾向调查中加上了一些关于过敏的问题。我永远不会忘记他们的慷慨。我还要感谢纽约医学院和美国国立医学图书馆的巴里和博比·科勒博士夫妇珍本阅览室里出色的图书管理员和工作人员，是你们帮我找到了关于过敏症早期历史的最稀有、最重要的文字。不得不说，图书管理员是学术研究的无名英雄。（因此，请支持你的图书馆！他们总是需要更多的资金）。

我无比感谢每一位让我就过敏问题征询意见的科研工作者、临床医生和病人。在过去5年中，与我交谈的专家都是我有幸采访过的最善良、最慷慨的人。患者们非常坦诚并愿意与我分享他们的经历，这让我的书更有个体性，也更有意义，我对他们的感激之情无以言表。其中，我要特别感谢两位不遗余力的科研工作者，第一位是史蒂夫·加利，他耐心地阅读了我全部的手稿，并且仔细、友好地纠正了我所犯的所有科学性错误。第二位是凯瑟琳·纳格勒，她把整本手稿读了两遍来确保书中我对科学知识的解释都是正确的，这在我们这行中，简直就像圣人。现在，明白我为什么说过敏症专家是最好的了吗？

特别感谢三个将我塑造成作家和思想家的人。第一位是简·哈里根，她是纽约州立大学新闻系的前系主任，不知何故，她从未放弃过让我成为一名作家的想法，现在仍会抽出时间偶尔给我发一些鼓励的信息。我想她是对的。第二位是斯蒂芬·黑尔姆赖希，一位非凡的人类学家，是他让我相信，如果我拿到了人类学博士学位，我就可以研究任何我想研究的东西，并从中获得乐趣。他是对的。而第三位则是万科纳·亚当斯，她是一位出色的医学人类学家，也是我在加州大学伯克利分校/加州大学旧金山分校的论文指导老师之一，她的建议发掘了我作为文学工作者的一面，并让我通过这项工作成为一个更好的、更受关注的医学学者。她也是对的。这些教授就是活生生的例子，证明教师可以通过各种方式改变一个人的人生轨迹。如果没有那么多了不起的榜样，我不太可能像现在这样写下这些文字。

最后，要感谢我的同事、我的朋友，同时也是我的搭档马克斯，应该没有人能够忍受一个作家试图写一本不可能完成的书，并且喋喋不休地谈论它……但你做到了。我想说，你再也不用和我一起经历这些事情和废话了，虽然我们都知道你还是会经历的。

注释

序　刺激我们的一切

1. David B. K. Golden, "Insect Allergy," in *Middleton's Allergy Essentials*, ed. Robyn E. O'Hehir, Stephen T. Holgate, and Aziz Sheikh (Amsterdam: Elsevier, 2017), 377.

2. Centers for Disease Control, "QuickStats: Number of Deaths from Hornet, Wasp, and Bee Stings, Among Males and Females—National Vital Statistics System, United States, 2000–2017," *Morbidity and Mortality Weekly Report* 68, no. 29 (July 26, 2019): 649.

第 1 章　过敏是什么（不是什么）?

1. Ruby Pawankar, Giorgio Walkter Canonica, Stephen T. Holgate, Richard F. Lockey, "White Book on Allergy 2011–2012 Executive Summary," *World Allergy Organization.* https://www.worldallergy.org/UserFiles/file/WAO-White-Book-on-

Allergy_web.pdf.

2. 除少数例外，本书中所提及的绝大多数过敏症患者已使用化名以保护其个人隐私。

3. 本书第 4 章将从基因、遗传等角度更深入地展开这部分历史，并说明过敏是一种正常的免疫应答。

4. J. M. Igea, "The History of the Idea of Allergy," *Allergy* 68, no. 8 (August 2013): 966–973.

5. Warwick Anderson and Ian R. Mackay, *Intolerant Bodies: A Short History of Autoimmunity* (Baltimore: Johns Hopkins University Press, 2014), 28.

6. 抗体无法用显微镜观察到。科学家明白抗体在抵御细菌的过程中扮演着关键角色。然而，"抗体"这一术语在 20 世纪初有着与现在截然不同的定义。

7. 随着"过敏"这一术语的流行，它的原意已与"超敏"和"过度反应"相混淆，皮尔凯对此越发觉得困扰。他认为仅将过敏视为一种超敏免疫应答是错误的，因为这改变了他关于过敏本身的基本理论。由于厌倦了反复纠正科学家同行的用法，皮尔凯最终完全放弃了这个词。自此，"过敏"的含义再也不能指代免疫力等正面的生物学反应。

8. 过敏领域的第一本专业科学期刊是创刊于 1929 年的 *Journal of Allergy*，后更名为 *The Journal of Allergy and Clinical Immunology*，至今仍是该领域的顶级期刊之一。

9. Warren T. Vaughan, *Allergy and Applied Immunology: A Handbook for Physician and Patient, on Asthma, Hay Fever, Urticaria, Eczema, Migraine and Kindred Manifestations of Allergy* (St. Louis: C. V. Mosby, 1931), 43.

10. George W. Bray, *Recent Advances in Allergy (Asthma, Hay-Fever, Eczema, Migraine, Etc.)* (Philadelphia: P. Blakiston's, 1931), 5.

11. William Sturgis Thomas, "Notes on Allergy, circa 1920–1939." Two binders of private notes available in the Drs. Barry and Bobbi Coller Rare Book Reading Room at the New York Academy of Medicine. 非常感谢那位图书管理员的辛勤工

作，她帮助我找到并关注到这些珍藏图书。

12. 事实上，在 19 世纪，花粉热最初被认为是另一种传染病，类似于普通感冒，但没有人能用过敏原实现科赫法则（微生物必须只在患病个体中发现，必须从患病个体的样本中培养出来，而且这些培养物应该能够在健康个体中引起疾病），因而不能科学地证明是活的微生物引起了这种疾病。

13. G. H. Oriel, *Allergy* (London: Bale & Danielsson, 1932), 5.

14. Igea, "History of the Idea of Allergy."

15. Arthur F. Coca, *Asthma and Hay Fever in Theory and Practice. Part I: Hypersensitiveness, Anaphylaxis, Allergy* (Springfield, Ill.: C. C. Thomas, 1931), 4.

16. Thomas A. E. Platts-Mills, Peter W. Heymann, Scott P. Commins, and Judith A. Woodfolk, "The Discovery of IgE 50 Years Later," *Annals of Allergy, Asthma & Immunology* 116, no. 3 (2016): 179–182.

第 2 章　过敏是如何诊断的（不是如何诊断的）?

1. 偶尔，有人会对皮肤点刺或皮内测试产生"迟发反应"———种在皮试后一两个小时开始，6~12 个小时到达峰值的反应。这些迟发反应常常未被记录，其背后的生物学机制也不明确。

2. Anca Mirela Chiriac, Jean Bousquet, and Pascal Demoly, "Principles of Allergy Diagnosis," in *Middleton's Allergy Essentials*, ed. Robyn E. O'Hehir, Stephen T. Holgate, and Aziz Sheikh (Amsterdam: Elsevier, 2017), 123.

3. Samuel M. Feinberg, *Asthma, Hay Fever and Related Disorders: A Guide for Patients* (Philadelphia: Lea & Febiger, 1933), 48.

4. Warren T. Vaughan, *Allergy and Applied Immunology: A Handbook for Physician and Patient, on Asthma, Hay Fever, Urticaria, Eczema, Migraine and Kindred Manifestations of Allergy* (St. Louis: C. V. Mosby, 1931).

5. P–K 试验的缺点是它可以将其他血源性疾病（如肝炎或艾滋病）转移给

非过敏测试对象。这是其使用受到限制和严格管控的部分原因。

6. William Sturgis Thomas, "Notes on Allergy, circa 1920–1939." Two binders of private notes available in the Drs. Barry and Bobbi Coller Rare Book Reading Room at the New York Academy of Medicine.

7. Feinberg, *Asthma, Hay Fever and Related Disorders*.

8. Arthur F. Coca, *Asthma and Hay Fever in Theory and Practice. Part I: Hypersensitiveness, Anaphylaxis, Allergy* (Springfield, Ill.: C. C. Thomas,1931), 322–329.

9. Albert Rowe, *Food Allergy: Its Manifestations, Diagnosis and Treatment, with a General Discussion of Bronchial Asthma* (Philadelphia: Lea & Febiger, 1931), 21.

10. Guy Laroche, Charles Richet, fils, and François Saint-Girons, *Alimentary Anaphylaxis (Gastro-intestinal Food Allergy)* (Berkeley: University of California Press, 1930).

11. Rowe, *Food Allergy*, 20.

12. Chiriac, Bousquet, and Demoly, "Principles of Allergy Diagnosis," 120.

13. T. Ruethers, A. C. Taki, R. Nugraha, et al., "Variability of allergens in commercial fish extracts for skin prick testing" in *Allergy* 2019 (74): 1352–1363.

14. Mahboobeh Mahdavinia, Sherlyana Surja, and Anju T. Peters, "Principles of Evaluation and Treatment," in *Patterson's Allergic Diseases*, 8th ed., ed. Leslie C. Grammer and Paul A. Greenberger (Philadelphia: Wolters Kluwer, 2018), 160–162.

15. Mahdavinia, Surja, and Peters, "Principles of Evaluation and Treatment," 159.

16. 有趣的是，利奥医生告诉我，他接受培训时，成人特应性皮炎还不被承认。不过，如今它已经被更广泛地接受了。另外，接触性皮肤过敏一直被认为只有成人会发作，因为它是一种对某种职业性反复接触而产生的敏感性（如医护人员对乳胶过敏）。

17. Adnan Custovic, "Epidemiology of Allergic Diseases," in *Middleton's Allergy Essentials*, ed. Robyn E. O'Hehir, Stephen T. Holgate, and Aziz Sheikh (Amsterdam: Elsevier, 2017), 54: "Most epidemiologic studies define atopic sensitization as a positive allergen-specific serum IgE…or a positive skin-prick test…However, positive 'allergy' tests indicate only the presence of allergen-specific IgE (either in serum or bound to the membrane of mast cells in the skin), and are not necessarily related to the development of the clinical symptoms upon allergen exposure. Indeed, a sizeable proportion of individuals with positive allergy tests have no evidence of allergic disease." 换言之，你可以在没有任何反应的情况下有临床观察到的敏感性。一些研究表明，皮肤点刺试验形成的皮疹大小，再加上IgE抗体的存在，更能预测症状或"过敏性疾病"。

18. cott H. Sicherer and Hugh A. Sampson, "Food Allergy: Epidemiology, Pathogenesis, Diagnosis, and Treatment," *Journal of Allergy and Clinical Immunology* 133, no. 2 (February 2014): 295.

19. Sicherer and Sampson, "Food Allergy," 296. 西歇雷尔和桑普森认为，即使没有进行OFC，标准的皮肤点刺试验和sIgE测试也可以"在协助诊断方面发挥很大作用"。

20. 美国国家过敏和传染病研究所的一个专家小组"确定了4类免疫介导的食物不良反应（如食物过敏），即IgE介导的、非IgE介导的、混合的或细胞介导的反应……有许多疾病不是食物过敏，但可能出现类似的症状"（Sicherer and Sampson, "Food Allergy," 294）。例如，乳糜泻不是IgE介导的，皮肤接触性过敏是细胞介导的。

21. Chiriac, Bousquet, and Demoly, "Principles of Allergy Diagnosis," 123.

22. Chiriac, Bousquet, and Demoly, "Principles of Allergy Diagnosis," 123.

23. 值得注意的是，皮肤试验呈阳性是开始免疫疗法的必要条件；然而，皮肤试验不能用于评估免疫疗法的成功或确定何时停止治疗，因为它们显示的只是敏感性，而不是过敏的存在。如果免疫疗法起作用，病人将不再有症状或过敏，但会保留敏感性或过敏倾向。因此，免疫疗法不会改变皮肤试验的结果。

第 3 章　过敏真的越来越普遍了吗？

1. Adnan Custovic, "Epidemiology of Allergic Diseases," in *Middleton's Allergy Essentials*, ed. Robyn E. O'Hehir, Stephen T. Holgate, and Aziz Sheikh (Amsterdam: Elsevier, 2017), 52

2. Custovic, "Epidemiology of Allergic Diseases."

3. Custovic, "Epidemiology of Allergic Diseases."

4. Custovic, "Epidemiology of Allergic Diseases."

5. Custovic, "Epidemiology of Allergic Diseases."

6. Custovic, "Epidemiology of Allergic Diseases."

7. Lymari Morales, "More Than 10% of U.S. Adults Sick with Allergies on a Given Day," Gallup News, November 17, 2010, https://news.gallup.com/poll/144662/adults-sick-allergies-given-day.aspx.

8. R. S. Gupta et al., "Prevalence and Severity of Food Allergies Among US Adults," *JAMA Network Open* 2, no. 1 (2019): e185630.

9. Scott H. Sicherer and Hugh A. Sampson, "Food Allergy: Epidemiology, Pathogenesis, Diagnosis, and Treatment," *Journal of Allergy and Clinical Immunology* 133, no. 2 (February 2014): 291–302.

10. Custovic, "Epidemiology of Allergic Diseases," 61.

11. Custovic, "Epidemiology of Allergic Diseases," 62.

12. 过敏的严重程度难以衡量，因为它依赖于患者对过敏的主观体验。除了自述和临床观察，目前没有足够的过敏严重程度测量方法。我采访的大多数过敏症患者都告诉我，随着时间的推移，他们的过敏程度越来越严重。季节性过敏症患者尤其如此。

13. A. B. Conrado et al., "Food Anaphylaxis in the United Kingdom: Analysis of National Data, 1998–2018," *The BMJ* 372 (2021): n251.

14. Custovic, "Epidemiology of Allergic Diseases," 61–62.

第 4 章　一种"正常"的免疫应答?

1. 我在这里所重述的波蒂尔和里歇的发现主要依靠两个来源：Charles D. May, "The ancestry of allergy: being an account of the original experimental induction of hypersensitivity recognizing the contribution of Paul Portier" in *Journal of Allergy and Clinical Immunology* 75, no. 4 (April 1985): 485–495. 和 Sheldon G. Cohen and Myrna Zeleya-Quesada, "Portier, Richet, and the discovery of anaphylaxis: A centennial," in *The Allergy Archives: Pioneers and Milestones*, Volume 110, Issue 2 (2002): 331–336。

2. 除了完成自己的研究，波蒂尔还在 1908 年成为由阿尔贝一世亲王资助的海洋生物研究所的主任，最终指导了 100 多篇海洋生物学论文。

3. 遗憾的是，里歇也相信非白种人的生物劣等性。他对优生学一直保持着浓厚的兴趣，直到 1935 年去世。

4. Humphry Rolleston, *Idiosyncrasies* (London: Kegan, Paul, Trench, Trubner & Co., 1927).

5. Laurence Farmer and George Hexter, *What's Your Allergy?* (New York: Random House, 1939), 8–9. Quoted later in the same text, Hutchinson laments, "Where idiosyncrasies were concerned, medicine was playing blindman's bluff" (17).

6. 有趣的是，亚瑟·科卡对特应性的"遗传性质的统计研究"提出了质疑。首先，被问及家族病史的人"必须足够聪明，对这些术语的含义有足够的了解"，才能回答这些问题。毕竟，如果一个人不了解花粉热或哮喘是什么，他们如何能够评估他们的亲属是否患有这种疾病呢？其次，只有真正与亲属互动过的人才能知道这些问题的答案。例如，我们无法确定一位去世已久的祖先是否患有哮喘。其次，如果病人太年轻，那么他们所有的症状可能没有时间表现出来，这将使统计数据不准确。此外，如果被采访的人住在美国，但最初来自欧洲，人们可能根本得不到有关只存在于美国或欧洲国家的事物的敏感性相关数据。按照同样的思路，如果一个人从未接触过过敏原，人们就不会知道他/她是否对它敏感。从自我报告中获得良好的统计数据似乎十分困难，这从过敏学领域的研究初始就一直困扰着研究人员，这根本不是一个新问题。Arthur F. Coca, *Asthma and Hay Fever in Theory and Practice. Part I: Hypersensitiveness, Anaphylaxis, Allergy* (Springfield, Ill.: C. C. Thomas, 1931): 42.

7. William Sturgis Thomas, "Notes on Allergy, circa 1920–1939." Two binders of private notes available in the Drs. Barry and Bobbi Coller Rare Book Reading Room at the New York Academy of Medicine.

8. Guy Laroche, Charles Richet, fils, and François Saint-Girons, *Alimentary Anaphylaxis (Gastro-intestinal Food Allergy)* (Berkeley: University of California Press, 1930).

9. Rolleston, *Idiosyncrasies*, 42.

10. W. Langdon-Brown, "Allergy, Or, Why One Man's Meat Is Another's Poison," Abstract of Lecture Given Before the Cambridge University Medical Society, October 19, 1932.

11. 一个有意思但不那么有趣的事实：儿童的疾病通常被认为是由母亲的遗传或行为引起的。例如，患有严重哮喘的儿童经常被要求与母亲分开，因为人们认为母亲的焦虑或神经症是导致孩子发作的原因。在这一时期，医学界对母亲和女性的偏见很普遍。不幸的是，医学诊断中的性别偏见仍在导致女性患者的不同诊疗结果。为了更好地了解这些问题，请参阅Maya Dusenbery, *Doing Harm: The Truth About How Bad Medicine and Lazy Science Leave Women Dismissed, Misdiagnosed, and Sick* (New York: HarperOne, 2018).

12. 很大程度上是因为严重过敏反应只在实验室里对动物进行了研究，而没有对人类进行研究。实验室中的控制变量实验似乎比现实世界中的观察更标准化。

13. Arthur F. Coca, *Asthma and Hay Fever in Theory and Practice. Part I: Hypersensitiveness, Anaphylaxis, Allergy* (Springfield, Ill.: C. C. Thomas, 1931)

14. Walter C. Alvarez, *How to Live with Your Allergy* (New York: Wilcox & Follett, 1951).

15. Samuel M. Feinberg, *Allergy Is Everybody's Business* (Chicago: Blue Cross Commission, 1953).

16. 哮喘在男孩中更为普遍，但在成年女性中更为普遍和严重。睾酮会抑制一种引发哮喘的免疫细胞（ILC2）的产生。雌激素具有炎症性，这就是为什么女性经常报告怀孕期间的变化。

17. H. Milgrom and H. Huang, "Allergic Disorders at a Venerable Age: A Mini-review," *Gerontology* 60, no. 2 (2014): 99–107. 衰老的免疫系统和细菌组成的变化会导致老年人过敏症的恶化；5%~10%的老年人患有过敏性疾病，而且发病率在上升。

18. F. Hörnig et al., "The LINA Study: Higher Sensitivity of Infant Compared to Maternal Eosinophil/Basophil Progenitors to Indoor Chemical Exposures," *Journal of Environmental and Public Health* (2016). 增塑剂浓度越高，产生过敏的风险就越大（通过母亲尿液中的邻苯二甲酸丁苄酯，即BBP来测量）。在怀孕和哺乳期间接触邻苯二甲酸酯会导致Th2抑制因子的表观遗传变化。

对于敏感性转移的讨论，详见Rasha Msallam et al., "Fetal Mast Cells Mediate Postnatal Allergic Responses Dependent on Maternal IgE," *Science* 370 (November 20, 2020): 941–50。母亲（至少在小鼠模型中）会将过敏传给后代。如果它们在怀孕期间暴露于过敏原（在本例中是豚草），IgE抗体可以通过胎盘到达胎儿，并与胎儿肥大细胞结合。一旦出生，这些后代在第一次接触豚草（而不是另一种过敏原——尘螨）时更容易产生过敏原反应。敏感性转移只持续了几周，大多数在 6 周后就消失了。但这项研究（由 A*STAR 和杜克–新加坡国立大学医学院的科学家在新加坡完成）表明了这种敏感性理论上也可以在人类中转移。

19. Åsa Johansson, Mathias Rask-Andersen, Torgny Karlsson, and Weronica E. Ek, "Genome-Wide Association Analysis of 350000 Caucasians from the UK Biobank Identifies Novel Loci for Asthma, Hay Fever and Eczema," *Human Molecular Genetics* 28, no. 23 (2019): 4022–4041. 其中 41 个基因片段尚未在其他研究中被识别出来。这项研究是由乌普萨拉大学和瑞典国家生命科学研究实验室使用英国生物银行和 23andMe 公司的数据完成的。

20. 以前就有人提出过聚丝蛋白变异和过敏状况之间的联系，但这是第一次对出生队列进行研究。

21. Hans Bisgaard, Angela Simpson, Colin N. A. Palmer, Klaus Bønnelykke, Irwin Mclean, Somnath Mukhopadhyay, Christian B. Pipper, Liselotte B. Halkjaer, Brian Lipworth, Jenny Hankinson, Ashley Woodcock, and Adnan Custovic. "Gene-Environment Interaction in the Onset of Eczema in Infancy: Filaggrin Loss-of-Function Mutations Enhanced by Neonatal Cat Exposure" in *PLoS Med.* 2008 Jun; 5(6): e131.

22. 有趣的是，屋尘螨和蟑螂等环境过敏原可能更容易进入一部分因皮肤渗漏而变得脆弱的幼儿体内，引发湿疹和哮喘。穆霍帕迪亚博士对猫的研究可能会促进进一步的出生队列研究，帮助梳理出特定环境暴露与皮肤渗漏之间的联系。

23. 遗憾的是，这种干预并不一定意味着我们可以完全预防湿疹的发展。虽然大多数患有湿疹的成年人在儿童时期就患有湿疹，但根据美国国家湿疹协会的数据，大约 25% 的湿疹患者报告他们在成年后才首次出现症状，这通常被称为"成人湿疹"。

24. 美国国立卫生研究院的其他科学家还发现，一种名为 *BACH2* 的基因可能通过调节免疫系统的反应性，在过敏和自身免疫病的发展中发挥作用。一项全基因组关联研究分析了来自自身免疫病患者的样本，首次指出该基因可能是炎症免疫应答的调节因子。在 2013 年的一项研究中，美国国立卫生研究院的研究人员发现 *BACH2* 是影响免疫系统的 T 细胞对抗原做出何种反应的关键因素——要么是发炎，要么是调节反应。在美国国立卫生研究院关于这项研究的新闻稿中，该项目的首席研究员尼古拉斯·P. 雷斯蒂福解释说："这种基因与著名作曲家巴赫同名是恰当的，因为它协调了免疫应答的许多组成部分，就像管弦乐队的各种乐器一样，它们必须协调一致，才能成就交响乐的和谐。"详见 R. Roychoudhuri et al., "Bach2 Represses Effector Programmes to Stabilize Treg-mediated Immune Homeostasis," *Nature*, online, June 2, 2013。

25. S. H. Sicherer, T. J. Furlong, H. H. Maes, R. J. Desnick, H. A. Sampson, B. D. Gelb, "Genetics of peanut allergy: a twin study," *Journal of Allergy and Clinical Immunology* 106 (July 2000) (1 Pt 1): 53–56.

26. The study was performed by Jonathan Kipnis; Dr. Milner summarized it for me during our interview at the NIH campus in 2019. J. Herz, Z. Fu, K. Kim, et. al., "GABAergic neuronal IL-4R mediates T cell effect on memory," in *Neuron* 109, no. 22 (November 17, 2021): 3609–3618.

27. A. A. Tu, T. M. Gierahn, B. Monian, et al., "TCR sequencing paired with massively parallel 3' RNA-seq reveals clonotypic T cell signatures," in *Nature Immunology* 20 (2019): 1692–1699.

28. G. William Wong et al., "Ancient Origin of Mast Cells," *Biochemical and Biophysical Research Communications* 451, no. 2 (2014): 314–318.

29. Hadar Reichman et al., "Activated Eosinophils Exert Antitumorigenic Activities in Colorectal Cancer," *Cancer Immunology Research* 7, no. 3 (2019): 388–400. 特拉维夫大学的这项研究发现，嗜酸性粒细胞可能通过消除恶性细胞而有助于对抗结肠癌。在 275 例患者肿瘤样本中，嗜酸性粒细胞数量越高，癌症越轻。

30. Martin Metz et al., "Mast Cells Can Enhance Resistance to Snake and

Honeybee Venoms," *Science* 313, no. 5786 (2006): 526–530.

31. 如果你们想知道里歇早期对僧帽水母毒素的实验，从化学角度来说，并不是所有的毒素都是相似的。因为里歇没有接触到现代科学技术，他可能无法测量肥大细胞激活可能提供的任何最小的保护作用，而且无论如何，肥大细胞的复杂功能还没有被研究出来。

32. 加利认为，这就是为什么没有人试图想出一种基于抗体的毒液治疗方法——他们无法从中赚钱。

第 5 章　失调的自然

1. Charles H. Blackley, *Experimental Researches on the Causes and Nature of Catarrhus Aestivus (Hay-Fever or Hay-Asthma)* (London: Baillière, Tindall & Cox, 1873). 接下来，关于布莱克利的所有讨论都摘自这本书——他对花粉和花粉热的全部研究的原始出版物。

2. Laurence Farmer and George Hexter, *What's Your Allergy?* (New York: Random House, 1939). Dr. Robert Cooke, quoted in this Farmer and Hexter text and writing in 1917, proposed a detailed case to prove the connection, but it took years for other practitioners to accept that an environmental substance could cause a reaction. 很长一段时间以来，人们都认为房屋灰尘这种难以描述的物质不可能引起过敏。法默和赫克斯特（本参考文献作者）在 1917 年写成的这篇参考文献中引用了罗伯特·库克博士提出的案例。这一详细的案例证明二者的联系，但其他从业者花了很多年才接受环境物质可能导致反应。

3. 他还认为，某些类型的花粉可能能够通过黏膜进入体内循环，引起其他症状。

4. 布莱克利还用风筝做了实验，结果表明，在较高层的空气中，花粉浓度要比靠近地面的高得多。这使他相信花粉可以被携带到很远的地方，在远离干草地、草地或其他植被的地方引起花粉热。尽管如此，由于山区缺乏植被且种类较少，那里的空气中可能没有花粉。但布莱克利无法证明这一点，因为他不能在忙于医疗实践的同时跑到山上进行实验。

5. 布莱克利在城市的郊区重复了他的实验，然后在城市的中心进行了更多的实验。虽然花粉浓度没有草地那么高，但它们的起落模式相似，产生的症状也相似。

6. August A. Thommen, *Asthma and Hay Fever in Theory and Practice*. Part III: Hay Fever (Springfield, Ill.: C. C. Thomas, 1931).

7. Farmer and Hexter, *What's Your Allergy?* 过敏症的细菌理论最早是由物理学家赫尔曼·冯·亥姆霍兹提出的，他本人就是花粉热患者，他检测了自己的痰，发现了细菌。

8. 安娜已经退休了，享受着不用连续几个小时盯着显微镜的生活。

9. 空气质量监测和研究实际上始于 20 世纪 40 年代，但在美国国会通过 1970 年《清洁空气法》后得到了真正的推动。

10. Denise J. Wooding et al., "Particle Depletion Does Not Remediate Acute Effects of Traffic-Related Air Pollution and Allergen: A Randomized, Double-Blind Crossover Study," *American Journal of Respiratory and Critical Care Medicine* 200, no. 5 (2019): 565–574.

11. Mark Jackson, *Allergy: The History of a Modern Malady* (London: Reaktion Books, 2009). 马克·杰克逊的书追踪了这一历史转变。在美国，出生在贫困家庭的孩子患哮喘的风险要大得多，这主要是由于他们的环境风险因素。我们将在第 6 章更详细地探讨社会经济地位和过敏风险之间的关系。

12. World Health Organization, "Asthma Fact Sheet," May 11, 2022, https://www.who.int/news-room/fact-sheets/detail/asthma.

13. 在为创作这本书而调研的时候，我和新奥尔良的一位优步司机聊了聊卡特里娜飓风之后，过敏和哮喘是如何变得更糟的。他说，罪魁祸首是所有的霉菌。

14. A. Sapkota et al., "Association Between Changes in Timing of Spring Onset

and Asthma Hospitalization in Maryland," *JAMA Network Open* 3, no. 7 (2020).

15. S. C. Anenberg, K. R. Weinberger, H. Roman, J. E. Neumann, A. Crimmins, N. Fann, J. Martinich, P. L. Kinney, "Impacts of oak pollen on allergic asthma in the United States and potential influence of future climate change," in *Geohealth* 1, no. 3 (May 2017): 80–92.

16. Nathan A. Zaidman, Kelly E. O'Grady, Nandadevi Patil, Francesca Milavetz, Peter J. Maniak, Hirohito Kita, Scott M. O'Grady, "Airway epithelial anion secretion and barrier function following exposure to fungal aeroallergens: Role of oxidative stress," in *American Journal of Physiology–Cell Physiology* 313 (2017): C68–C79.

第 6 章　是现代生活方式造成的吗？

1. George W. Bray, Recent Advances in Allergy, 1931: 46.

2. William Sturgis Thomas, "Notes on Allergy, circa 1920–1939." Two binders of private notes available in the Drs. Barry and Bobbi Coller Rare Book Reading Room at the New York Academy of Medicine.

3. Warren T. Vaughan, *Allergy and Applied Immunology: A Handbook for Physician and Patient, on Asthma, Hay Fever, Urticaria, Eczema, Migraine and Kindred Manifestations of Allergy* (St. Louis: C. V. Mosby, 1931).

4. Samuel M. Feinberg, *Allergy in General Practice* (London: Henry Kimpton, 1934): 32.

5. Laurence Farmer and George Hexter, *What's Your Allergy?* (New York: Random House, 1939): 182. Interesting aside: Of all of the case studies Farmer and Hexter used to prove their point, only one was a man.

6. Arthur Coca, *Asthma and Hay Fever in Theory and Practice* (Springfield, Ill.: C. C. Thomas, 1931): 214–218.

7. Albert Rowe, *Food Allergy: Its Manifestations, Diagnosis and Treatment, with a General Discussion of Bronchial Asthma* (Philadelphia: Lea & Febiger, 1931), 21.

8. 在医学中，性别和种族偏见的历史要长得多，也更复杂，这可以追溯到过敏症早期被视为"弱者"疾病的概念化。医学史上充斥着这样的例子，癔症和慢性疲劳综合征可能只是读者更熟悉的两个例子。虽然我在这里没有足够的空间来做公正的评判，但在谷歌学术中搜索医学偏见会得到数千篇关于这个主题的学术文章。

9. Walter C. Alvarez, *How to live with your allergy* (Mayo Foundation, 1951): 36.

10. Samuel Feinberg, *One Man's Food* (Chicago: Blue Cross Commission, 1953): 2–3.

11. Allergy Foundation of America, *Allergy: its mysterious causes and modern treatment* (1967). This pamphlet is available at the New York Academy of Medicine.

12. Robert Cooke, *Allergy in Theory and Practice* (Philadelphia: Saunders, 1947): 323.

13. Michigan State University, "Here's How Stress May Be Making You Sick," ScienceDaily, January 10, 2018, www.sciencedaily.com/releases/2018/01/180110132958.htm; Helene Eutamene, Vassilia Theodoru, Jean Fioramonti, and Lionel Bueno, "Acute Stress Modulates the Histamine Content of Mast Cells in the Gastrointestinal Tract Through Interleukin-1 and Corticotropin-Releasing Factor Release in Rats," *Journal of Physiology* 553, pt. 3 (2003): 959–966, doi:10.1113/jphysiol.2003.052274; Mika Yamanaka-Takaichi et al., "Stress and Nasal Allergy: Corticotropin-Releasing Hormone Stimulates Mast Cell Degranulation and Proliferation in Human Nasal Mucosa," *International Journal of Molecular Sciences* 22, no. 5 (2021): 2773, doi:10.3390/ijms22052773.

14. K. Harter et al., "Different Psychosocial Factors Are Associated with

Seasonal and Perennial Allergies in Adults: Cross-Sectional Results of the KORA FF4 Study," *International Archives of Allergy and Immunology* 179, no. 4 (2019): 262–272. 研究参与者的平均年龄为 61 岁。看看不同年龄组或性别之间的相关性会很有趣。

15. 这是一个恶性循环，患者并不总是能够自己打破这种循环。我们将在第 10 章重新讨论过敏在社会方面的问题。

16. D. P. Strachan, "Hay Fever, Hygiene, and Household Size," *BMJ* 299 (1989): 1259–1260.

17. Onyinye I. Iweala and Cathryn R. Nagler, "The Microbiome and Food Allergy," *Annual Review of Immunology* 37 (2019): 379.

18. G.A.W. Rook, C. A. Lowry, and C. L. Raison, "Microbial 'Old Friends,' Immunoregulation and Stress Resilience," *Evolution, Medicine, and Public Health* 1 (January 2013): 46–64.

19. Erika von Mutius, "Asthma and Allergies in Rural Areas of Europe," Proceedings of the American Thoracic Society 4, no. 3 (2007): 212–16: "These findings suggest that dust from stables of animal farms contains strong immune-modulating substances and that these as yet unknown substances suppress allergic sensitization, airway inflammation, and airway hyperresponsiveness in a murine model of allergic asthma."

20. J. Riedler et al., "Exposure to Farming in Early Life and Development of Asthma and Allergy: A Cross-Sectional Survey," *Lancet* 358, no. 9288 (October 6, 2001): 1129–1133. 他们的调查结果如下：一岁前接触马厩和喝牛奶与哮喘的发病率较低（1%∶11%）有关，花粉热（3%∶13%）和特应症（12%∶29%）。最低水平的哮喘与 5 岁前持续接触马厩有关。

21. Christophe P. Frossard et al., "The Farming Environment Protects Mice from Allergen-Induced Skin Contact Hypersensitivity," *Clinical & Experimental Allergy* 47, no. 6 (2017): 805–814.

22. Hein M. Tun et al., "Exposure to Household Furry Pets Influences the Gut Microbiota of Infant at 3–4 Months Following Various Birth Scenarios," *Microbiome* 5, no. 1 (2017).

23. G. T. O'Connor et al., "Early-Life Home Environment and Risk of Asthma Among Inner-City Children," *Journal of Allergy and Clinical Immunology* 141, no. 4 (2018): 1468–1475.

24. J.K.Y. Hooi et al., "Global Prevalence of Helicobacter pylori Infection: Systematic Review and Meta-Analysis," *Gastroenterology* 153, no. 2 (August 2017): 420–429.

25. M. J. Blaser, Y. Chen, and J. Reibman, "Does Helicobacter pylori Protect Against Asthma and Allergy?" *Gut* 57, no. 5 (2008): 561–567.

26. Nils Oskar Jõgi et al., "Zoonotic Helminth Exposure and Risk of Allergic Diseases: A Study of Two Generations in Norway," *Clinical & Experimental Allergy* 48, no. 1 (2018): 66–77. 接触微生物具有保护作用的观点也延伸到了寄生虫。我们的免疫系统至少有一部分演化了，以对抗我们的自然环境中持续存在的一大批寄生生物。关于这个理论有广泛的文献，包括科学的和科普的。这一与卫生假说密切相关的理论表明，如果没有寄生虫，人体免疫系统容易对其他危害较小的物质产生过度反应。然而，新的研究直接反驳了肠道寄生虫感染可能具有保护作用的假设。挪威卑尔根大学的研究人员发现，感染蠕虫（一种常见的肠道寄生虫）的儿童患哮喘和过敏的风险是普通儿童的 4 倍。

27. "Half of Ugandans Suffer from Allergy—Study," The Independent, July 25, 2019, https://www.independent.co.ug/half-of-ugandans-suffer-from-allergy-study/.

28. George Du Toit, M.B., B.Ch., Graham Roberts, D.M., Peter H. Sayre, M.D., Ph.D., Henry T. Bahnson, M.P.H., Suzana Radulovic, M.D., Alexandra F. Santos, M.D., Helen A. Brough, M.B., B.S., Deborah Phippard, Ph.D., Monica Basting, M.A., Mary Feeney, M.Sc., R.D., Victor Turcanu, M.D., Ph.D., Michelle L. Sever, M.S.P.H., Ph.D., et al., for the LEAP Study Team, "Randomized Trial of Peanut Consumption

in Infants at Risk for Peanut Allergy," in *New England Journal of Medicine* 372 (2015): 803–813.

29. Victoria Soriano et al., "Has the Prevalence of Peanut Allergy Changed Following Earlier Introduction of Peanut? The EarlyNuts Study," *Journal of Allergy and Clinical Immunology* 147, no. 2 (2021). 这是一项在墨尔本进行的名为EarlyNuts的研究，2018—2019年招募了1 933名婴儿参加，该研究还与2007—2011年HealthNuts研究中的5 276名婴儿进行了比较。2016年，指南被修改为推荐在12个月大之前早期接触花生和其他易过敏的食物。

30. T. Feehley, C. H. Plunkett, R. Bao, et al., "Healthy infants harbor intestinal bacteria that protect against food allergy," in *Nature Medicine* 25 (2019): 448–453.

31. Brigham and Women's Hospital Press Release, "New Therapy Targets Gut Bacteria to Prevent and Reverse Food Allergies," June 24, 2019. https://www.brighamandwomens.org/about-bwh/newsroom/press-releases-detail?id=3352.

32. J. M. Anast, M. Dzieciol, D. L. Schultz, et al., "*Brevibacterium* from Austrian hard cheese harbor a putative histamine catabolism pathway and a plasmid for adaptation to the cheese environment," in *Scientific Reports* 9 (2019): 6164.

33. S. R. Levan, K. A. Stamnes, D. L. Lin, et al., "Elevated faecal 12,13-diHOME concentration in neonates at high risk for asthma is produced by gut bacteria and impedes immune tolerance," in *Nature Microbiology* 4 (2019): 1851–1861.

34. Emilie Plantamura et al., "MAVS Deficiency Induces Gut Dysbiotic Microbiota Conferring a Proallergic Phenotype," *Proceedings of the National Academy of Sciences* 115, no. 41 (2018): 10404–10409.

35. Iweala and Nagler, "The Microbiome and Food Allergy."

36. Institut Pasteur, "Discovery of a Crucial Immune Reaction When Solid Food Is Introduced That Prevents Inflammatory Disorders," press release, March 19, 2019, https://www.pasteur.fr/en/press-area/press-documents/discovery-crucial-

immune-reaction-when-solid-food-introduced-prevents-inflammatory-disorders.

37. 对"抗生素是罪魁祸首"这一观点的一种批评是，这是一种相关性，可能感染才是真正的罪魁祸首，而不是抗生素本身，特别是因为并非所有接受抗生素治疗的儿童都会患上过敏。

38. Zaira Aversa et al., "Association of Infant Antibiotic Exposure with Childhood Health Outcomes," *Mayo Clinic Proceedings* 96, no. 1 (2021): 66–77.

39. Joseph H. Skalski et al., "Expansion of Commensal Fungus Wallemia mellicola in the Gastrointestinal Mycobiota Enhances the Severity of Allergic Airway Disease in Mice," *PLOS Pathogens* 14, no. 9 (2018).

40. Anna Vlasits, "Antibiotics Given to Babies May Change Their Gut Microbiomes for Years," *STAT*, June 15, 2016, https://www.statnews.com/2016/06/15/antibiotics-c-sections-may-change-childs-health-for-the-long-term/.

41. Galya Bigman, "Exclusive Breastfeeding for the First 3 Months of Life May Reduce the Risk of Respiratory Allergies and Some Asthma in Children at the Age of 6 Years," Acta Paediatrica 109, no. 8 (2020): 1627–1633.

42. R. Bao et al., "Fecal Microbiome and Metabolome Differ in Healthy and Food-Allergic Twins," *Journal of Clinical Investigation* 131, no. 2 (January 19, 2021). 对双胞胎婴儿的粪便研究表明，肠道微生物种群的差异以及饮食来源的代谢物，可能是食物过敏的原因。尽管生活方式或饮食有改变，但肠道微生物群的变化会持续到成年。文章引用卡里·纳多的话，很多人会去谷歌搜索吃酸奶是否有益。虽然他们不能将这些事情与因果关系联系起来，但它们之间有很强的联系。所以，到目前为止，关于吃什么还没有可靠的建议。

43. Cheng S. Wang et al., "Is the Consumption of Fast Foods Associated with Asthma or Other Allergic Diseases?" *Respirology* 23, no. 10 (2018): 901–913.

44. Shashank Gupta et al., "Environmental Shaping of the Bacterial and Fungal Community in Infant Bed Dust and Correlations with the Airway Microbiota," *Microbiome* 8, no. 1 (2020): 115.

45. 从技术上讲，*α*-半乳糖过敏是一种新的食物过敏——我们将在本章后面看到，但它不会触发相同的过敏途径。因此，它是一种食物过敏，但不是我们所认为的食物过敏。

46. Samuel Feinberg, *One Man's Food* (Chicago: Blue Cross Commission, 1953): 6.

47. 作为一个重要的题外话，帕勒不同意将湿疹归类为过敏性疾病；在她看来，它由于过敏诱因的关系与其他过敏归为一类。她也不相信这些数字显示了特应性稳步发展的真实证据。

48. Iweala and Nagler, "The Microbiome and Food Allergy," 378.

49. Jaclyn Parks et al., "Association of Use of Cleaning Products with Respiratory Health in a Canadian Birth Cohort," *Canadian Medical Association Journal* 192, no. 7 (2020).

50. European Lung Foundation, "Exposure to Cadmium in the Womb Linked to Childhood Asthma and Allergies," ScienceDaily, September 2, 2020, www.sciencedaily.com/releases/2020/09/200902182433.htm. 这些孩子在 8 岁时接受了随访，看他们是否有过敏症。

51. Susanne Jahreis et al., "Maternal Phthalate Exposure Promotes Allergic Airway Inflammation over 2 Generations Through Epigenetic Modifications," *Journal of Allergy and Clinical Immunology* 141, no, 2 (2018): 741–753.

52. 过敏在过早断奶的仔猪中也很常见，但在奶牛中极为罕见。

53. Christine H. Chung, Beloo Mirakhur, Emily Chan, Quynh-Thu Le, Jordan Berlin, Michael Morse, Barbara A. Murphy, Shama M. Satinover, Jacob Hosen, David Mauro, Robbert J. Slebos, Qinwei Zhou, Diane Gold, Tina Hatley, Daniel J. Hicklin, Thomas A. E. Platts-Mills. "Cetuximab-induced anaphylaxis and IgE specific for galactose-*α*-1,3-galactose," in *New England Journal of Medicine* 358, no. 11 (March 2008): 1109–1117.

54. 这就是为什么双盲口服食物激发试验仍然是食物过敏诊断的黄金标

准。临床医生和患者（或家长）都不知道患者是否摄入了过敏原。如果任何一方知道，结果就可能被扭曲。一位顶级的食物过敏症专家曾经告诉我，他的一些病人发誓他们肯定对某些东西过敏，而在双盲口服食物激发试验中，他们对这些东西没有反应。食物过敏症专家经常抱怨他们的病人不愿意接受口服食物激发试验的结果。反安慰剂效应足够强大，让他们宁愿选择自己的证据，而不是对照试验的证据。

55. Scott H. Sicherer and Hugh A. Sampson, "Food Allergy: Epidemiology, Pathogenesis, Diagnosis, and Treatment," *Journal of Allergy and Clinical Immunology* 133, no. 2 (February 2014).

56. U.S. Department of Health and Human Services, "Alpha-Gal Syndrome Subcommittee Report to the Tick-Borne Disease Working Group," last accessed February 13, 2022, https://www.hhs.gov/ash/advisory-committees/tickbornedisease/reports/alpha-gal-subcomm-2020/index.html.

第 7 章　过去、现在和未来的过敏治疗

1. Samuel M. Feinberg, *Allergy in General Practice* (Philadelphia: Lea & Febiger, 1934).

2. Warren T. Vaughan, *Allergy and Applied Immunology: A Handbook for Physician and Patient, on Asthma, Hay Fever, Urticaria, Eczema, Migraine and Kindred Manifestations of Allergy* (St. Louis: C. V. Mosby, 1931). Vaughan details this discovery by Leonard Noon and John Freeman.

3. 这种做法与现代的一些替代疗法相呼应，这些疗法利用寄生虫来抑制与负面免疫应答有关的炎症。见 Moises Velasquez-Manoff, *An Epidemic of Absence: A New Way of Understanding Allergies and Autoimmune Diseases* (New York: Scribner, 2012)。

4. Arthur F. Coca, *Asthma and Hay Fever in Theory and Practice. Part I:*

Hypersensitiveness, Anaphylaxis, Allergy (Springfield, Ill.: C. C. Thomas, 1931), 744.

5. Arthur F. Coca, *Asthma and Hay Fever in Theory and Practice. Part I: Hypersensitiveness, Anaphylaxis, Allergy* (Springfield, Ill.: C. C. Thomas, 1931), 307–308.

6. George W. Bray, *Recent Advances in Allergy* (Asthma, Hay-Fever, Eczema, Migraine, Etc.) (Philadelphia: P. Blakiston's, 1931).

7. 提醒：三环类抗抑郁药也有抗组胺的特性，有时被作为荨麻疹的处方。抗组胺药也被发现有助于缓解恶心、眩晕、焦虑和失眠。实际上，我们的身体更为复杂，各个系统间的相互联系也更加密切，我在这里没有足够的空间来深入研究。

8. Rachel G. Robison and Jacqueline A. Pongracic, "B Agonists," in *Patterson's Allergic Diseases*, 8th ed., ed. Leslie C. Grammer and Paul A. Greenberger (Philadelphia: Wolters Kluwer, 2018), 738.

9. Guy Laroche, Charles Richet, fils, and François Saint-Girons, *Alimentary Anaphylaxis (Gastro-intestinal Food Allergy)* (Berkeley: University of California Press, 1930), 125.

10. Albert Rowe, *Food Allergy: Its Manifestations, Diagnosis and Treatment, with a General Discussion of Bronchial Asthma* (Philadelphia: Lea & Febiger, 1931), 300–301.

11. Arthur F. Coca, *Asthma and Hay Fever in Theory and Practice. Part I: Hypersensitiveness, Anaphylaxis, Allergy* (Springfield, Ill.: C. C. Thomas, 1931), 270–310.

12. Christopher M. Warren et al., "Epinephrine Auto-injector Carriage and Use Practices Among US Children, Adolescents, and Adults," *Annals of Allergy, Asthma & Immunology* 121, no. 4 (October 2018): 479–489.

13. 康奈尔大学临床副教授雅尼娜·彼得斯–肯尼迪博士告诉我，宠物通常会接受过敏原特异性免疫疗法，她会告诉宠物主人这些是针对过敏的疫苗。

一旦发现了特定的过敏原，并制定了免疫疗法，宠物主人就会接受培训，在家里注射疫苗。与人类不同，宠物不需要去诊所接受这种治疗。宠物不停地接受注射。"如果有效，它们通常会终身使用。疫苗在大约 2/3 的情况下有效。"宠物偶尔也会服用抗组胺药、类固醇和其他药物来缓解症状——就像我们一样。

过敏针似乎对口腔过敏综合征有效。55% 的儿童在接受治疗后症状有所改善。参见 "Allergy Shots May Be an Effective Treatment for Pediatric Pollen Food Allergy Syndrome," American College of Allergy, Asthma & Immunology, November 8, 2019, https://acaai.org/news/allergy-shots-may-be-effective-treatment-pediatric-pollen-food-allergy-syndrome。

14. Technical University of Munich (TUM), "Allergy Research: Test Predicts Outcome of Hay Fever Therapies," ScienceDaily, October 18, 2018, www.sciencedaily.com/releases/2018/10/181018095355.htm. 最近的一项研究发现，在免疫疗法成功的病例中，患者有更多的调节性 B 细胞和更少的 TH–17 细胞（一类促炎辅助 T 细胞），这可能会促进一种血液测试的发展，这种测试可以预测患者接受免疫疗法的结果。这将为那些可能没有得到那么多好处的患者节省大量的时间和金钱。

15. 即将问世的新疗法：利奥制药的新生物药曲罗芦单抗可以阻断 IL–13 过敏通路，并于 2021 年 12 月获得 FDA 批准；辉瑞的 PF-04965842 是一种每日口服的 Janus 激酶（JAK）–1 酶阻断剂（FDA 将其列为"突破性疗法"）；礼来和因赛特的巴瑞替尼（Baricitinib）可以同时抑制 JAK1 和 JAK2。

16. Vittorio Fortino et al., "Machine-Learning-Driven Biomarker Discovery for the Discrimination Between Allergic and Irritant Contact Dermatitis," *Proceedings of the National Academy of Sciences* 117, no. 52 (2020): 33474–33485.

17. "doc.ai Partners with Anthem to Introduce Groundbreaking, End-toEnd Data Trial Powered by Artificial Intelligence on the Blockchain," PR Newswire, August 1, 2018, https://www.prnewswire.com/news-eleases/docai-partners-with-anthem-to-introduce-groundbreaking-end-to-end-data-trial-powered-by-artificial-

intelligence-on-the-blockchain-300689910.html.

18. Kim Harel, "Researchers Describe Antibody That Can Stop Allergic Reactions," Aarhus University, January 28, 2018, https://mbg.au.dk/en/news-and-events/news-item/artikel/researchers-describe-antibody-that-can-stop-allergic-reactions/.

19. Donald T. Gracias et al., "Combination Blockade of OX40L and CD30L Inhibits Allergen-Driven Memory Th2 Reactivity and Lung Inflammation," *Journal of Allergy and Clinical Immunology* 147, no. 6 (2021): 2316–2329.

20. Melanie C. Dispenza et al., "Bruton's Tyrosine Kinase Inhibition Effectively Protects Against Human IgE-Mediated Anaphylaxis," *Journal of Clinical Investigation* 130, no. 9 (2020): 4759–4770.

21. 目前，BTK抑制剂用于癌症治疗，每天的费用约为 500 美元。可能的缺点是什么？已知这些药物会导致免疫系统缺陷，导致白细胞计数降低，感染增加。

22. Julia Eckl-Dorna et al., "Two Years of Treatment with the Recombinant Grass Pollen Allergy Vaccine BM32 Induces a Continuously Increasing Allergen-Specific IgG4 Response," *The Lancet* 50 (November 27, 2019): 421–432.

23. Robert Heddle et al., "Randomized Controlled Trial Demonstrating the Benefits of Delta Inulin Adjuvanted Immunotherapy in Patients with Bee Venom Allergy," *Journal of Allergy and Clinical Immunology* 144, no. 2 (2019): 504–513.

24. American College of Allergy, Asthma, and Immunology, "Severe Eczema May Best Be Treated by Allergy Shots: Significant Benefits Seen in One Medically Challenging Case," ScienceDaily, November 16, 2018, www.sciencedaily.com/releases/2018/11/181116083213.htm.

25. "Animal Study Shows How to Retrain the Immune System to Ease Food Allergies," DukeHealth, February 21, 2018, https://corporate.dukehealth.org/news/animal-study-shows-how-retrain-immune-system-ease-food-allergies.

26. Northwestern University, "New Treatment May Reverse Celiac

Disease: New Technology May Be Applicable to Other Autoimmune Diseases and Allergies," ScienceDaily, October 22, 2019, www.sciencedaily.com/releases/2019/10/191022080723.htm.

27. Jane AL-Kouba et al., "Allergen-Encoding Bone Marrow Transfer Inactivates Allergic T Cell Responses, Alleviating Airway Inflammation," *JCI Insight* 2, no. 11 (2017).

28. American Society of Agronomy, "Tackling Food Allergies at the Source," November 16, 2020, https://www.agronomy.org/news/science-news/tackling-food-allergies-source/.

29. 一种名为"麻黄"的中草药（数千年来用于治疗呼吸问题）导致了药物麻黄碱的发展。事实上，许多传统草药被发现含有活性化合物，这些化合物后来被纳入西方生物医学。并非所有的替代疗法或补充疗法都是假的，尽管很多都是假的，而且如果没有医疗监督，可能会有危险。例如，一些草药制剂被发现含有微量铅等危险物质。

30. Scott H. Sicherer and Hugh A. Sampson, "Food Allergy: Epidemiology, Pathogenesis, Diagnosis, and Treatment," Journal of Allergy and Clinical Immunology 133, no. 2 (February 2014): 301. 作者指出："2012 年世界过敏组织的一份审查结论是益生菌在预防或治疗过敏方面没有确定的作用。"

当我采访凯瑟琳·纳格勒博士时，她告诉我："健康的微生物群充满了乳杆菌和双歧杆菌。这些是你能得到的天然细菌，典型的益生菌。它们不起作用。当你的胃不舒服时，它们可能会让你的胃感觉更好，但它们不会影响你的免疫系统，除了一些一岁以内的特应性皮炎数据。"

第 8 章　过敏治疗这门大生意

1. 2016 年 9 月，纽约司法部长开始对迈兰 EpiPen4Schools 项目的部分活动进行反垄断调查。因此，迈兰停止了许多与该项目有关的销售活动。

2. 提醒：EpiPen注射器所使用的专利机制最早是由谢尔登·卡普兰在20世纪70年代发明的，用于向士兵输送神经毒气解毒剂。肾上腺素笔首次获得FDA的批准是在1987年。

3. 另一家制药公司诺华在2019年夏天进入美国市场，销售肾上腺素自动注射器，以解决EpiPen短缺问题。

4. 多年来，迈兰谎称根据该计划向患者提供的自动注射器是仿制药，而不是品牌药，因为它们含有一种通用的、容易获得的药物肾上腺素，从而避免向政府支付高昂回扣。

5. 诉状称，迈兰向保险公司和医疗补助计划提供回扣，前提是它们同意不报销赛诺菲的自动注射器。

6. 有趣的是，迈兰从未正式承认其定价政策存在任何不当行为。在2016年福布斯医疗保健峰会上，迈兰的首席执行官海瑟·布莱什成为唯一一个承担公共责任的人。即便如此，她也声称所有的价格上涨都是合理的，因为公司对其产品进行了改进。

7. 州议会3435号法案。

8. 赛诺菲和再生元没有提供任何资金来赞助写作、出版或分销本书。书中非直接引用自这两家公司员工的内容都是我自己的观点和陈述，没有得到赛诺菲或再生元的认可。

9. 公平地说，每一种特应性皮炎治疗都有副作用。长期使用皮质类固醇可导致皮肤变薄、皮肤撕裂、瘀伤、痤疮、酒渣鼻、伤口愈合不良和毛发过多。然而，大多数患者使用类固醇的效果良好，大多数医生将患者对局部类固醇的恐惧或偏执归因于患者对治疗的不满。我想补充一点，如果像许多人报告的那样，类固醇真的对他们的病情没有多大帮助，那么轻微的副作用可能不值得争来争去。

10. Sarah Faiz et al., "Effectiveness and Safety of Dupilumab for the Treatment of Atopic Dermatitis in a Real-Life French Multicenter Adult Cohort," *Journal of the American Academy of Dermatology* 81, no. 1 (July 1, 2019): 143–151.

11. G. A. Zhu et al., "Assessment of the Development of New Regional Dermatoses in Patients Treated for Atopic Dermatitis with Dupilumab," *JAMA Dermatology* 155, no. 7 (2019): 850–852.

12. 在这本书的研究、写作和编辑过程中，我试图跟上当前的药品价格，这把我推向了理智的边缘。价格波动频繁，患者的实际成本因一系列因素而有很大差异。如果你在读这篇文章的时候想看看当前的价格，可以上网搜索一下。它很可能在这个数字的大致范围内，但预测任何特定时刻的药品价格就像预测气候变化期间的天气一样。

13. 再生元的首席执行官朗·施莱费尔曾公开表示，他认为大力营销是增加达必妥收入的关键，有望将每年 20 亿美元的收入提高到 120 亿美元。

14. "Air Purifier Market Share, Size, Trends, Industry Analysis Report by Type [High Efficiency Particulate Air (HEPA), Activated Carbon, Ionic Filters]; by Application [Commercial, Residential, Industrial]; by Residential End-Use; by Region, Segment Forecast, 2021–2029," Polaris Market Research, November 2021, https://www.polarismarketresearch.com/industry-analysis/air-purifier-market.

15. 更多有关内容请见 https://www.pureroom.com/; Tanya Mohn, "Sneeze-Free Zone," *New York Times*, January 10, 2011, https://www.nytimes.com/2011/01/11/business/11allergy.html; and Alisa Fleming, "Hotel Havens for Travel with Allergies and Asthma," *Living Allergic*, February 5, 2014, https://www.allergicliving.com/2014/02/05/hotel-havens/。

16. 为了解决这个问题，美国哮喘和过敏基金会启动了一项审查此类产品的计划。其方法和产品列表可以在 https://www.asthmaandallergyfriendly.com/USA/ 上找到。

第 9 章　什么使治疗有效?

1. U.S. Food and Drug Administration, "Benefit-Risk Assessment in Drug

Regulatory Decision-Making," March 30, 2018, 3, www.fda.gov/files/about%20fda/ published/Benefit-Risk-Assessment-in-Drug-Regulatory-Decision-Making.pdf.

2. 2014 年版的美国过敏、哮喘和免疫学学会的 *Practice Management Resource Guide* 中有一整章都是关于如何将标准化的过敏原混合，以制成患者的个性化免疫治疗工具包。

3. Thomas Casale, A. Wesley Burks, James Baker, et. al, "Safety of Peanut (*Arachis hypogaea*) Allergen Powder-dnfp in Children and Teenagers With Peanut Allergy: Pooled Analysis from Controlled and Open-Label Phase 3 Trials," in *Journal of Allergy and Clinical Immunology* 147, no. 2 (2021): AB106.

4. Palforzia 治疗最终维持剂量不超过 300 毫克。如果患者想要像斯泰茜那样继续进行口服免疫治疗，他们将不得不停用 Palforzia，转而使用更传统的口服免疫治疗方法。

5. R. Chinthrajah et al., "Sustained Outcomes in a Large Double-Blind, Placebo-Controlled, Randomized Phase 2 Study of Peanut Immunotherapy," *Lancet* 394 (2019): 1437–1449.

6. Institute for Clinical and Economic Review (ICER), "Oral Immunotherapy and Viaskin® Peanut for Peanut Allergy: Effectiveness and Value Final Evidence Report," (July 10, 2019): ES6.

7. Institute for Clinical and Economic Review (ICER), "Oral Immunotherapy and Viaskin® Peanut for Peanut Allergy: Effectiveness and Value Final Evidence Report," (July 10, 2019): ES6.

8. Institute for Clinical and Economic Review (ICER), "Oral Immunotherapy and Viaskin® Peanut for Peanut Allergy: Effectiveness and Value Final Evidence Report," (July 10, 2019): ES7.

9. 这是倡导团体针对特定医疗状况的优势（以及劣势）之一。虽然基础科学对治疗方法的发展至关重要，但倡导团体经常推动更有针对性的应用研究。这可能是好事，因为它简化了整个过程，但也可能是坏事，因为它剥夺了我们对所有过敏反应背后机制的理解。在对更多基础科学的需求和患者对更多应用科学（以新疗法的形式）的渴望之间，很难取得平衡。倡导团体也经常抱有"一厢情愿的想法"，有时推动批准的药物并不像我们希望的那样有效。关于这方面的一个相关例子，请参见对备受争议的阿尔茨海默病新药的报道：Pam Belluck, "Inside a Campaign to Get Medicare Coverage for a New Alzheimer's Drug," New York Times, April 6, 2022, https://www.nytimes.com/2022/04/06/health/aduhelm-alzheimers-medicare-patients.html。

10. 新闻发布，"Nestlé to Acquire Aimmune Therapeutics," Aug. 31, 2020, https://www.nestle.com/media/pressreleases/allpressreleases/nestle-to-acquire-aimmune-therapeutics。

11. 对雀巢的批评不胜枚举，从使用童工和奴工到污染，无所不包。请参阅相关概要：https://www.zmescience.com/science/nestle-company-pollution-children/和 https://www.mashed.com/128191/the-shady-side-of-mms/，以及 https://www.ethicalconsumer.org/company-profile/nestle-sa。

12. 事实上，在 2019 年，雀巢还投资了一家名为 SpoonfulONE 的食物过敏治疗公司。它的创始人之一卡里·纳多博士是一名顶级食物过敏症研究专家。该公司完全由女性创立，旨在通过提前引入 16 种主要食物过敏原来预防食物过敏的发展。

13. K. Papp et al., "Efficacy and Safety of Ruxolitinib Cream for the Treatment of Atopic Dermatitis: Results from 2 Phase 3, Randomized, DoubleBlind Studies," *Journal of the American Academy of Dermatology* 85, no. 4 (October 2021): 863–872.

14. Institute for Clinical and Economic Review (ICER), "JAK Inhibitors and Monoclonal Antibodies for the Treatment of Atopic Dermatitis: Effectiveness and Value Final Evidence Report," August 17, 2021, https://icer.org/wp-content/uploads/2020/12/Atopic-Dermatitis_Final-Evidence-Report_081721.pdf.

第 10 章　一个社会问题

1. L. Gibson-Young, M. P. Martinasek, M. Clutter, and J. Forrest, "Are Students with Asthma at Increased Risk for Being a Victim of Bullying in School or Cyberspace? Findings from the 2011 Florida Youth Risk Behavior Survey," *Journal of School Health* 87, no. 7 (July 2014): 429–434.

2. Eyal Shemesh et al., "Child and Parental Reports of Bullying in a Consecutive Sample of Children with Food Allergy," *Pediatrics* 131, no. 1 (2013).

3. American College of Allergy, Asthma, and Immunology, "Nearly One in Five Parents of Food-Allergic Children Are Bullied," ScienceDaily (November 13, 2020), www.sciencedaily.com/releases/2020/11/201113075250.htm.

4. 这项调查是由芝加哥大学NORC（舆情调研中心，前身为为国家民意研究中心）进行的，这是一个独立的社会科学研究机构。NORC以其严谨的方法而闻名。因此，调查参与者准确地反映了上次美国人口普查中的人口结构。虽然调查结果充其量只是公众舆论的一个缩影，但我可以自信地说，NORC为我提供了关于美国人对过敏的态度和信念的最佳数据。

5. 提醒：到目前为止，对是否过敏做出肯定回答的最大组成部分报告说他们患有花粉热。25%的受访者表示他们患有这种疾病。此外，39%给出肯定回答的人是自我诊断的，他们从来没有去看过过敏症专科医生或其他医疗保健专业人士。

6. 这些受访者往往只有高中文凭或更低的受教育程度。

7. 在我们的同情量表排名居中的是哮喘和 2 型糖尿病。大多数人都这样选择。

8. Elizabeth DiFilippo, "Mother's heartbreaking warning after daughter with peanut allergy dies from eating cookie," in Yahoo! Finance News, July 18, 2018. https://finance.yahoo.com/news/mothers-heartbreaking-warning-daughter-peanut-allergy-dies-eating-cookie-2-140139277.html.

9. P. Joshi, S. Mofidi, and S. H. Sicherer, "Interpretation of Commercial Food Ingredient Labels by Parents of Food-Allergic Children," *Journal of Allergy and Clinical Immunology* 109, no. 6 (June 2002): 1019–1021.

10. Sarah Besnoff, "May Contain: Allergen Labeling Regulations," *University of Pennsylvania Law Review* 162, no. 6 (May 2014): 1465–1493.

11. M. J. Marchisotto et al., "Food Allergen Labeling and Purchasing Habits in the United States and Canada," *Journal of Allergy and Clinical Immunology: In Practice* 5, no. 2 (March–April 2017): 345–351.

后记　重新审视躁动世界中的脆弱之躯

1. René Dubos, *Man and His Environment: Biomedical Knowledge and Social Action* (Washington, D.C.: Pan American Health Organization/World Health Organization, 1966):168.

2. University of Exeter. "The 'pathobiome'—a new understanding of disease." ScienceDaily. ww.sciencedaily.com/releases/2019/09/190912113238.htm (accessed August 26, 2022).

译后记

　　过敏，对绝大多数人而言，是一个熟悉又陌生的概念。也许我们每周都能听到诸如"皮肤过敏""海鲜过敏""酒精过敏"之类的词语，但其实没有人能说清它到底是什么，我们只是把它视为一种"不太严重"的疾病。但事实上，过敏很可能严重影响着患者的生活质量和精神状况，它的严重性往往被低估，淹没在"矫情"这一偏见里。

　　我们从未真正地了解过敏，在可以预见的未来，也不可能真正地了解过敏，我们只是习惯了过敏。

　　在科学道路上，有许多值得尊敬的前辈倾注了大量的心血，甚至把自己作为实验对象，在人类认识过敏的边界上不断突破。正因如此，我们才能有机会获得更好的医疗。作者为了本书的写作，在几年间拜访了众多的医生和学者，查阅了大量的文献资料，为各位读者带来了尽可能准确、全面、通俗易懂的知识。在翻译这本书的过程中，我对作者、医生及科研工作者的努力深有感触。正因为有人坚持不懈地探求真理，我们才能拥有治疗过敏的机会。每个推动免疫科学发展的人都是英雄。

　　然而，人类对过敏的研究还远远不够，所有关于过敏病因、诊断和治疗的理论方法都在持续更正和更新。科学探索和我们人体的免疫系统一样，在不断地尝试修正自身——尽管这些尝试可能也会短暂地把我们带到危险的边缘。也许,现在被认可的内容在几年甚至十几年之后就会被推翻,但这并不妨碍我们在此时此刻共享智慧结晶。

承认自己的无知需要勇气。这是走向包容、理解和真理的必经之路。回顾科学史,我们容易发现,随着人们对疾病的认识加深,社会对患者的污名化在不断地得到纠正。这本书所关注的过敏问题,正是最佳例证之一。

让更多的人了解过敏,是作者,也是中译本团队的共同心愿。在此,我要特别感谢中信出版社韩琨编辑、上海科技大学 iHuman 研究所张菡清老师在翻译过程中提供的帮助,感谢中信出版社出版团队的所有成员,感谢各位同事和朋友们的鼓励(和催促)。

翻译难免存在疏漏,在此诚意邀请各位读者批评指正,使之更加科学、准确,谢谢!

秦琪凯

2024 年 2 月 17 日

于汉中